HANDBÜCHEREI FÜR DAS GESAMTE
KRANKENHAUSWESEN

HERAUSGEGEBEN VON
ADOLF GOTTSTEIN

== II ==

FACHKRANKENHÄUSER

BEARBEITET VON

K. BIESALSKI · H. ECKHARDT · W. GOTTSTEIN
S. HAMMERSCHLAG · W. MOBITZ
H. ULRICI · K. WICKEL

MIT 73 ABBILDUNGEN

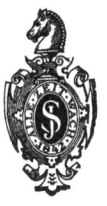

BERLIN
VERLAG VON JULIUS SPRINGER
1930

ISBN-13:978-3-642-89156-4   e-ISBN-13:978-3-642-91012-8
DOI: 10.1007/978-3-642-91012-8

ALLE RECHTE, INSBESONDERE DAS DER ÜBERSETZUNG
IN FREMDE SPRACHEN, VORBEHALTEN.
COPYRIGHT 1930 BY JULIUS SPRINGER IN BERLIN
SOFTCOVER REPRINT OF THE HARDCOVER 1ST EDITION 1930

Vorwort.

Der II. Band der Handbücherei stellt diejenigen wichtigsten Fachkrankenhäuser dar, welche im Laufe der Jahrzehnte aus entscheidenden Gründen von den öffentlichen allgemeinen Krankenhäusern losgelöst werden mußten und dann eine besondere Bedeutung erlangt haben. Mit dieser Entwicklung sind auch zugleich Sonderforderungen in Bau und Betrieb verbunden, die eine eigene Darstellung notwendig gemacht haben. Bei einzelnen dieser Fachkrankenhäuser ist die Entwicklung auch jetzt noch in starkem Fluß. Moderne Bauformen kommen in Betracht gerade bei ihnen, aber über sie wird in erster Linie durch die Behandlungsaufgaben bestimmt. Nur bei einigen Fachanstalten ist die Entwicklung schon zu einem Abschluß gelangt. Für die Mehrzahl der anderen war es die Aufgabe der Mitarbeiter, zunächst, den gegenwärtigen Stand zusammenzufassen, dann aber zugleich Hinweise auf weitere, schon jetzt kenntlich werdende Entwicklungsmöglichkeiten zu geben. Der vorliegende Band bringt daher sowohl eine abgeschlossene Darstellung des heute als notwendig Erkannten wie Unterlagen für 'die Fortarbeiten der Zukunft.

Berlin, im November 1929.

Der Herausgeber.

Inhaltsverzeichnis.

Die Heilanstalt für Geisteskranke. Von Oberlandesmedizinalrat Dr. K. WICKEL, Haina. (Mit 1 Abbildung.)

    I. Allgemeines 1
   II. Anstaltsbau 2
  III. Krankenversorgung 20
  IV. Spezialhäuser 25
   V. Offene Fürsorge 30
 VI. Ärzte, Pfleger und Personal 34

Bau und Einrichtung von Krüppelheimen. Von Professor Dr. KONRAD BIESALSKI, Direktor und leitender Arzt des Oscar-Helene-Heims, Berlin-Dahlem, und Dr. H. ECKHARDT, Sekretär der Deutschen Vereinigung für Krüppelfürsorge, Berlin-Dahlem. (Mit 17 Abbildungen.) 40

    Allgemeines 40
    Bedarfsfrage 42
    Bau und Einrichtung 48
    Schule 58
    Berufsausbildung 66
    Fürsorge 76

Kinderkrankenhäuser. Von Privatdozent Dr. WERNER GOTTSTEIN, Charlottenburg. (Mit 12 Abbildungen.) 80

A. Möglichkeiten der Anstaltsversorgung 80

    I. Kinder in Krankenräumen Erwachsener 80
   II. Kinderkrankenzimmer auf Erwachsenenabteilungen . . . 81
  III. Gesonderte Kinderkrankenhäuser 83
  IV. Der „Kindertrakt" im Zentralkrankenhaus 84
  IVa. Das Kinderkrankenhaus als Teilglied oder Mittelpunkt der sozialen Kinderfürsorge 85
  IVb. Einfügung des „Kindertraktes" in ein Zentralkrankenhaus 89

B. Bau des Kinderkrankenhauses 92

    I. Lage 92
   II. Bausysteme 93
  III. Bau und Einrichtung im Dienst der Infektionsverhütung . 96
     1. Getrennte Infektionsbauten 96
     2. Aufnahmestation 96
     3. Isoliersysteme im Kinderkrankenhaus 98

IV. Anordnung der Stationen, Wirtschafts- und Behandlungsräume, Inneneinrichtung 108
   a) Wirtschaftsräume 110
   b) Diagnostisch-therapeutische Räume 114
   c) Krankenstationen 116
      1. Säuglingsstationen 116
      2. Stationen für ältere, nicht infektiöse Kinder 118
      3. Infektionsstationen 118
      4. Nebenräume der Stationen 118
      5. Veranden und Balkone 118
      6. Inneneinrichtung 119
C. Betrieb des Kinderkrankenhauses 121
   1. Die Bekämpfung des „Hospitalismus" der Säuglinge 122
   2. Ausbildung und Tätigkeit von Säuglings- und Kinderschwestern 122

Richtlinien für den Neubau des Kinderkrankenhauses. Herausgegeben vom Gutachterausschuß für das öffentliche Krankenhauswesen 124
Literatur 129

Tuberkulosekrankenhäuser. Von Dr. H. ULRICI, Direktor des Tuberkulosekrankenhauses der Stadt Berlin „Waldhaus Charlottenburg" in Sommerfeld. (Mit 21 Abbildungen.) 130
Geschichte 132
Aufgaben 138
Gliederung der Abteilungen 142
Bewirtschaftung 158
Bau 160
Literatur 179

Entbindungsanstalten. Von Professor Dr. SIGFRID HAMMERSCHLAG, Direktor der Brandenburgischen Landesfrauenklinik, Berlin-Neukölln. (Mit 22 Abbildungen.) 180
A. Entwicklung 181
B. Die Gegenwart 191
   I. Die Universitätsfrauenklinik in München 210
   II. Die Universitätsfrauenklinik in Leipzig 213
   III. Die Brandenburgische Landesfrauenklinik in Berlin-Neukölln. 220
      a) Das Verwaltungsgebäude 221
      b) Die klinischen Gebäude 224
Literatur 253

Ambulatorien und Polikliniken. Von Professor Dr. W. MOBITZ, Freiburg/Br. 254
Sachverzeichnis 264

Die Heilanstalt für Geisteskranke.
Von K. WICKEL, Haina.

Mit 1 Abbildung.

I. Allgemeines.

Die Bezeichnung Irrenanstalt ist heute nicht mehr angebracht. Dieser Name hat, wie alles, was mit irr zusammenhängt, wie Irrenarzt, Irrenpflege, Irrenwesen usw., etwas an sich, was die Allgemeinheit gegen ihn einnimmt, indem man dabei an ganz verrückte und verkehrte Menschen denkt, an Zwangsbehandlung, widerrechtliche Zurückhaltung u. dgl.

Wir haben daher heute bereits allgemein die Bezeichnungen Landes-Heilanstalt, Provinzial-Heilanstalt (nicht Heil- u. Pflegeanstalt), Universitäts-Nervenklinik, Sanatorium für Gemüts- und Nervenkranke, Privat-Heilanstalt für Nerven- und Gemütskranke usw. Das Wort Irrenarzt ist durch Psychiater zu ersetzen. Die Anstalten für Geisteskranke gehören zu den *Krankenanstalten*. Man wird also auch von einem Dezernenten sprechen, nicht für das Irrenwesen, sondern für die Geisteskranken, nicht von einem Irrenpfleger, sondern von einem Krankenpfleger an einer Heilanstalt oder einem Krankenpfleger für Geisteskranke. Statt Irrenfürsorgegesetz — Fürsorgegesetz für Geisteskranke, statt Reichsirrengesetz — Reichsgesetz für Geisteskranke usw.

Die öffentlichen Heilanstalten für Geisteskranke gehören in Preußen den Provinzen, in den Freistaaten Bayern, Württemberg, Baden, Hessen, Sachsen sind sie staatlich. Die größeren Städte haben städtische Heilanstalten für Geisteskranke. Im allgemeinen rechnet man auf 1000 Einwohner 4 Geisteskranke, Epileptiker und Geistesschwache, von denen 2,5 der Anstaltspflege bedürfen, so daß für 1 000 000 Einwohner 2500 Anstaltsplätze nötig sind. Früher rechnete man 2 Anstaltsplätze auf 1000. Nicht die Zahl der Geisteskranken hat zugenommen, sondern es sind heute mehr Geisteskranke der Anstaltspflege bedürftig (allgemeine Not, Wohnungsnot, Abnahme der Scheu vor der Anstalt). Eine Heilanstalt für Geisteskranke soll 1200—1500 Kranke aufnehmen können. In dicht besiedelten Gebieten, in der Nähe einer Großstadt geht man zweckdienlich darüber hinaus auf 2400 Plätze und darüber. Die einzelnen Heilanstalten sind am besten über das in Frage kommende Land in geeigneter Weise zu verteilen. Jede Anstalt hat einen bestimmten Aufnahmebezirk. Von ihrem Aufnahmebezirk aus muß sie von allen Seiten rasch und bequem zu erreichen sein. Wo schon Heilanstalten bestehen, welche ihrer Lage nach für ihren Aufnahmebezirk nicht günstig liegen, ist bei eventuellem Neubau von Anstalten das möglichst auszugleichen. Heutzutage wird man nur in den dringendsten Fällen sich zu dem Neubau einer Anstalt entschließen. Wird eine neue Anstalt gebaut, so ist von Anfang an alles für eine spätere Erweiterung vorzusehen. Aus Ersparnisgründen wird man die vorhandenen Anstalten weiter ausbauen, was soweit möglich unbedenklich bis 1500 und auch bis 2400 Kranke geschehen kann. Die Anstalt soll ganz in der Nähe einer Mittelstadt mit allen höheren Schulen liegen, an einer Hauptbahnlinie. Die Beamten und Angestellten müssen die Möglichkeit haben, ihre Kinder in der Stadt zur Schule zu schicken. Außerdem muß die Mittelstadt den Beamten und Angestellten geistige Anregung bieten können. Sie muß ein größeres Krankenhaus besitzen, vor allem mit einem tüchtigen Chirurgen, so daß die Anstalt auch chirurgische und andere spezialärztliche Hilfe haben kann. Die Elektrische hat bis vor das Verwaltungsgebäude der Anstalt zu gehen. Die Anstalt muß ein Anschlußgleis haben, auf welchem die Kohlen im Waggon bis vor die Feuerung im Kesselhaus gebracht werden, um sie vom Waggon aus direkt auf mechanischem Wege in die Kessel zu bringen.

II. Anstaltsbau.

Jede Anstalt muß ausreichend *landwirtschaftlich nutzbares Land* besitzen. Man rechnet 1 Morgen auf einen Kranken, also bei 1500 Kranken 1500 Morgen Land. Das ist notwendig, um die Anstalt hinsichtlich der Ernährung möglichst unabhängig zu machen und um die Kranken in ihrem gesundheitlichen Interesse beschäftigen zu können. Zur Bewirtschaftung von 4 Morgen Land rechnet man 1 Geisteskranken. Bei 1500 Morgen würden dazu 375 Kranke notwendig sein. 375 landwirtschaftliche Arbeiter sind bei einer Belegzahl von 1500 Kranken ohne weiteres gegeben.

Die Heilanstalt ist für Männer und Frauen einzurichten, bei einer Belegzahl von 1500 für 750 Männer und 750 Frauen. Die Männer kommen auf die eine Seite, die Frauen auf die andere. In der Mitte sind die Wirtschaftsgebäude. Durch entsprechende Gruppierung und schöne Gestaltung der einzelnen Krankenhäuser wird man den Eindruck des Schematismus und des Kasernenmäßigen zu vermeiden haben. Die Männerseite wird man in der Regel auf die Seite verlegen, von welcher aus der Gutshof der Anstalt am leichtesten zu erreichen ist. Zwischen den einzelnen Krankenhäusern und Wirtschaftsgebäuden sind schöne Anlagen anzubringen. Jedes Krankenhaus muß an das Haus anschließend für jede seiner Abteilungen einen entsprechend großen, schönen Garten haben. Auf der Männer- wie auf der Frauenseite hat sich ein größerer Park anzuschließen. An seinem Anfang sind die sogenannten offenen Häuser unterzubringen. Das ganze Anstaltsgelände ist mit einem gefälligen Zaun zu umgeben. An dem Eingang des Ganzen steht das *Verwaltungsgebäude*. Neben dem Haupteingang des Verwaltungsgebäudes ist das Pförtnerzimmer, neben dem Pförtnerraum ein zweites Zimmer, in dem derjenige schläft, welcher des Nachts in der Pforte Dienst hat. In dem Pförtnerzimmer ist ein Ferntelephon und für die Anstalt ein Selbstwählertelephon. Ferntelephon haben außerdem das Direktorzimmer, das Dienstzimmer des I. Oberarztes (Stellvertreter des Direktors), Verwaltungsinspektor, Rentnerei, Sekretariat und Gut. Auf allen Abteilungen und in allen wesentlichen Räumen der Anstalt (Konferenzzimmer, Ärztezimmer, medizinische Bibliothek, großes Laboratorium, Pflegerheim, Küche usw.) sind Selbstwählertelephone. Es kann so jede Abteilung jederzeit ohne Vermittlung der Pforte mit ihrem Arzt sprechen usw. In dem Verwaltungsgebäude sind unterzubringen: ein Aufnahmezimmer für Männer, ein Aufnahmezimmer für Frauen, welche zugleich als Poliklinik dienen können, ein Wartezimmer für Besuche, das Direktorzimmer mit einem Warteraum davor, ein Zimmer für den I. Oberarzt, das Konferenzzimmer, die ärztliche Bibliothek, die Apotheke und ein Raum für Photographie. Räume für das Inspektorbüro, für die Renterei und das Sekretariat sind in reichem Ausmaße vorzusehen. An Räume für die Aufbewahrung der Akten ist zu denken. In dem Verwaltungsgebäude sind ferner vorzusehen: Assistenzarztwohnungen, Ärztekasino, Wohnungen für Bürogehilfen, Zimmer für Hausdiener, ein Arbeits- und zwei Schlafzimmer für Herren der Zentralverwaltung. Ferner ist da unterzubringen ein großes Pflegerunterrichtszimmer mit Projektionsapparat, Lehrmittelsammlung und eine Pflegerbibliothek (Krankenpflege und verwandte Gebiete). Das Pflegerunterrichtszimmer kann auch als Versammlungszimmer für die Pfleger benutzt werden. Als Vorratsräume für die Apotheke, für Photographie und Archiv können auch Kellerräume herangezogen werden. Dem Verwaltungsgebäude schließt sich das *Kochküchengebäude* an. Die Kochküche ist nach den neuesten Errungenschaften mit den neuesten Kochapparaten und Küchenmaschinen einzurichten. Kühlräume, Eismaschine dürfen nicht fehlen. Der eigentliche Küchenraum muß durch eine Entnebelungseinrichtung dauernd frei von Schwaden gehalten werden. Bewährt haben sich Entnebelungsapparate, welche vorgewärmte Luft durch Ventilatoren in den Raum pressen. Auf den entsprechenden Seiten (Männer- und Frauenseite) des Kochküchengebäudes, völlig getrennt voneinander, sind die Schalter und Räume für den Verkehr des Pflegepersonals mit der Küche (Speiseausgabe usw.). Bei nicht zu großer Ausdehnung der Anstalt können die Speisen von Kranken unter der Begleitung von Pflegern in großen Aluminiumtransportgefäßen abgeholt werden. Bei irgend größerer Ausdehnung bedient man sich zum Speisetransport von der Küche zu den einzelnen Krankenhäusern der Elektrokarren oder der Speisetransportautomobile, welche die Speisen auch warm halten. — In dem Kochküchengebäude ist ein Büro für einen Beamten des Anstalts-Inspektors einzurichten. Die Oberköchin muß eine besondere Dienststube haben. Ein geräumiges Eßzimmer für die Köchinnen und Küchenmädchen und die Frauen und Mädchen aus der Waschhalle muß vorhanden sein. Ebenso ein Eßzimmer für die Hausdiener. In einem Obergeschoß des Küchengebäudes sind die Wohnungen für die Köchinnen und die Küchenmädchen einzurichten. Um den eigentlichen Küchenraum sind in passender Weise Gemüseputzraum, Gemüsewaschraum, Räume für die verschiedenen Küchenmaschinen, soweit sie nicht in die Küche selbst gehören, anzubringen. Fahrbare Tonnen bringen die Speisereste zum Gut (Schweinefutter). In die nächste Nähe des Kochküchengebäudes gehört das *Magazin oder Vorratshaus*. Dasselbe muß große Kellerräume enthalten, in welchen keine Heizrohre sich befinden, zur Lagerung von Kartoffeln, Obst, Gemüse, Heringen, Petroleum usw. In den einzelnen Stockwerken dieses Hauses, welche durch einen Fahrstuhl zu verbinden sind, sind die Lager und Vorratsräume für Getreide (wenn kein Speicher in der Nähe oder bei der Mühle ist), Mehl, Bohnen, Erbsen, Linsen, Grünkern, Reis, Dörrobst, Zucker, Kaffee, Kaffee-Ersatz, Dauerware, Seife, Bohnerwachs usw., kurz alle Vorräte an Naturalien und Materialien, welche eine große Anstalt braucht. Auch die Vorräte für und die Produkte der Beschäftigungsbehandlung lagern hier. Bequeme Anfahrten für die Lastautos, bequeme Entlademöglichkeiten, Aufzüge usw. sind vorzusehen. Der Transport von dem Vorratshaus nach dem Küchengebäude erfolgt durch einen Gang unter der Erde mit Elektrokarren und durch Aufzüge in die entsprechenden Räume des Küchengebäudes. Dem Vorratshaus schließt sich die Waschküche an. Die *Waschküche* enthält unten und in der Mitte den großen Waschraum mit den neuesten Waschmaschinen, Zentrifugen usw. und einer Entnebelungseinrichtung. Um den Waschraum gruppieren sich die Trockenräume (Kulissenapparat oder Paternosterwerk), Raum für eine Dampfmangel mit Entnebelungseinrichtung zur Entfernung des Schwaden. Ein Wäscheannahme- und Abgabezimmer nach der Frauenseite zu für die Frauen und nach der Männerseite zu für die Männer ist erforderlich. In einem oberen Stock des Waschhauses sind die Näh-, Flick- und Bügelstuben, Magazine für Wäsche und Leinwand. Eine kleine Abteilung für in dem Waschhaus beschäftigte kranke Frauen kann da eingerichtet werden. Hier oder in einem weiteren Geschoß sind die Zimmer für die Leiterin des Waschhauses und die anderen in der Waschhalle angestellten Frauen und Mädchen unterzubringen. Wenn möglich, ist ein großer Trockenboden mit Wäscheaufzug erwünscht. An einem geeigneten Platz im Anstaltsgebiet ist eine Bleiche für die Wäsche vorzusehen. Wie in allen Krankenhäusern, ist es angebracht, den Namen der Anstalt in die hauptsächlichsten Wäschestücke einzuweben. Es ist auch möglich, Koch- und Waschküchengebäude durch einen Verbindungsbau zu verbinden. In dem Verbindungsbau könnten der Speiseraum für das Personal der Koch- und Waschküche und Büroräume untergebracht werden. In der Reihe der Wirtschaftsgebäude würden dann folgen zwei *Werkstättengebäude*. Zunächst ein Werkstättengebäude für die ruhigen Handwerke: für Schneider, Schuster, Buchbinder, Korbflechter, Anstreicher usw. Ein weiteres Gebäude für die unruhigen Handwerke: Schreiner, Dreher, Wagner, Glaser, Schlosser, Schmiede, Elektromonteure usw. In den Werkstättengebäuden sind nicht nur die Räume für die eigentlichen Werkstätten vorzusehen, sondern auch Räume für Vorräte. Für die Schreiner, Schlosser und Schmiede müssen geeignete Räumlichkeiten vorhanden sein zum Trocknen und Aufbewahren des Holzes und der Bretter, zum Lagern von Eisen usw. Bei den Schreiner-, Schlosser- und Schmiedewerkstätten ist daran zu denken, daß sie ebenerdig sein müssen. Auch sind überdeckte Hallen vor den Werkstätten nötig, um dort größere Gegenstände, z. B. Wagen zusammensetzen zu können, um zur Reparatur gebrachte Gegenstände, z. B. Bettstellen aufstellen und auch gegebenenfalls im Freien reparieren zu können. Die Werkstättenräume müssen hell, groß und geräumig sein und mit allen neuzeitlichen Maschinen ausgestattet. Das Werkstättengebäude für die unruhigen Handwerke muß nahe am Maschinen- und Kesselhaus mit dem Kohlenhof sein, damit daselbst rasch und leicht Reparaturen u. dgl. ausgeführt werden können.

In der Nähe oder angebaut an die Schlosserei und Schmiede des Werkstattgebäudes für unruhige Handwerke ist eine größere Garage für Lastautos, Personenautos, ein Krankentransportauto und die Motorfeuerspritze. Kommt die Garage an einen anderen

Ort, so muß sie eine eigene Werkstatt haben. — Im Anschluß an dieses Werkstättengebäude sind auch die Feuerlöschgeräte in einem besonderen Raum unterzubringen. Hydrantenschläuche, Feuerleitern, Magirusleiter, Sprungtuch, Schlauch zum Herablassen aus einem höheren Stockwerk, Handfeuerspritze, Äxte, Lampen usw. — Allenthalben in der Anstalt verteilt sind ausreichend zahlreich Hydranten anzubringen, zu denen die Anschlußstücke der Hydrantenschläuche bequem und sicher passen müssen. Auf allen Abteilungen, Treppenhaus, Bodenräume, Keller usw. sind ebenfalls ausreichend Hydranten und Schläuche nötig, welche es ermöglichen, jeden Raum mit dem Wasserstrahl zu erreichen. Sie werden in Wandkästen untergebracht. An besonders gefährdeten Stellen sind Handfeuerlöscher aufzuhängen, auch in den Gängen an den Büros, dem Archiv, in den Werkstätten, den Vorratsräumen, in Mühle, Bäckerei usw. An einem in der Mitte gelegenen geeigneten Punkte der Anstalt wird eine Feuersirene aufgestellt, welche bei Feuermeldung elektrisch von der Pforte aus angelassen wird. Nach der Pforte hat jeder Brand sofort gemeldet zu werden. Die Pforte hat sofort alle in Frage kommenden Stellen in Kenntnis zu setzen (Direktor, Oberinspektor, Betriebsleiter usw.). Geeignete Kranke bilden eine Feuerlöschkolonne.

Von Zeit zu Zeit sind alle *Feuerlöschgeräte* nachzusehen und Übungen, auch unter Räumung von Krankenabteilungen, zu veranstalten. Eine besondere Feuerlöschordnung ist aufzustellen. Das Feuerlöschwesen untersteht direkt dem Betriebsleiter (Ingenieur). Alle Gebäude sind durch Blitzableiter zu sichern, welche öfters auf ihre Brauchbarkeit hin geprüft werden müssen.

Als letztes Gebäude in der Reihe der Wirtschaftsgebäude kommt nahe bei dem Werkstättengebäude für die unruhigen Handwerke das *Kessel- und Maschinenhaus*. Wie Küche, Vorratshaus, Waschhaus, Werkstättengebäude muß das Kessel- und Maschinenhaus erst recht für eine etwaige spätere Erweiterung von vornherein eingerichtet werden dadurch, daß die Möglichkeit gegeben ist, weitere Kessel und Maschinen aufzustellen. Daß man nur die neuesten und besten Kesselanlagen und die neuesten, besten und leistungsfähigsten Maschinen wählt, bedarf keiner besonderen Betonung. Die Kessel erzeugen den Dampf, die Maschinen durch Dynamo die Elektrizität für Licht und Kraft. Von dem Kesselhaus aus werden alle Räume geheizt und mit warmem Wasser versorgt. Wenn die Mittel es erlauben, verbindet man die einzelnen Häuser der Anstalt durch begehbare unterirdische Gänge. In ihnen laufen nicht nur die gegen Wärmeverlust geschützten Dampf- und Heißwasserrohre, sondern auch die Kabel für Licht und Kraft, die Rohre für die Zurückführung des Kondenswassers in die Kessel. Jeglicher Abdampf wird gesammelt und benutzt zur Erzeugung von heißem Wasser in großen Boilern. Die Beschickung der Kessel mit Kohlen ist eine automatische und möglichst vom Waggon aus. Ein Kohlenhof ist trotzdem erforderlich, da bei unvorhergesehenen Fällen immer ein Vorrat für 2—3 Wochen nötig ist. Am besten sind zur Kesselfeuerung Steinkohlen und Braunkohlenbriketts. Bei der Lagerung von gewöhnlichen Braunkohlen sind Luftschächte einzubauen, da sie sonst dazu neigen, im Sommer bei größerer Wärme sich selbst zu entzünden.

Im Kesselhause kann auch ein besonderer Verbrennungsofen aufgestellt werden. Für das Gemüll eiserne Deckelkisten an den Häusern.

Die Art der *Heizung* kann Niederdruckdampf oder Warmwasserheizung sein. Die Warmwasserheizung ist im allgemeinen besser, weil bei ihr die Heizkörper weniger stark erhitzt werden und die Kranken sich weniger leicht verbrennen. Auch bei der Niederdruckdampfheizung ist nach dem neuesten System eine übermäßige Erhitzung über 100° ausgeschlossen. Eine Akkumulatorenbatterie von entsprechender Größe ist vorzusehen. Wenn eine Überlandzentrale oder eine Stadt in der Nähe ist, welche ausreichend elektrischen Strom erzeugt, so ist, wenn der Preis billig ist, ein Anschluß an diese zu erwägen. Die eigene Erzeugung von Strom muß aber trotzdem vorgesehen werden, um bei Störungen der Stromversorgung unabhängig zu sein. Hat die Anstalt eigene Wasserkraft, so ist diese, soweit möglich, zum Betrieb einer Mühle und zur Erzeugung von elektrischem Strom (Turbine, Dynamo) heranzuziehen.

Ebenfalls, wenn möglich, in der Mitte zwischen der Männer- und Frauenseite an passender Stelle, ist der Platz für ein *Unterhaltungshaus*. Dasselbe enthält einen großen Festsaal mit Bühne und Zubehör, einen kleineren Saal und einige Zimmer für Unterhaltungen im kleineren Kreis. Es muß einen Eingang für Männer und einen für Frauen und eine Männer- und Frauengarderobe haben, ganz voneinander getrennt. Der Festsaal kann auch als Kirche benutzt werden, besser ist eine besondere Kirche, entweder an das Unterhaltungsgebäude angebaut oder als Bau für sich. Wenn in dem Altar eine verdeckbare Einsenkung ist, in welcher bei dem katholischen Gottesdienst eine Reliquie untergebracht werden kann, so genügt ein Altar für beide Konfessionen. Die Kranken mosaischer Religion haben ihren Gottesdienst in dem kleineren Saal des Unterhaltungsgebäudes. Der Festsaal ist für Theateraufführungen, Filmvorführungen, Konzerte, Gesangsvorträge, wissenschaftliche Vorträge, Projektionsbilder, Tanzvergnügen. Einrichtungen für Filmvorführungen, Projektionen und Radio müssen vorhanden sein. Wenn möglich, empfiehlt sich an einer geeigneten Seite des Unterhaltungshauses eine große Veranda oder Terrassen und im Anschluß an das Haus geeignete Gartenanlagen mit großem Platz (Wiese), um auch im Freien ein Fest begehen zu können. In dem Unterhaltungshause sind auch Räume einzurichten für das Turnen am Reck, Barren, Bock, für eine Unterhaltungsbibliothek usw.

Nicht allzu entfernt von der Kochküche ist nach der Frauenseite zu ein *Pflegerinnenheim* und nach der Männerseite zu ein *Pflegerheim* vorzusehen. Im Erdgeschoß dieser Heime sind die Speise- und Unterhaltungsräume, Lese- und Schreibzimmer, Billardzimmer, im Pflegerinnenheim auch eine Nähstube mit mehreren Nähmaschinen. In den Obergeschossen des Pfleger- und Pflegerinnenheims sind die Schlafräume für das unverheiratete Pflegepersonal einzurichten. Dazu sind einzelne Zimmer in möglichst großer Anzahl und freundlich eingerichtet erforderlich. Ausreichende Baderäume dürfen nicht fehlen. Ein Unterstellraum für Fahrräder ist vorzusehen.

Die *Wasserversorgung* erfolgt von einem Wasserturm aus, dessen Wasserfassungsvermögen der Zahl der Kranken zu entsprechen hat. Das Wasser wird in diesem Turm, am besten in zwei Bassins übereinander, untergebracht, damit, wenn eines schadhaft wird, das andere noch leistungsfähig ist. Für das Wasser sind nur in seltenen Fällen ausreichend Quellen zur Verfügung. In der Regel wird es durch eine größere Zahl von Tiefbohrbrunnen, mitunter bis zu 100 m und mehr tief, an verschiedenen Stellen des Geländes gewonnen werden müssen. Das Wasser wird durch elektrische Pumpen aus der Tiefe geholt und nach einem Wasserbassin am Fuß des Wasserturms gedrückt, von hier durch andere Pumpen in die Bassins oben im Turm. Der Turm muß Heizvorrichtung haben, damit das Wasser im Winter nicht einfriert. Der Turm muß so hoch sein, daß mit dem Wasser aus den Hydranten die Dächer aller Häuser gut besprizt werden können. Der Wasserturm kann allein stehen zwischen den Wirtschaftsgebäuden. Er hat eine große elektrisch betriebene Uhr mit Zifferblättern auf den vier Seiten und kann durch seinen Bau zu einer Zierde der Anstalt werden. Er kann auch an das Maschinen- und Kesselhaus angebaut werden. Man rechnet für den Kranken je Kopf und Tag 200 Liter Wasser. Der Anschluß an das Wasserleitungsnetz einer benachbarten Stadt mit sicher ausreichendem Wasser ist zu überlegen. Das Bessere ist immer die eigene Anlage. Die *Abwässerbeseitigung* (Klosetts, Badewasser, Schmutzwasser, Spülwasser usw.) erfolgt durch die Kanalisation. Sie werden entweder in einem Bassin gesammelt und nach einer Vorklärung darin auf Rieselfelder oder Rieselwiesen geleitet. Bei dem Rieselfeld- und Rieselwiesensystem ist daran zu denken, daß nach etwa 15 Jahren diese Felder und Wiesen versauert sind und sich erholen müssen. Sie müssen gekalkt werden. Es muß also die Möglichkeit vorgesehen werden, die Abwässer auch einmal für 1—2 Jahre auf andere Felder und Wiesen leiten zu können. Man kann auch das biologische Verfahren anwenden, indem die Abwässer eine Faulkammer durchfließen, mit einer Abteilung für Senk- und einer Abteilung für Schwimmstoffe. Die auf diese Art gut vorgeklärten Abwässer fließen aus der Faulkammer über zwei Filteranlagen, welche sich der Faulkammer anschließen. Aus den Filteranlagen kommt das Wasser vollkommen klar heraus. Es kann noch zu gärtnerischen und landwirtschaftlichen Zwecken benutzt werden, es kann aber auch einem in der Nähe vorüberfließenden Fluß zugeleitet werden. Die Klärbassins und Faulkammern müssen alljährlich, wenn nötig mehrmals, mit Schlammpumpen entleert werden. Dieser Schlamm dient zu Düngezwecken. Das Oberflächenwasser (Regenwasser usw.) kann der Kanalisationsanlage zugeführt werden, wenn sie groß genug ist, sonst ist für besondere Ableitung zu sorgen.

Der ganzen Anstalt und somit auch den einzelnen *Krankenhäusern* wird man die *Richtung* von Süd-West nach Süd-Ost geben, damit alle Gebäude während des Tages möglichst lange Sonne haben.

Auf der Männer- wie auf der Frauenseite sind entsprechend der verschiedenen Art der Kranken eine Reihe verschiedenartig gestalteter Krankengebäude notwendig. So braucht man einen *Krankenpavillon (Krankenhaus) für Kranke, welche sich sozial verhalten* und an ihre Unterbringung *höhere Ansprüche* stellen, dann *Pavillons für überwachungsbedürftige ruhige Kranke, Pavillons für unsoziale (schwierige) Kranke, Pavillons für sieche Kranke* und *Pavillons für ruhige Kranke*, welche sich frei bewegen können, *sogenannte offene Häuser*. Wie viele Häuser von jeder einzelnen Art man braucht, hängt von dem Krankenmaterial ab. Bei 1500 Kranken kommen etwa 60 soziale Kranke mit höheren Ansprüchen und 180 bis 240 Kranke, welche für offene Häuser geeignet sind, in Frage. Für die anderen Kranken kommen die anderen Krankenhäuser in Betracht. Die Krankenhäuser für unsoziale Kranke legt man mehr zurück. Man kann heute nicht mehr wie früher Krankenhäuser für 30, 40, 60 Kranke bauen, das ist zu teuer. Die Pavillons für überwachungsbedürftige, ruhige, unsoziale, sieche Kranke wird man so gestalten, daß sie in vier Abteilungen je

30 Kranke aufnehmen. Das Haus würde dann 120 Kranke fassen. Das Haus wird so gestaltet, daß von einem Mittelbau ausgehend in zwei Geschossen rechts und links vom Mittelbau je eine Abteilung für 30 Kranke ist. Der Hauptaufgang hat breite Treppen. Im Mittelbau ist Arztzimmer, Besuchszimmer, kleines Laboratorium, Oberpflegerzimmer, evtl. Aufnahmebad. An den Seiten der einzelnen Abteilungen muß noch eine weitere Treppe angebracht sein, auch im Hinblick auf den Ausbruch von Feuer. Die Häuser (Pavillons) für Sieche können im Bau einfacher gehalten sein und auch Abteilungen für je 40 Kranke haben, so daß sie im ganzen 160 Kranke aufnehmen würden.

Das Haus für soziale Kranke, welche höhere Ansprüche an Unterbringung usw. stellen, wird man nur für etwa 60 Kranke bauen. Ihre Zahl ist im allgemeinen nicht so groß. Die offenen Häuser, welche man an den Eingang des Parkes legt, baut man auch besser nur für etwa je 60 Kranke. Notwendig ist auf der Männer- und auf der Frauenseite ein *Infektionshaus* für 20 Kranke. Dieses Haus muß abseits der anderen Krankenhäuser liegen. Bei kleineren Anstalten genügt eine von den anderen Abteilungen eines Hauses völlig abgetrennte Abteilung. Sie werden nach Art der sonst üblichen Infektionsabteilungen eingerichtet. Bei großen Endemien ist eines der großen Krankenhäuser als Infektionsabteilung einzurichten.

Früher legte man Wert auf ein besonderes *Aufnahmehaus*. Man hatte ein Aufnahmehaus für ruhige und ein Aufnahmehaus für unsoziale Kranke. Man kann davon absehen und die Kranken von dem Aufnahmezimmer aus gleich nach derjenigen Abteilung senden, für die sie in Betracht kommen, z. B. gleich nach dem Siechenhaus. Zu diesem Zweck wird auf je einer Abteilung eines Hauses für Ruhige, für Unsoziale und für Sieche ein Bad außerhalb der eigentlichen Abteilung hergestellt als Aufnahmebad. Der Kranke wird dort gebadet, gewogen, ärztlich untersucht und, wenn er nicht infektiös ist, auf die Abteilung gebracht.

Manche Kranke, welche operiert werden müssen, können wegen der Äußerungsart ihrer Geisteskrankheit nicht nach der chirurgischen Abteilung des Krankenhauses der benachbarten Stadt zur Vornahme der Operation verlegt werden. Es ist deshalb in der Anstalt selbst ein Haus notwendig, welches einen Operationssaal hat. Man kann zwei Operationssäle, einen auf der Männer- und einen auf der Frauenseite in einem der Krankenpavillons einrichten. Besser ist ein sogenanntes *Lazarettgebäude*, welches in geeigneter Weise die Lage etwa zwischen Männer- und Frauenseite hat. In dem Mittelbau unten bringt man den Operationssaal unter, ein Zimmer für Röntgenuntersuchungen und Röntgenbehandlung, ein Zimmer für Licht- und Wärmebehandlung, ein Zimmer für elektrische Behandlung und einen Raum für Hydrotherapie (Kurbäder Abreibungen usw). Alle diese Einrichtungen bedürfen einer Ausstattung mit den neuesten und besten Instrumenten und Apparaten. Nach der Männerseite zu schließt sich ein Flügel für männliche, nach der Frauenseite ein Flügel für weibliche Kranke an. Es sind dazu nötig auf jeder Seite zwei Säle für je 15 Kranke und auf jeder Seite mehrere Einzelzimmer mit den erforderlichen Nebenräumen, Pflegerzimmer, Spülküche, Garderobe usw. Erdgeschoß chirurgische Kranke, I. Stock innere, II. Stock sieche Kranke. I. und II. Stock in der Mitte Tagesraum.

Früher gab es besondere *Häuser für Halbruhige*. Diese waren so gestaltet, daß unten die Tagesräume und oben die Schlafräume waren. Sie waren für 50—80 Kranke. Für diese Kranken wird man heute Abteilungen einrichten in der gleichen Weise wie für die Wachabteilungen, also Betträume, Tages- und Werkräume mit den nötigen Nebenräumen nebeneinander auch für etwa 30 Kranke. Auf diesen Abteilungen ist dann keine Wache. Der Pfleger schläft in einem besonderen Zimmer neben den Betträumen und kann, wenn erforderlich, von den Kranken geweckt werden.

Die sogenannten *offenen Häuser* trennt man horizontal, oben Schlafräume und unten Tagesräume. Sie können ganz einfach wie gewöhnliche Landhäuser gebaut werden. Mehrere Einzelzimmer sind angebracht, um geeigneten Kranken die Wohltat des Alleinwohnens und -schlafens gewähren zu können. Verschiedene unter sich zusammenhängende Tagesräume sind notwendig, damit sich die Kranken, wie sie zusammen passen, getrennt voneinander setzen können. In jedem der offenen Häuser muß ein Baderaum mit zwei Wannen sein und vier Duschen zum Abduschen nach der Arbeit. In diesen Häusern sind in erster Linie die Guts-, Garten- und Hofarbeiter. In den offenen Häusern wird man neben den Wasserspülklosetts auch Pissoirs vorsehen.

Das *Haus für die sozialen Kranken mit höheren Ansprüchen* gestaltet man auch horizontal getrennt. Im Erdgeschoß großer Tagesraum, großer Speisesaal, mit daneben gelegener Spülküche, Billardzimmer, Lesezimmer, Wintergarten. Im Obergeschoß Zimmer für 2, 4, 6 Kranke und mehrere Zimmer für je einen Kranken, außerdem Bade- und Waschraum. Im Keller kann auf dem Frauenpavillon eine Kochküche eingerichtet sein, im Männerpavillon einige Werkräume, Buchbinderei u. dgl.

Die *Infektionshäuser* haben die für Geisteskranke üblichen

Sicherungen (Tür, Fenster usw.) und müssen auch einige Einzelzimmer und ein Isolierzimmer (zum Alleinlegen eines aufgeregten Kranken) haben. Im übrigen werden sie ganz so eingerichtet wie die Infektionshäuser der allgemeinen Krankenhäuser (Platten, Kacheln, Ölfarbenanstrich, Raum für großen Bottich mit Seifen-Kresollösung u. dgl. zur Aufnahme der gebrauchten Wäsche, Geschirrspül- und Geschirrdesinfektionsapparat usw.).

Nach Möglichkeit wird man die einzelnen Abteilungen mit *Veranden* versehen, möglichst nach der Gartenseite zu. Daran ist besonders zu denken bei den Siechenhäusern, damit man Bettlägerige auch im Bett an die frische Luft bringen kann. Auch bei den Infektionskranken ist das wichtig (Rekonvaleszenz). Je nach der Größe der Anstalt sind in den wichtigsten Pavillons *Wohnungen für Assistenzärzte* in Aussicht zu nehmen. Die Gärten für Ruhige und Halbruhige werden mit einem geschmackvollen, nicht allzu hohen Eisen- oder Drahtzaun umgeben. Die Gärten der Unsozialen müssen eine 3—4 m hohe Mauer haben. Bei aller freiheitlichen Einstellung kann man darauf auch in einer ganz modernen Anstalt ebensowenig verzichten wie auf die Isolierräume. Die Mauern sind auch notwendig zum Schutz der Kranken vor Belästigungen von außen. In jedem Garten muß neben der Zieranlage ein Teil für Blumen-, Gemüse-, Beeren-, Waldbaumzucht, auch ein kleiner Platz für turnerische Übungen, Freiübungen, Hoch- und Weitsprung, Reifenspiel usw. eingerichtet werden, um auch da Kranke gärtnerisch beschäftigen und im Freien körperlich ertüchtigen zu können, deren Geisteszustand eine Beschäftigung in den Anlagen, in den Gärtnereien oder in der Landwirtschaft nicht erlaubt und welche nicht zu den Turn- und Sportplätzen im Park gehen können. Die Gartenzäune werden berankt durch Anpflanzung von Teufelszwirn, wildem Wein, Rankenrosen usw.

Die moderne Psychiatrie legt unter anderem einen großen Wert auf die *Beschäftigungsbehandlung* der Kranken. Es sind deshalb in allen Abteilungen, vor allem auch in den Wachabteilungen, Nebentagesräume (*Werkräume*) notwendig. Sie liegen neben dem Tagesraum. Neben den Bettsälen, welche am Tage in der Regel leer sein werden, sind einige Zimmer für ein Bett und einige Zimmer für zwei Betten anzubringen. Außerdem ein Isolierzimmer, d. h. ein Zimmer für einen Kranken mit fester Tür und festem Fenster. Auf den Abteilungen für unsoziale Kranke sind 4 solche Isolierräume erforderlich. Der Plan (Situationsplan) zeigt, wie man eine moderne psychiatrische Krankenabteilung heute gestalten wird. Einschaltung weiterer Räume, Vergrößerung einzelner Räume ist dabei möglich.

Wie bereits erwähnt, werden in dem Mittelbau Arzt- und Besuchszimmer untergebracht. Im Erdgeschoß ist das Besuchszimmer, schön und freundlich eingerichtet, mit Bildern und Blumen. Daneben ist, wenn eine Abteilung des Hauses für Aufnahmen vorgesehen ist, ein Aufnahmebad mit Badewanne, Körperwage, Meßinstrument für die Körpergröße, Wachstuchliegesofa für Untersuchung. —

In den Krankenhäusern, welche nicht für Aufnahmen vorgesehen sind, also kein besonderes Aufnahmebad brauchen, wird dieser Raum zum *Dienstzimmer für einen Oberpfleger* bestimmt.

Es genügt ein *Arztzimmer* im Obergeschoß für das ganze Haus. Es muß hinreichend groß sein. Es muß, um das Wesentliche zu erwähnen, einen Schreibtisch enthalten, einen Instrumentenschrank, einen Untersuchungs- und Operationstisch, einen Arzeneischrank, einen elektrischen Anschlußapparat für elektrische Behandlung und Untersuchung. Es muß zum Verdunkeln sein durch schwarze Wachstuchvorhänge od. dgl., um Augenspiegeluntersuchungen, Kehlkopfuntersuchungen usw. vornehmen zu können. Neben dem Arztzimmer ist ein kleines Laboratorium für Urinuntersuchungen, Untersuchungen des Mageninhalts usw. erforderlich. Ein Mikroskop muß vorhanden sein.

Die einzelnen Wachabteilungen sind zu unterkellern, einmal

aus gesundheitlichen Gründen, sodann zur Schaffung von Räumen für die Beschäftigung und eines Raumes für turnerische Übungen. Auch Kranke aus anderen Häusern, welche solche Einrichtungen nicht haben, kommen hierher. Auch Klosette in den Kellerräumen sind nicht zu vergessen. Räume zum oberflächlichen Reinigen beschmutzter Wäsche und zum Trocknen von nassen Matratzen sind ebenfalls notwendig. In dem ausgebauten Dachgeschoß sind, für den Fall, daß ein Pfleger- oder Pflegerinnenheim nicht vorhanden ist, gute Schlaf-, Wohn- und Unterhaltungsräume sowie Bäder für das Pflegepersonal unterzubringen.

Wenn irgend möglich, soll man Pfleger- und Pflegerinnenheime bauen. Das Pflegepersonal muß in seiner freien Zeit und Nachts, soweit es nicht in Bereitschaft schläft, außerhalb der Krankenhäuser sich aufhalten und sich erholen können.

Im Dachgeschoß sind auch Räume einzurichten, in welchen die Pfleger ihre Sachen (Überzieher, Hut, Stiefel usw. während des Dienstes in Doppelschränken (für 2 Pfleger) aufbewahren können.

In den Dachgeschossen sind noch die *Aufbewahrungsräume der Abteilungen* (für jede Abteilung des Hauses einer) für Vorräte an Kleidern, Wäsche usw. Auf der *Abteilungsgarderobe* sind in offenen Fächern die Anzüge, die Wäsche usw. der einzelnen Kranken. Jeder Kranke hat ein Fach, unten stehen die Schuhe, dann hängen in hohen senkrechten Fächern auf Bügeln Hosen, Weste, Röcke und Mäntel, oben darüber in Querfächern die Wäsche, Kragen, Schlipse, Hut des Patienten. Bei 30 Kranken also 30 Fächer senkrecht, oben 2 Querfächer.

In den offenen Häusern kann man unter Umständen auf eine Unterkellerung verzichten. Die Keller unter den Krankenhäusern dürfen für Lagerung von Kartoffeln u. dgl. nicht etwa herangezogen werden.

Die Krankenhäuser werden aus Backsteinen gebaut, die Treppen sind massiv aus Stein mit Eisengeländer. Die *Fenster* haben eiserne Sprossung, und zwar etwa 14 zu 20 cm. Es wird das gewöhnliche Fensterglas benutzt. Glas, welches etwa 1 bis 1,5 cm dick ist, fliegt bei einem Schlag nicht hinaus, sondern splittert, bleibt in Zacken stehen und führt zu schweren Verletzungen. Nur in den Isolierräumen sind die Fenster mit Glas von 2,5 cm Dicke in festen Eisenrahmen zu versehen. Als Fensterverschluß benutzt man Treibriegel mit zwei seitlichen Zungendreikantdrückern.

Die Oberfenster müssen so eingerichtet sein, daß sie sich nur so weit öffnen, daß ein Kranker nicht hindurch kann und doch eine genügende Luftzufuhr stattfindet. Auf eine besondere Ventilationsanlage kann dann verzichtet werden.

Die Fenster mit eiserner Sprossung sind letzten Endes nur in das Fenster selbst verlegte Gitter. Man kann deshalb auch an denjenigen Häusern, deren Fenster besonders gesichert sein müssen, Korbgitter anbringen und dann gewöhnliche Fenster nehmen, allerdings mit Dreikantverschluß. Diese Korbgitter ermöglichen jederzeit ausgiebige Lüftung und gestatten auch seitlichen Ausblick. Wenn man Gitter anbringt, muß eines auf jeder Abteilung zum Öffnen sein, damit bei Feuer ein Verlassen der Abteilung im Notfall auch durch das Fenster möglich ist. Die *Türen* müssen solid sein, besonders stark in den Isolierräumen. Hier ist zur Schalldämpfung vor der festen Türe noch eine gewöhnliche Türe anzubringen. Die Isolierräume brauchen auch besonders festen Türverschluß mit Befestigung nach oben und nach unten.

Auf den Wachabteilungen, den Abteilungen für Halbruhige und Sieche müssen die Verbindungstüren zwischen den einzelnen Krankensälen, Tagesräumen und Krankensälen, zwischen Krankensälen und Einzelzimmern, Krankensälen und Abort im oberen Teil verglast sein, damit man bequem jederzeit hindurchsehen kann. An den festen Türen der Isolierzimmer bringt man in Augenhöhe eine runde oder eckige Beobachtungsöffnung an, welche mit 2,5 cm dickem Glase geschlossen ist.

Auf die Herstellung der *Schlösser* im allgemeinen ist ganz besonderer Wert zu legen. Sie sind so zu gestalten, daß sie nicht leicht mit einem Dietrich zu öffnen sind. Am besten wird so verfahren, daß der Direktor einen Schlüssel hat, welcher sämtliche Räume der Anstalt öffnet, die übrigen bekommen nur solche Schlüssel, welche die Räume öffnen, welche für sie in Betracht kommen. Die Spülküchen, Klosetts, Bäder, Waschräume, Stiefelablagen, die Räume für schmutzige Wäsche, Abstellräume u. dgl. sind mit Plattenbelag zu versehen und an den Wänden wenigstens 1,80 m hoch zu verkacheln.

Die *Spülküchen* (*Teeküchen*) sind neben den Tagesraum zu legen mit Ausgabefenster nach dem Tagesraum zu. Es muß ein verschließbares Ausgabefenster, nicht eine Tür sein, welche Teeküche und Tagesraum verbindet. In die Spülküche dürfen nur Kranke, welche vom Arzt besonders dazu bestimmt sind. Die Spülküche muß von außen, vom Flur her ihren Zugang haben. Nach der Spülküche wird das Essen usw. zunächst gebracht. Hier wird es in Portionen zerteilt, das Fleisch usw. zerschnitten. In ihr ist in geeigneten Büfetts oder Regalen das Eßgeschirr der Abteilung untergebracht. Brotschrank und Schrank für Pakete der Patienten kommen, falls sich kein besonderer Raum dafür ergibt, auf einen Flur. Sie müssen mit engmaschigem Drahtgeflecht (zur Lüftung und gegen Mäuse) versehene kleine Luftöffnungen haben. Die Löffel sind in der Spülküche unter sicherem Verschluß, besonders auch Messer und Gabel, welche auf den meisten Abteilungen nur zum Zerkleinern des Fleisches usw., also nur in geringer Zahl gebraucht werden und auf die Abteilung selbst gar nicht kommen. Ein Geschirrspültisch mit 2—4 Fächern, ausgekleidet mit Duranametall und mit 2 Schwenkhähnen versehen, einen für heißes, einen für kaltes Wasser, ist da nötig, ferner eine elektrische Heizplatte evtl. ein Wärmeschrank zum Warmhalten von Speisen. Eine Brotschneidemaschine darf nicht fehlen.

Die *Klosetts* sind übersichtlich neben den Wachsälen oder in Nischen. Die Türen zu ihnen haben oben Glaseinsatz. An den Nischen sind sie nur halbhoch. Die Kranken bedürfen gerade auf den Klosetts besonderer Überwachung. Selbstmorde werden gern auf den Klosetts versucht. Man benutzt Wasserspülklosetts aus Ton mit breitem Rand, ohne Deckel und ohne Holzeinlage auf dem Sitzrand. Auf den unsozialen Abteilungen nimmt man emaillierte eiserne Klosetts. Man rechnet 1 Klosett auf 15—20 Patienten. Das Pflegepersonal muß unbedingt gesonderte Klosetts haben.

Man kann getrennte *Bade- und Waschräume* einrichten. Auf den Wach- und Siechenabteilungen können Bade- und Waschvorrichtungen aus Ersparnisgründen in einem Raum vereinigt werden. In den Häusern für soziale Kranke mit höheren Ansprüchen und in den offenen Häusern sieht man getrennte Wasch- und Baderäume vor. Die Badewannen aus Feuerton sind die geeignetsten. Sie halten die Wärme am längsten. Man kann aber auch emaillierte eiserne Wannen gut gebrauchen. Sie sind wesentlich billiger. Man läßt das Wasser am Fußende in die Wanne aus einem Zuflußrohr für heißes und einem Zuflußrohr für kaltes Wasser. Die Zuflußrohre sind dicht über der Wanne. Die Zuflußrohre werden geöffnet und geschlossen mittels eines Dreikants. Dauerbäder gibt man in den gewöhnlichen Wannen. Man dehnt sie heute kaum mehr über $1/2$—1—2 Stunden aus und gibt ein Dauerbad auch nur immer einem Kranken allein in einem Baderaum. Besondere Dauerbaderäume mit 6 und mehr Wannen baut man heute nicht mehr. Da regt nur ein Kranker den andern auf. Bei der heutigen Psychotherapie mit Beschäftigungsbehandlung ist das Bedürfnis dafür auch viel geringer. Auch auf Mischbatterien verzichtet man bei den Bädern. Sie sind sehr unzuverlässig. Ist bei einem Dauerbad die Temperatur des Wassers auf 34 oder

33° C gesunken, so läßt man etwas Wasser aus der Wanne abfließen, mischt sich in einem Eimer Wasser auf etwa 60° C und gießt dieses allmählich und vorsichtig am Fußende der Wanne zu, bis das Badewasser wieder eine Temperatur von 35° C hat. Außer in den Baderäumen wird man auf den Abteilungen nur den Heißwasserhahn mit einem Dreikantverschluß versehen. Das Kaltwasser kann sonst einen gewöhnlichen Hahn haben. Überall, wo Wasserleitung ist, ist am Kaltwasserhahn die Bezeichnung „kalt" anzubringen, am Heißwasserhahn die Bezeichnung „heiß" mit auffallender, roter Schrift, nicht aber „warm". In allen Abteilungen ist eine Badewanne nur für das Pflegepersonal vorzusehen. Zum Waschen in den Waschräumen, welche, wie erwähnt, unter Umständen mit den Baderäumen verbunden werden können, benutzt man Waschrinnen, über welchen kleine Brausen angebracht sind. Diese Brausen kommen aus einem Wasserrohr, welches sich an der Wandseite der Waschrinnen befindet. Sie sind so hoch, daß der Kranke bequem den Kopf darunter halten kann. Bei Doppelwaschrinnen, welche für besondere, große Waschräume in Frage kommen und da frei in der Mitte stehen, ist das Wasserzuleitungsrohr mit den Brausen nach beiden Seiten in der Mitte. Am Zuleitungsrohr ist ein Hahn zum An- und Abstellen mit Dreikant. Die einzelnen Brausen kann der Kranke nach Öffnung des Hauptrohres durch einen gewöhnlichen Hahn dann selbst an- und abstellen.

In den Waschräumen sind Aufhängevorrichtungen für Handtuch und Waschlappen eines jeden Kranken mit Namensschild darüber. In einem Wandschrank mit Luftöffnungen versehen hat jeder Kranke ein Fach mit Namenschild, in welchem seine Zahnbürste, sein Zahnpulver, sein Kamm, seine Haarbürste, seine Seife und sein Wasserglas ist.

Elektrische Leitungen, Wasserleitungsrohre und *Heizungsrohre* kann man unter Verputz legen. Es sieht jedenfalls besser aus. Es ist aber nicht unbedingt erforderlich. Sie können auch über Verputz liegen. Bei den Anlaßstellen für die elektrische Beleuchtung braucht man keine besonderen Vorrichtungen, Steckschlüssel u. dgl. Man bringt allenthalben den gewöhnlichen Knipser über Verputz an. Auf den Wachsälen hat man an der elektrischen Leitung entweder eine Vorrichtung, um den Strom für die Nacht schwächer zu stellen, oder man richtet es so ein, daß sich nachts die Birnen bis auf einige unbedingt nötige besonders abstellen lassen. Die Lampen, welche dann nachts brennen, werden mit einem Stoffschirm zum Abblenden versehen. Man kann auch 2 Leitungen und 2 Arten von Beleuchtungskörpern nehmen. Einmal eine Leitung mit den gewöhnlichen Beleuchtungskörpern für den Abend, dann für die Nacht Birnen unter dunkelblauem Glas nach Art der früheren Eisenbahnwagenbeleuchtung an der Zimmerdecke. An den Platz der *Nachtwache* gehört eine Ziehlampe mit Schirm. Neben dem Platz der Nachtwache sind in der Wand mit einer Eisenplatte mit Dreikant verschlossen die Anlasser zur Alarmglocke. Der eine Schalter weckt die in Bereitschaft schlafenden Pfleger der Abteilung, der andere die einer anderen Abteilung oder er alarmiert das ganze Haus. In der gleichen Wand, ebenfalls mit Eisenplatte (durchlöchert) und Dornverschluß (Dreikant) versehen, ist ein elektrischer Kocher, um den Kaffee für die Nachtwache herzustellen, Milch, Suppe für Kranke zu wärmen u. dgl. Neben der Alarmglocke ist an der Wand die Stechuhr für die Nachtwache. Man kann auf sie verzichten. Pfleger baten mich aber selbst, sie zu lassen, weil sie dadurch von dem Einschlafen abgehalten würden. Am besten ist die Schottische Nachtwache, d. h. eine Nachtwache für längere Zeit, 8—14—28 Tage. Am besten sind 4 Wochen, weil es erfahrungsgemäß 14 Tage dauert, bis der Körper sich an diese Umstellung, am Tage Schlaf, nachts Arbeit, gewöhnt hat.

In jeden Tagesraum gehört ein *Wandbrunnen*, aus welchem die Kranken sich selbst jederzeit Wasser zum Trinken entnehmen können. Auf einer Konsole neben demselben steht ein Aluminiumbecher, welcher vor und nach jeder Benutzung gründlich abgespült wird.

Als *Fußbodenbelag* kommt allgemein der Stabfußboden (Parkettboden) in Asphalt verlegt in Betracht. Linoleum auf Magnesitestrich ist in Siechen- und Infektionsabteilungen brauchbar. Die Zimmer- und Saalecken werden abgerundet, damit in den Ecken sich Staub und Schmutz nicht ansammeln kann. Am Übergang des Fußbodens zur Wand keine Holzleiste, sondern eine aus Zement hergestellte Rundung. In Isolierräumen ist ebenfalls Parkett in Asphalt fest verlegt nötig.

Der *Wandanstrich* geschieht am besten einfarbig mit Ölfarbe. Wenn es sich nicht in ganzer Höhe ermöglichen läßt, so doch mindestens bis zur Höhe von 2 m. Helle, aufmunternde Farben wie gelb, rot, grün, violett für Tagesräume, Korridore, Treppenhäuser usw., blau (beruhigend) für Bettsäle, Einzel- und Isolierzimmer. Graue Farben sind ganz zu meiden. Sie wirken am ungünstigsten auf die Stimmung. Anstriche mit Punkten, Linien, Schnörkeln, figurenartiger Anstrich begünstigen die Sinnestäuschungen verwirrter Kranker und vermehren ihre Angst und Unruhe.

Die *Betten* müssen aus Eisen sein (Stahlrohre, rund, 33 mm) und weiß angestrichen, Länge 195 cm, Breite 90 cm, Abstand der Matratze vom Boden 48 cm. Kopf- und Fußende 105 cm hoch. Am Kopf- und Fußende je 4 runde, 22 mm dicke Eisensprossen. Die Füße ruhen in Hartholzrosetten. Am ganzen Bett darf kein eckiger Bestandteil sein, damit der Kranke sich nicht verletzen kann. Die Matratze besteht aus starken Drahtketten und Spiralen, welche so verbunden sein müssen, daß sie sich nicht oder nur sehr schwer lösen lassen. Am Bett muß alles verschweißt sein. Kopf- und Fußgestell sind mit den Seitenteilen oben und unten durch eine kürzere eiserne runde Verstrebung verbunden, oben nach unten, unten nach oben ausgebogen. Auf der Ketten- und Spiralmatratze ist ein Matratzenschoner, darauf die dreiteilige Matratze aus Roßhaar. Bei Kranken, welche sich verunreinigen, benutzt man statt des Roßhaardrittels in der Mitte ein Drittel gefüllt mit Indiafaser. Man kann für manche Fälle auch ein Drittel nehmen, welches oben mit Gummi überzogen ist. Der Gummiüberzug hat eine Reihe von Öffnungen, durch welche der Urin in Gummikanälen in einen flachen Gummibehälter unter dem Drittel fließt. Dieser hat eine Abflußvorrichtung. Das Ganze läßt sich bequem ausspülen.

Auf den dazu geeigneten Abteilungen steht neben jedem Bett ein eiserner Bettisch. Bei den Betten, Bettischen usw. wird man, wenn sie passend erscheinen, genormte nehmen.

Allgemein ist zu beachten, daß alle Abteilungen so freundlich wie möglich auszustatten sind. Allenthalben in den Sälen, Tagesräumen, Bettsälen, Zimmern usw. (außer den Isolierzimmern und einigen Einzelräumen) schöne helle Gardinen, dann, zumal in den Tagesräumen, schöne bequeme Möbel, Sessel, Lehn- und Schaukelstühle, schöne Lampen, welche auch das Lesen usw. bequem ermöglichen, Bilder, Uhr, Spiegel, Thermometer, Barometer, Linoleumteppiche, Linoleumläufer, Blumentische, Blumengrippen, Büfetts, schöne Schränke für Bücher, Spiele u. dgl., Klavier, Grammophon, Radio, freundliche, zum Sitzen einladende Nischen, auf den Veranden Liegestühle. Die Aufstellung der Tische, Bänke und Stühle ist so zu gestalten, daß sich zusammenpassende und vertragende Gruppen bilden können, und daß auch einmal einer sich allein setzen kann. Gut sehen auch Doppelbänke mit schöner durchbrochener Zwischenwand aus. Sie geben eine gewisse Trennung der Kranken und bewähren sich gut. Es brauchen keineswegs teure Möbel, Bilder usw. zu sein. Es läßt sich das alles, wie die Erfahrung, besonders der letzten Jahre, gezeigt hat, auch mit einfachen und wenig Mitteln machen.

Das *Eßgeschirr* muß schön und ansprechend sein, aus gutem Aluminium oder Porzellan, Tassen statt Emaillebecher, Teller statt Näpfe usw. Auch die Löffel müssen von guter Beschaffenheit sein und gefällig aussehen. Ebenso Messer und Gabel, wo solche erlaubt sind. Saubere weiße Tischtücher sind nötig, Servietten sind zu geben (aus Papier). Blumen gehören auf den Tisch. Auch die Flure, Treppenhäuser, Gänge sind mit Bildern, Blumen, Bänken, Peddigrohrsesseln, Peddigrohrsofas, Tischen usw. zu schmücken.

Besonders gute und freundliche Ausstattung bedarf schon das Aufnahmezimmer. Der erste Eindruck ist meist der maßgebende.

Der *Psychotherapie* mit der Beschäftigungsbehandlung kommt heute in den Heilanstalten die größte Bedeutung zu. Eine möglichst freundliche Gestaltung der ganzen Anlage und speziell der Räume für Kranke ist deshalb unerläßlich. Der Kranke muß von Anfang an das Gefühl haben, daß er an einem Orte ist, an welchem er sich wohl fühlen kann. Die einzelnen Häuser werden durch gute bequeme Wege verbunden, an deren Rand Bürgersteige mit Platten belegt und eingefaßt sind. Manche Verbindungswege kann man auch in der Mitte mit Platten belegen. Die Gärten und Anlagen müssen aus dem gleichen Grunde wie die Räume der Kranken einen freundlichen und anheimelnden Eindruck machen. Auf richtige Gruppierung der Büsche und Bäume, auf schöne Durchblicke, freie grüne Flächen, schöne Blumenbeete, nette Plätze zum Sitzen, auf Springbrunnen, kleine Teiche, auf Turn-, Tennis- und Sportplätze in den Parks ist besonderer Wert zu legen. Auch ein Wetterhaus ist aufzustellen.

Es ist ein Irrtum, zu glauben, daß die Kranken eine gute und etwas kostbarere Einrichtung, Bilder, Uhren, Gardinen usw., zerstören würden. Wenn Kranke etwas zerstören, so sind es gewöhnlich Fensterscheiben, oder sie zerreißen einmal ihren Rock. Gelegentlich wird auch einmal die Scheibe eines Bildes zerschlagen. Das Beschädigen wertvoller Einrichtungsgegenstände ist ganz außerordentlich selten. Es gehört auch zu den größten Ausnahmen, daß selbst in den Gärten für unsoziale Kranke einmal ein Blumenbeet oder ein Rosenstock beschädigt wird.

III. Krankenversorgung.

Am gesundesten für die Patienten ist die *Beschäftigung* im Freien, vor allem in Landwirtschaft und Gärtnerei. Weniger zuverlässige Patienten kann man in den Anlagen beschäftigen oder sie ziehen, etwa 10—12, an einem kleinen Ziehwagen zum

Transport von Holz, Kohlen, Steinen, Gemüse usw. Zu komplizierteren Arbeiten Unfähige sägen und spalten Holz. Bei Bauten, bei Straßenbau, Kultivierung von Ödland, bei Waldarbeiten, Aufsetzen von Holz usw. können Patienten verwandt werden. Zuverlässige Kranke, welche ein Handwerk können oder in der Anstalt erlernen wollen, beschäftigen sich unter Aufsicht der Werkmeister in den Werkstätten der Anstalt als Schneider, Schuster, Schreiner, Schlosser, Anstreicher usw. Unter Umständen werden sie zur Werkstatt von einem Pfleger gebracht und wieder abgeholt. Auch in den Betrieben der Anstalt, Mühle, Bäckerei, Schlächterei, der Waschhalle, in der Näh- und Flickstube, in der Kochküche (Männer: Kesselputzen, Transport von Kartoffeln usw.) sind Patienten und Patientinnen tätig. Manche helfen in den Familien von Beamten und Angestellten. Andere Patienten betätigen sich in den Büros, schreiben Maschine, heften Akten u. dgl. Eine große Zahl von Patienten kann man aber nicht, oder wenigstens zunächst nicht, außerhalb ihrer Krankenabteilung oder ihres Abteilungsgartens beschäftigen. Für diese sind die Nebentagesräume (Werkräume) neben den Tagesräumen, die dafür ausgebauten Kellerräume und, wenn es nicht anders geht, dafür eingerichtete Dachgeschoßräume. Die Kellerräume sind deshalb, soweit sie dazu herangezogen werden müssen, hinreichend hoch und hell zu gestalten, mit Fußboden, Zentralheizung, Klosett zu versehen. Solche Kellerräume eignen sich gut zur Einrichtung von größeren *Webereien*. Man kann da je nach Größe 8—10 und mehr Webstühle mit Zubehör aufstellen. Es werden Bett- und Leibwäsche, Handtücher, Taschentücher, Scheuertücher, Waschkleiderstoff u. a. gewebt, auch Teppiche, Bettvorleger od. dgl. Das Weben ist eine ausgezeichnete Betätigung für Geisteskranke, besonders für die sog. Dementia präcox-Kranken mit katatonen Neigungen. Auch in einigen Werkräumen neben den Tagesräumen kann man einen Webstuhl aufstellen. In den ausgebauten Kellerräumen richtet man auch Werkstätten für Bürstenmacher, Korbmacher, Stuhlsitzflechter, für Herstellung von Fußmatten aus geflochtenen Peddigrohrabfall, aus Stroh, aus Cocosfasern, aus Lederabfällen, für Herstellung von Peddigrohrmöbeln, von Drahtgeweben für Zäune, von Netzen zum Fischen, von Tontöpfen für den Gärtner, Werkstätten für Buchdruckerei, für Buchbinderei, Nebenwerkstätten für Schneider, Schuster, Schreiner, Anstreicher usw. ein. Auch in den Werkräumen und Tagessälen kann man Körbe und Bürsten machen lassen, Peddigrohrabfall wird da ausgelesen, zu Bündeln zusammengefaßt, welche zu Zöpfen für die Matten geflochten werden. Ihre Verarbeitung zu Matten erfolgt an Ort und Stelle oder in den betreffenden Werkstätten in den Kellerräumen. Aus solchen etwas feiner geflochtenen Zöpfen lassen sich schöne Sohlen herstellen, welche zu vorzüglichen Pantoffeln weiter verarbeitet werden unter Benutzung von Wollstoff von ausrangierten Decken, wollenen Kleidern und Cordblättern (straminartig). Für die Frauen kommen auch auf den Abteilungen Näh- und Flickarbeiten in Betracht, Bildweberei, Herstellung von Smyrnateppichen, von geknüpften Teppichen, Schneidern, Klöppeln und andere feinere Handarbeiten. Herstellung von Zementsteinen, Terrazzoplatten, Schindeln ist für Männer beliebt. In den Abteilungen selbst spielen die verschiedenen Hausarbeiten, Abstauben, Aufwischen, Bohnern, Bettenmachen, Fenster- und Türklinkenputzen, die Hilfe in den Garderoben, in der Spülküche, das Essenholen, Hilfe bei dem Essenverteilen usw., eine Rolle. Für schwächere Patienten kommt Roßhaarzupfen und Wollezupfen (ausrangierte Strümpfe) in Frage. Durch Wollkratzen wird die zerzupfte Wolle fast wieder in ihren früheren Stand versetzt und zum Füllen von Steppdecken verwandt. Für unsichere Patienten eignet sich das Tütenkleben und die Herstellung von Kartonnagen, weil hier keine besonderen Werkzeuge nötig sind.

Mit den hier angeführten nützlichen Beschäftigungsmöglichkeiten ist ihre Reihe nicht erschöpft. Dem einzelnen ist da noch ein großer Spielraum gelassen für das Ausdenken und Ausgestalten anderer geeigneter Beschäftigungsmöglichkeiten mit nützlicher Arbeit für die Patienten. Ein Übertreiben ist auch hier vom Übel, und eines ist immer zu berücksichtigen: Der Kranke muß zu der Arbeit und die Arbeit zu dem Kranken passen. Daß auch bei größter Vorsicht und Umsicht ein Unglück geschieht, ist unvermeidbar und kommt vor, seitdem es Geisteskranke gibt. Auch ohne Beschäftigungsbehandlung gelingt es Kranken, sich oder andere Patienten, Ärzte und Pfleger zu verletzen oder zu töten. Die Zahl solcher Unglücksfälle hat, seitdem vor mehreren Jahren die aktivere Therapie (SIMON-GÜTERSLOH) und damit eine intensivere und ausgedehntere Beschäftigung der Kranken in allen Anstalten, zum größten Segen für die Kranken, Einzug hielt, nicht zu- sondern eher abgenommen. Die Beschäftigungsbehandlung hat auch nicht den Zweck, besondere Einnahmen und Gewinne zu erzielen. Im allgemeinen wird und muß man zufrieden sein, wenn die immerhin nicht unerheblichen Ausgaben für die Beschäftigungsbehandlung durch Kauf von Material, Werkzeugen, Apparaten, Maschinen usw. die Verluste durch Zerstören wieder gedeckt werden. Im wesentlichen wird das Erzeugte im eigenen Betriebe verwandt.

Nun wird nicht der ganze Tag mit nützlicher Arbeit ausgefüllt, sondern nur bestimmte Stunden. In der übrigen Zeit soll der Kranke in der Regel nun auch nicht sich selbst überlassen sein, sondern er soll auch da geistig angeregt und von seiner Krankheit abgelenkt werden durch Lesen (Bücher, Zeitungen, besonders Lokalblätter, welche dem Kranken von zu Hause her bekannt sind, illustrierte Zeitschriften), durch Betrachten von Bilderbüchern, durch Spiele. Hier muß alles vorhanden sein, von dem einfachsten Zusammensetzspiel bis zu schwierigen Spielen: Flohspiel, Kartenspiel, Baukästen, Mühlspiel, Halma, Schach, Quartettspiel, Glocke und Hammer, Lotto, Geographiespiel, Wettrennspiel, Tischkegelspiel, Tischtennis, Billard (auf den dafür geeigneten Abteilungen, z. B. auch in einem der offenen Häuser) usw. Im Turnsaal, Garten und Park Reigenspiele, Anschlagspiele, Freiübungen, Weit- und Hochsprung, Faustball, Fußball, Reifenspiel, Ballspiel, Tennis, Kegelspiele usw. In den Turnräumen auch Übungen am Reck, Barren u. dgl. Musikinstrumente sind auf den Abteilungen nötig, Grammophone, Radio. Man bildet Turnvereine, Gesangvereine, eine Musikkapelle, läßt Theaterstücke einüben, mit harmlosen Gewehren (Bolzen mit Gummi) nach der Scheibe schießen usw. Die Anstaltskapelle veranstaltet auch Konzerte im Park. Die Zahl der Spiele läßt sich noch beliebig vermehren. Im Festsaal müssen öfters Festlichkeiten stattfinden, an welchen alle Patienten teilnehmen, deren Zustand es irgend erlaubt. Die Anstaltskapelle kann hier konzertieren, der Gesangverein der Kranken kann Lieder vortragen, andere Patienten spielen ein Theaterstück. Kasperletheater wird gespielt. Gelegentlich findet da ein Ball statt. Das Erntefest wird da gefeiert. Konzerte von auswärtigen Kapellen und Künstlern, Theateraufführungen benachbarter Theater, Vorträge erheiternder und belehrender Art finden gelegentlich statt, Filmaufführungen, Projektionsvorträge u. a. m. Auf der Festwiese oder im Park: Volksfest mit Karussell, Zuckerbude, Zirkus usw. Auch Ausflüge zu Fuß oder mit Gesellschaftsautos, Lastautos in entferntere Gegenden kommen in Frage.

Die gemütliche, freundliche Gestaltung der ganzen Anlage, der einzelnen Räume, die Beschäftigung mit nützlicher Arbeit, mit Spielen, die verschiedenartigsten Unterhaltungen, alles ist nicht Selbstzweck, sondern Mittel zum Zweck. Es wird dadurch der Geist rege erhalten oder wieder rege gemacht. Die Beschäftigung mit nützlicher Arbeit, zumal im Freien, Turnen und Sport dienen zugleich zur Ertüchtigung und Gesundung des Körpers. Von Sinnestäuschungen, Wahnideen und verkehrtem Tun wird der

Kranke abgelenkt. Maßgebend für all diese Einrichtungen und Maßnahmen ist, wie erwähnt, ihre psychotherapeutische Einwirkung auf die Kranken. Es soll dem Geisteskranken ein angenehmer Aufenthalt geschaffen werden, in welchem er sich wohl fühlen kann. Er soll sich nicht in Räumen verweilen müssen, von denen er von Anfang erklärt: „Hier kann ich es nicht aushalten." Nur in einer Umgebung, in welcher der Geisteskranke sich auch wohl fühlt, wird er psychotherapeutisch zugänglich sein, unserem Zuspruch, unserer unentwegten, erzieherischen Einwirkung gegen das Auftreten übler Angewohnheiten, zu welchen nun einmal viele Geisteskranke neigen, und unserer Einwirkung gegen solche schon entwickelte üble Angewohnheiten folgen.

Alles das erhält ihn als Mensch oder macht ihn wieder zum Menschen. Es gehört zu unserem unentbehrlichen therapeutischen Rüstzeug in der Heilanstalt für Geisteskranke.

Wiederholt wurde im Laufe dieser Ausführungen zumal bei der nützlichen Beschäftigung der Kranken schon die Gärtnerei erwähnt. Ihr kommt eine sehr wesentliche Bedeutung zu. Sie sorgt nicht nur für das Gemüse. Ihr obliegt die Unterhaltung und Ausschmückung der Anlagen und Gärten, der Parks, sie erfreut im Sommer durch schöne Blumenbeete, besonders in der Umgebung der Krankenhäuser, sie versorgt aber auch dauernd die Krankenabteilungen mit Blumen im Sommer, wie im Winter. Dazu ist ein großes, schönes Gewächshaus unerläßlich. Die Gärtnerei schließt sich am besten einer der Seiten des Männerparkes an. Je nach der Größe der Anstalt kommen für sie 20 bis 40 Morgen in Frage. Die Gemüseanlagen werden berieselt.

Wie jede Krankenanstalt muß nun auch die Krankenanstalt für Geisteskranke ein *Leichenhaus* und einen *Friedhof* haben. Das Leichenhaus muß abseits der Krankengebäude und verdeckt liegen, aber doch wieder in der Nähe. Es hat durch eine Zwischenwand zwei völlig voneinander getrennte Teile. Auf der einen Seite ist ein Raum für die Aufbewahrung der Leichen (Plattenbelag, bekachelt, Waschtisch mit heißem und kaltem Wasser, Wasserhahn mit Schlauch zum Auswaschen), kühl und nach Norden gelegen. Daneben der Sektionsraum. Der Leichenaufbewahrungsraum kann auch im Kellergeschoß sein mit Aufzug nach dem Sektionsraum. Der Sektionsraum ist nach den Erfordernissen der Neuzeit ausgestattet: Plattenbelag, Wandkacheln, Sektionstisch aus Feuerton, drehbar, eiserne weiße Instrumentenschränke, Apparat zum Auskochen der Instrumente, gute künstliche Beleuchtung, großer Waschtisch mit heißem und kaltem Wasser, dessen Hähne ohne Berührung mit den Händen zu bedienen sind.

Der Abfluß des Sektionsraumes mündet zunächst in ein Bassin unter dem Fußboden, in welchem die Abwässer desinfiziert werden, ehe sie in die Kanalisation kommen. Auf der gleichen Seite des Leichenhauses ist der Einsegnungsraum, ein kapellenartiger, würdiger Raum, welcher bei den Einsegnungen mit Zierbäumen, Pflanzen und Blumen in Töpfen ausgeschmückt wird. Neben der Einsegnungskapelle ist ein kleiner Raum für den Geistlichen. Auch ein Klosett muß diese Hälfte haben. Auf der abgetrennten anderen Seite sind an einem Flur 2 größere Säle mit mehreren Arbeitsplätzen und ein Nebenraum. In dem einen Saal ist ein Laboratorium für pathologisch-anatomische Untersuchungen, ein Nebenraum ist für die Präparatensammlung, in dem anderen Saal ist ein Laboratorium für hygienische und bakteriologische, serologische, chemische usw. Untersuchungen. Die Ausstattung mit Mikrotomen, Mikroskopen, Brutschränken, Beleuchtungskörpern, Waschtischen usw. muß allen Anforderungen der Neuzeit entsprechen. Auch diese Seite muß ein Klosett haben. Für gewöhnlich werden die Sektionen und die Arbeit in den Laboratorien von den Ärzten ausgeführt. Bei einer großen (2400 Pat.) Anstalt wird dieses Haus zu einem Pathologischen Institut unter Leitung eines besonderen Prosektors. Von dem Einsegnungsraum aus werden die Verstorbenen, begleitet von Angehörigen und Kranken, welche ihnen näherstanden, mittels eines Leichenautos nach dem in der Nähe befindlichen Friedhof gebracht. Der Friedhof wird nach Art eines Waldfriedhofes gestaltet. Die Gräber erhalten, wenn die Angehörigen nicht einen Grabstein aufstellen lassen, auf dem Hügel ein einfaches Kreuz aus Eisen mit eingepreßter Nummer und mit Aufschrift des Namens, Geburts- und Todestages. Der Friedhof wird von dem Anstaltsgärtner in Ordnung gehalten. Die Gräber müssen mit Immergrün oder Epheu bepflanzt werden, es sei denn, daß Angehörige für eine besondere Pflege und Bepflanzung des Grabes aufkommen.

IV. Spezialhäuser.

Für bestimmte Zwecke müssen die Krankenanstalten für Geisteskranke noch *Spezialhäuser* haben. Als solche kommen in Betracht: *Häuser für Bazillenträger* (Typhus, Paratyphus), *Häuser für Tuberkulöse* aller Art, vor allem Lungentuberkulöse und Häuser für sehr schwierige Kranke, welche mit den Strafgesetzen in Konflikt kamen und z. T. aus dem Strafvollzug kommen, sog. *Bewahrungshäuser*.

Diese Häuser werden zu dem Zwecke gebaut, um die gesamten

Kranken eines Verwaltungsbezirkes, welche dafür in Frage kommen, darin zu vereinigen. Die Eigenart dieser Kranken erfordert viele, teuere Spezialeinrichtungen, welche man auf diese Art nur an einer Anstalt nötig hat. Meist hat auch eine Anstalt allein gar nicht so viele Kranke der betr. Art, um den Bau eines Spezialhauses für sich allein zu rechtfertigen. Ehe man sich zu dem Bau eines solchen Hauses entschließt, wird man feststellen, wie viele Kranke voraussichtlich dafür in Frage kommen. Ist ihre Zahl nur klein, so sieht man von dem Bau eines besonderen Hauses ab und wählt an einer Anstalt eine geeignete Abteilung aus, welche man ihrem Zwecke entsprechend einrichtet.

Man wird solche Häuser oder Abteilungen nicht alle an einer Anstalt bauen oder einrichten, sondern sie auf die verschiedenen Anstalten eines Verwaltungsbezirkes oder Landes verteilen. Einer Anstalt gibt man also das Typhusbazillenträgerhaus bzw. die Typhusbazillenträgerabteilung, derjenigen, welche klimatisch am besten dazu geeignet ist, teilt man das Tuberkulosehaus bzw. die Tuberkuloseabteilung zu, und wenn keine anderen Gründe dagegen sprechen, derjenigen Anstalt, welche am weitesten von der oder den Großstädten entfernt ist, das Bewahrungshaus.

Ein vorbildliches Bazillenträgerhaus hat die Anstalt Bunzlau in Niederschlesien. Ein solches Haus muß eine völlig getrennte Männer- und Frauenseite haben. Kommt der Bau eines solchen Hauses nicht in Frage, so wird auf der Männer- wie auf der Frauenseite je eine geeignete Abteilung als Typhusbazillenträgerabteilung ausgewählt und eingerichtet. Da die Kranken das Haus oder die Abteilungen nicht verlassen, auf andere Abteilungen wegen der Gefährdung ihrer Mitkranken durch ihre Typhus- oder Paratyphusbazillen, welche sie mehr oder weniger dauernd mit dem Stuhl und manchmal auch mit dem Urin ausscheiden, nicht verlegt werden dürfen, so muß man da auch erregte, unsoziale Kranke behandeln können. Dazu sind zwei feste Isolierräume und mehrere Einzelzimmer nötig. In solchen Einzelzimmern wird man dann auch Kranke anderer Abteilungen, welche an Typhus oder Paratyphus erkrankt sind, oder bei welchen Typhus- oder Paratyphusverdacht besteht, unterbringen. Ausreichend Tages- und Werkräume sind erforderlich. Alles, was auf dieser Abteilung hergestellt wird (Matten, Schneider-, Flick-, Näh-, Stopf-, Strickarbeiten usw.) muß erst in dem Desinfektionsapparat desinfiziert werden, ehe es in den Verkehr kommt. Das Essen wird in Transportgefäßen bis vor das betreffende Haus oder bis vor die betreffende Abteilung gebracht und da in dem Hause bzw. der Abteilung gehörige Gefäße umgegossen. Die Speisegefäße des Hauses bzw. der Abteilung dürfen das betreffende Haus nicht verlassen. Sie werden auf der Abteilung wie alles andere Eß- und Trinkgerät in heißer Sodalösung gereinigt oder besser in einem besonderen Apparat durch Dampf keimfrei gemacht. Stuhl und Urin werden in Eimer in eisernen Klosettstühlen entleert. Sie werden in einem besonderen Raum mit Kalkmilch desinfiziert und dann erst der Kanalasition zugeführt. Auch die Badewässer werden vor dem Ablassen mit Kalkmilch desinfiziert. Jeder Kranke muß vor und nach dem Essen und nach jeder Stuhl- und Urinentleerung sich in einem besonderen Waschbecken die Hände waschen. Auch dieses Wasser wird vor dem Ausgießen desinfiziert.

Wäsche und Kleider dieser Häuser oder Abteilungen werden wie Infektionssachen behandelt. Die Pfleger haben hier weiße Mäntel und müssen die gleichen Vorsichtsmaßregeln beachten wie auf einer Infektionsabteilung. Besuche gehen nur unter besonderen Vorsichtsmaßregeln vor sich: den Patienten nicht berühren, nichts da genießen, nachher Hände waschen, Schuhe auf mit Seifen-Kresollösung getränkten Lappen abwischen. Ein Zimmer, ein besonderes Klosett und Bad für das Pflegepersonal ist erforderlich, ein Zimmer zum Händedesinfizieren und Umkleiden, ein Zimmer für den Arzt.

Baut man ein besonderes Haus für Typhusbazillenträger, so muß das, wie aus dem Angeführten schon hervorgeht, eine Anstalt für Geisteskranke im Kleinen sein.

Bei dem *Tuberkulosehaus* oder den Tuberkuloseabteilungen kommen im wesentlichen ähnliche Überlegungen in Frage wie bei dem Typhusbazillenträgerhaus. Hier ist Luft und Sonne das erste Erfordernis, also Südlage und große, mit Glas überdachte, windgeschützte Veranden für Liegekuren. Zahlreiche Liegestühle, wollene Decken usw. sind vorzusehen. Ein Geschirrdesinfektionsapparat und ein Apparat für Sterilisation der Spucknäpfe und ihres Inhaltes ist unerläßlich.

Ein *Bewahrungshaus* ist an sich nichts Erfreuliches. Wo man es vermeiden kann, soll man es tun. Die Kranken, welche für ein solches Haus in Frage kommen, sind überwiegend weitgehend geistig minderwertige Menschen — Psychopathen — intellektuell mitunter höher stehend, aber moralisch und ethisch tiefstehend, haltlos, brutale Affektmenschen, vielfach trunksüchtig, Zuhälter, geschlechtskrank, mit dem Strafgesetz in Berührung gekommen und mit guter Gefängnis- und Strafanstaltserfahrung. Sie kennen die Herstellung von Dietrichen und anderen Ausbruchs- und Angriffswerkzeugen, haben Erfahrung im Aus- und Einbrechen, neigen zu Gewalttätigkeiten und zu

Komplotten. Ihre Ursprungsstelle und ihr Nährboden ist meist die Großstadt. Sie bringen anderen Kranken ihre Künste bei, hetzen sie auf, verderben sie, und da sie eine besonders eingehende Überwachung erfordern, behindern sie eine freiheitlichere Behandlung der anderen Patienten. So kam man dazu, sie von den anderen Patienten zu trennen und für sie besondere Häuser zu bauen, eben die Bewahrungshäuser. Bewahrungshäuser sind denn auch vielfach bei Anstalten, welche die Kranken aus Großstädten aufnehmen müssen. So hat Berlin in seinen Anstalten 3 Bewahrungshäuser. Für Verwaltungsbezirke mit vorwiegend ländlicher Bevölkerung kann man darauf verzichten, oder es genügt, eine Abteilung eines Hauses für unsoziale, schwierige Kranke, welche man besonders sichert.

Auch die Bewahrungshäuser oder die betr. Abteilungen wird man möglichst freundlich gestalten, um den Kranken den Aufenthalt angenehm zu machen und sie besser psychisch günstig beeinflussen zu können. Also gute Tagesräume und auch Werkräume, denn Müßiggang ist hier erst recht aller Laster Anfang. Als Beschäftigungsarten kommen hier in erster Linie harmlose, welche keine besonderen Instrumente erfordern, in Betracht, also Tütenkleben, Kartonnagearbeiten, Peddigrohrabfall auslesen, flechten u. dgl. Sonst reichlich Lektüre, Spiele und sonstige Unterhaltung. Bei der Neigung dieser Kranken zu Komplotten muß man die Möglichkeit rascher Trennung haben. Daher sind in einem solchen Haus mehrere ganz getrennte Abteilungen angezeigt. Das Bewahrungshaus der Anstalt Neustadt i. Holstein hat 4 Abteilungen zu je 12 Patienten. Gut eingerichtet ist auch das der Anstalt Langenhorn, Hamburg. Für jeden Kranken ist ein festes Einzelzimmer nötig, außerdem auf einer der Abteilungen des Hauses 2 Wachsäle für überwachungsbedürftige Kranke. Es werden da 2 Säle für je 4 Betten eingerichtet. Zwischen beiden ist das Zimmer der Nachtwache, welche die Kranken durch ein vergittertes Fenster auf jeder Seite überwacht. Die Isolierzimmer sind in solchen Häusern oder Abteilungen besonders fest. Einige Isolierzimmer erhalten noch ein Gitter mit einer Tür hinter der eigentlichen Türe, damit die das Zimmer betretenden Personen nicht unversehens überfallen werden können und der Kranke nicht an die eigentliche Tür kann. Rechts und links von der Tür sind die Ecken ausgemauert, so daß das Zimmer nach der Tür zu sich verjüngt und die Kranken sich in den Ecken nicht verstecken können. Die Fenster sind vergittert mit einer Entfernung der Sprossen von 13 cm, nicht mehr. Das Haus hat entsprechend der Zahl der Abteilungen mit 5 m hoher Mauer versehene

Gärten, um die Kranken auch im Garten trennen zu können. In den Gärten ist die Möglichkeit gärtnerischer Betätigung vorzusehen. Alarmglocken sind nötig, die Pfleger haben Signalpfeifen. Die Pflegerzahl ist 1—2 oder 1—3. Das ganze Haus untersteht einem Oberpfleger und vielfach auch einem besonderen Arzt. Ein Pförtner ist außerhalb der Abteilungen, um jederzeit ungestört und sicher telephonische Nachrichten übermitteln zu können, Hilfe herbeizurufen usw. In ähnlicher Weise sind sogenannte feste Abteilungen zu sichern. Auch hier sind Isolierzimmer für die große Mehrzahl der Kranken erforderlich und ein gleicher Wachsaal. Die Kranken müssen oft den Isolierraum und die Matratzen wechseln, um sie von versteckten Dietrichen, Strickleitern, Angriffswerkzeugen usw. wegzubringen. Alle Räume, Möbel, Heiz- und Luftschächte, Klosetts, Betten usw. sind immer wieder nach Dietrichen und gefährlichen Angriffswerkzeugen zu durchsuchen. Öfters sind alle Kranken, regelmäßig die bedenklicheren abzusuchen (Kleider, unter dem Hemd, u. U. in Körperöffnungen). In der Regel wird für solche Häuser eine besondere Dienstanweisung erlassen. Ich habe den Eindruck, als ob in den letzten Jahren der Zugang an Kranken, welche solche Häuser oder Abteilungen erfordern, nachgelassen habe. M. W. ist ein solches Haus in den letzten 10 Jahren auch nicht wieder gebaut worden.

In letzter Zeit hört und liest man viel von dem Wittenauer-Staffelsystem (*Staffelpsychiatrie*, San.-Rat Dr. BRATZ, Direktor der Wittenauer Heilstätten, Berlin). Es handelt sich darum, nicht nur Geisteskranke zu behandeln und zu verpflegen, sondern auch das Heer der Nervösen, der erwachsenen und jugendlichen Psychopathen, der Hirn- und Rückenmarkskranken, der Alkoholiker, Morphinisten und Kokainisten soll in zweckmäßiger Weise behandelt werden. Es wurden daher für diese Kranken, soweit erforderlich, anschließend an die Anstalt für Geisteskranke, gesonderte Abteilungen geschaffen. Für die Geisteskranken ist die eigentliche alte Anstalt Dalldorf. Räumlich davon getrennt, aber ihr angegliedert ist ein Erziehungsheim für beschränkte und psychopathische, unterrichtsfähige Kinder, welche dem Erwerbsleben wieder zugeführt werden können. 1926 wurde eine Viertelstunde von der Anstalt entfernt ein gesondertes Krankenhaus, die Nervenklinik Wiesengrund, für 60 organisch-nervenkranke und nervöse Männer eröffnet. Januar 1928 wurde eine neue Abteilung zugefügt, welche für 50 Rauschgiftsüchtige, insbesondere für Alkoholiker, Morphinisten und Kokainisten bestimmt ist, ein sog. Abstinenzsanatorium. Diese Anstalten einschließlich Dalldorf, erhielten nunmehr den Namen „Wittenauer Heilstätten". Staffelpsychiatrie ist also der Anschluß von Krankenhäusern für den Geisteskrankheiten nahestehende, manchmal ihre Vorläufer bildende Krankheitszustände, beschränkte psychopathische Kinder, organisch Nervenkranke und Nervöse, Süchtige (Alkohol, Morphium, Kokain) an eine Anstalt für Geisteskranke, räumlich getrennt, aber wirtschaftlich verbunden, unter dem gleichen Direktor und von den Ärzten der Anstalt ärztlich versorgt. Dieses Staffelsystem hat viel für sich. Auf ländliche Verhältnisse übertragen, ist es besser, nicht alle solche besonderen Abteilungen einer Anstalt anzugliedern, sondern je nach Eignung (Lage usw.) der einen Anstalt diesen Zweig, der anderen jenen.

V. Offene Fürsorge.

Jede moderne Krankenanstalt für Geisteskranke muß heute *Familienpflege* und *offene Fürsorge* für Geisteskranke haben. Die Familienpflege war schon seit Jahrhunderten in Belgien, in Gheel, zu Hause und seit langer Zeit in Schottland. In Deutschland hat sie nach früheren fehlgeschlagenen Versuchen anderer Anstalten WAHRENDORFF 1880 im Anschluß an seine Privatanstalt in Ilten bei Hannover eingeführt. Später gründete ALT, Uchtspringe, um die Wende des Jahrhunderts eine ausgedehnte Familienpflege in der Umgegend von Uchtspringe, Gardelegen (im Anschluß an eine kleine Zentrale daselbst) und im Anschluß an die Landesheilanstalt Jerichow. Vor dem Kriege hatte dann die Mehrzahl der Heilanstalten Familienpflege in der Umgegend der Anstalt in mehr oder weniger großem Umfang. Während des Krieges und in den Jahren nachher ging sie außerordentlich stark zurück, meist verschwand sie ganz durch die Ernährungsschwierigkeiten, Wohnungsnot und die damalige Leere der Anstalten. Heute ist sie wieder sehr im Aufleben. In der Tat darf keine moderne Anstalt ihrer entbehren, denn sie ist ein sehr wesentliches Mittel, den Kranken durch Versetzung in gewohnte Verhältnisse das Leben angenehmer zu gestalten, sie freier zu behandeln und sie wieder zu einer gewissen Selbständigkeit zu bringen. Manche leben in der Familienpflege auf. Bei anderen Kranken dient die Familienpflege als Prüfstein vor der Entlassung nach Hause. Bei der Familienpflege werden die Kranken gegen Bezahlung (70 Pfg., 1 M. und mehr pro Tag je nach Art des Kranken, Kleidung, Wäsche, Stiefel, Bett stellt die Anstalt) in geeigneten fremden Familien untergebracht, sie gehören weiterhin zur Anstalt und werden regelmäßig von einem Arzt der

Anstalt besucht. Geht es nicht oder nicht mehr, so erfolgt Zurücknahme in die Anstalt.

Familienpflege in Pflegerfamilien empfiehlt sich nicht. Wenn der Pfleger nach Hause kommt, soll er seine Ruhe haben und sich erholen und nicht wieder Kranke um sich sehen. Hinsichtlich Wohnung und Gehalt soll er so gestellt sein, daß das nicht nötig ist.

Ebensowenig wie die Familienpflege kann heute eine moderne Anstalt die *offene Fürsorge* entbehren, eine segensreiche · Einrichtung, welche sich nach dem Kriege durchsetzte und für alle Zeiten mit dem Namen KOLB, Erlangen, verbunden sein wird. Er hat sie eingeführt und mit seinem bewährten Mitarbeiter FALTLHAUSER auf ihre heutige bemerkenswerte Höhe gebracht. Ein Arzt jeder Anstalt hält an geeigneten Orten (Städte, Kreisstädte) des Aufnahmebezirkes der Anstalt Sprechstunden (Beratungsstellen, *keine* Behandlung) etwa alle 4 Wochen, bei Bedarf etwa alle 8—14 Tage ab. Zur Seite steht ihm die Fürsorgerin des städtischen Wohlfartsamtes bzw. die Kreisfürsorgerin. Wo es sich um eine erhebliche Zahl von Betreuten handelt, z. B. in Erlangen, Nürnberg, Fürth, Mannheim usw., um einige Tausend, müssen aus der Reihe der Anstaltspfleger und Pflegerinnen sachverständige Mitarbeiter als Fürsorger und Fürsorgerinnen herangezogen werden. Außer der Beratung in der Sprechstunde finden Familienbesuche bei den zu Betreuenden statt. Beraten und betreut werden Geisteskranke, Epileptiker, Nervenkranke, Süchtige (Trinker usw.), Psychopathen, Schwachsinnige, Idioten und sonstige geistig Anormale. Eine Hauptbedeutung kommt der offenen Fürsorge auch dadurch zu, daß der Fürsorgearzt, wenn ein Kranker oder eine Kranke aus der Anstalt entlassen werden soll, vorher die Familie besucht, die Verhältnisse, auch die Wohnungsverhältnisse, prüft, die Angelegenheit mit der Familie bespricht, Ratschläge und Anordnungen gibt. Ist der Kranke entlassen, so wird er je nach Erfordernis öfters oder weniger oft besucht, und wenn sich zeigt, daß es nicht geht, wird er wieder zur Anstalt zurückgebracht. Man entschließt sich bei dieser Art des Vorgehens viel leichter, einen Kranken aus der Anstalt zu entlassen, denn man weiß ihn ja weiterhin unter sachverständiger Obhut (nachgehende Fürsorge). Durch die Beratung und die Familienbesuche werden auch Aufnahmen in die Anstalt, welche sonst erfolgt wären, vermieden (vorbeugende Fürsorge). Es findet also einerseits eine Entlastung der Anstalt statt. Andererseits wird durch die Sprechtage auch mancher der Anstalt zugeführt, welcher sonst nicht gekommen, sondern zu Hause verkommen wäre oder solange zu Hause geblieben wäre, bis er ein Unheil angerichtet hätte. Es nimmt also die Aufnahmezahl nicht ab, sie steigt sogar, aber die Dauer des Aufenthaltes im einzelnen Falle geht sehr zurück. Die offene Fürsorge arbeitet mit Kreisarzt, mit Stadtarzt, mit den praktischen Ärzten, mit den Wohlfahrtsämtern und den Abstinenzvereinen. Außerdem steht sie in Verbindung mit anderen Ämtern, um den Kranken und ihrer Familie eine geeignetere Wohnung, Unterstützungen und vor allem Arbeit zu beschaffen. Manche Städte haben eigene Fürsorgeärzte (Gelsenkirchener System), z. T. haben sie erfahrene Psychiater besonders dafür angestellt (z. B. Frankfurt a. M., Dresden). Bei großer Ausdehnung der offenen Fürsorge einer Anstalt wird ein Anstaltsarzt (Oberarzt) besonders dafür angestellt, und wenn erforderlich, erhält er einen Hilfsarzt. Die Außenfürsorge läßt sich nur mittels Auto ohne zu großen Zeitaufwand erledigen. Der Fürsorgearzt und seine Helfer sind deshalb am besten Selbstfahrer. Die Außenfürsorge ist von außerordentlichem Nutzen für die Kranken, ihre Familie und die Gesamtheit und dann auch für die Anstalten selbst, welche sie dem Außenleben näher bringt und in welchen sie neues Leben erweckt. Den verhältnismäßig geringen Mehrkosten durch Arzt, Fürsorger, Fürsorgerinnen und Auto kann deshalb keine maßgebende Bedeutung gegen ihre Einführung beigemessen werden.

Zugleich mit der offenen Fürsorge muß von den Anstalten ein Strom der Aufklärung ausgehen durch öffentliche Vorträge mit Lichtbildern über Geisteskrankheiten, Anstalten für Geisteskranke, durch Vorträge über Entstehung und Verhütung von Geisteskrankheiten, über psychische Hygiene, über Eugenik, Alkoholismus, Morphinismus usw. durch Eheberatung. Im Anschluß an Vorträge und auch sonst müssen Führungen durch die Anstalt stattfinden.

Hilfsvereine für Geisteskranke, welche in größerer Zahl bestehen, sind von den Anstalten zu unterstützen, eventuell sind von ihnen neue zu gründen. Sie befassen sich mit der Fürsorge für die Familien der Erkrankten, für die zur Entlassung Kommenden, durch Beratung, Arbeitsbeschaffung und vor allem durch Geld, welches sie zu diesem Zwecke sammeln. Sie arbeiten mit Vertrauensmännern, welche in den verschiedenen Orten sind. Die Hilfsvereine für Geisteskranke werden auch von der offenen Fürsorge in Anspruch genommen.

In den letzten Jahren hat man auch viel gehört von sog. *pflegerlosen Abteilungen* (MÖNKEMÖLLER-Hildesheim). Dabei wird eine Abteilung mit 12—20 ruhigen Kranken einem Kranken oder einer Kranken unterstellt (Kranke, Inventar usw.). Es handelt sich bei den Kranken, welchen man eine solche Abteilung anvertraut, um ausgesuchte, zuverlässige Leute, deren Geisteszustand aber eine Entlassung nicht oder noch nicht erlaubt. Es soll dadurch erzieherisch auf die ebenfalls ausgesuchten Kranken eingewirkt werden, indem die Kranken selbst einmal möglichst für sich selbst sorgen und das Verantwortungs- und Selbstgefühl des die Abteilung führenden Kranken gehoben wird, also im wesentlichen psychotherapeutische Bestrebungen. Diese Abteilungen werden besonders häufig von dem Oberpflegepersonal besucht, manchmal liegen sie auch neben anderen Abteilungen, so daß im Notfall von dort geholfen werden kann. Es muß für ihre Einführung die Möglichkeit der Gestaltung kleiner Abteilungen örtlich gegeben sein, was nicht in allen Anstalten der Fall ist. Von manchen Psychiatern werden sie bisher abgelehnt.

Möglichst nahe bei der Anstalt ist das *Anstaltsgut*. Seine Hauptaufgabe ist die Beschäftigungsmöglichkeit für Kranke und die Versorgung der Anstalt mit besten Nahrungsmitteln: Milch, Eier, Fleisch, möglichst aus eigener Zucht oder bei dem Rindvieh auch Ankauf junger Ochsen, welche auf der Weide fett gemacht werden, Kartoffeln, Getreide, Kraut, Rüben, Obst usw. Nach all diesen Richtungen hin muß eine dauernde und innige Verbindung zwischen Gut und Anstalt sein: Bedarf an Kranken zur Beschäftigung, Art des Bedarfs an Fleisch, Getreide usw., Menge und Zeit des Bedarfs, Speisezettel usw. Der Leiter des Gutes und der Leiter des wirtschaftlichen Betriebes der Anstalt müssen sich dauernd verständigen und zusammen arbeiten.

In mancher Anstalt ist auf oder an dem Gute noch ein Landhaus für 20—30 Kranke, welche dauernd auf dem Gute tätig sind, z. T. als Gespannführer, als Hilfe in den Ställen, Viehhüter, unter Umständen als Melker usw. Ein solches Haus ist unentbehrlich. Früher bezeichnete man ein solches Haus auch als Kolonie.

Die Beaufsichtigung der Kranken bei der Außenarbeit oder bei Arbeiten außerhalb der Krankenhäuser erfolgt durch einen besonders damit beauftragten Arzt und Oberpfleger.

Nicht zu entbehren ist bei einer großen Anstalt *eigene Mühle*, *Bäckerei* und *Schlachterei*, welche dem Anstaltsinspektor unterstehen. Auch diese Betriebe sind neuzeitlich einzurichten, allen Anforderungen der Hygiene entsprechend, moderne Maschinen, Dampfbackofen, Fliesen und Kacheln in der Bäckerei usw. Neben der Mühle oder im Anschluß an sie muß ein Getreidespeicher sein, um das zu mahlende Getreide lagern zu können. (Einkauf zur Zeit niederer Preise, falls das Gut nicht alles Getreide liefern kann.)

VI. Ärzte, Pfleger und Personal.

Leiter einer solchen Krankenanstalt für Geisteskranke ist ein Psychiater, welcher als Arzt und als Persönlichkeit in ganz besonderem Maße geeignet sein muß. Er muß auch gute wirtschaftliche Kenntnisse haben und von der Landwirtschaft etwas verstehen. Nur eine einheitliche ärztliche Spitze wird allen Anforderungen einer solchen Anstalt gewachsen sein, bei welcher mit allem die Interessen der Kranken auf das innigste verbunden sind. Sein Stellvertreter ist der *I. Oberarzt*, welcher sich auch wirtschaftlich ausbilden muß. Dem Direktor steht neben dem I. Oberarzt ein Stab von Ärzten — *Oberärzte und Assistenzärzte* — zur Seite. Man rechnet einen Arzt auf 220 Kranke, aber nicht nach der Belegzahl als solcher, sondern es ist die Zahl der Aufnahmen und die Zahl der in die Freiheit Entlassenen in Betracht zu ziehen. Eine Anstalt von 1500 Kranken hat demnach außer dem Direktor bei 500 Aufnahmen und 400 Entlassungen $1500 + 500 + 400 = 2400 : 220 = 11$ Ärzte nötig. Familienpflege und offene Fürsorge in größerem Umfange erfordern dann noch einen besonderen Arzt. Eine ganz große Anstalt würde noch einen eigenen Prosektor haben. An *Oberpflegern* kann man auf etwa 240 Kranke einen rechnen, an Pflegern 1:5 bis 6. In manchen Anstalten bei mehr stationärem Krankenmaterial auch weniger. In Bewahrungshäusern 1:2 bis 3. In einer kleinen Anstalt genügt ein Pfleger, welcher als *Desinfektor* ausgebildet ist. Eine große Anstalt braucht einen eigenen Desinfektor.

Die Ärzte, welche in den Dienst einer Anstalt treten wollen, müßten mindestens eine zweijährige Assistenzarzttätigkeit an einer inneren Klinik oder an der inneren Abteilung eines großen Krankenhauses haben. Auch erprobte Ärzte von psychiatrischen und Nervenkliniken der Universitäten sind als Oberärzte erwünscht.

Die *Pfleger und Pflegerinnen* werden im allgemeinen in den Anstalten selbst durch Direktor und Anstaltsärzte ausgebildet. In den letzten 10 Jahren sind hierüber bestimmte Vorschriften erlassen worden. Ein Examen beschließt die Ausbildung. In Preußen hat jede Provinz ihre eigenen Vorschriften, welche aber unter sich sehr ähnlich sind. Es bestehen z. Z. Bestrebungen, diese Vorschriften für Preußen einheitlich zu gestalten. Mit Bestehen des Examens würde dann der Pfleger staatlich anerkannter Pfleger für Geisteskranke. Im Freistaat Sachsen gibt es besondere Pflegerschulen, für Pfleger in der Anstalt Sonnenstein, für Pflegerinnen in der Anstalt Arnsdorf. In diesen Schulen wird auch allgemeiner Unterricht: Rechtschreiben, Deutsch, Rechnen usw. gegeben. In den Freistaaten Bayern und Hessen sind die Anstalten staatlich anerkannte Krankenpflegeschulen. Nach Bestehen des Examens sind die Pfleger und Pflegerinnen staatlich anerkannte Krankenpfleger. Zur richtigen Ausbildung als staatlich anerkannte Krankenpfleger wird vielfach die Zahl und Art der körperlichen Erkrankungen in den Anstalten für Geisteskranke nicht für ausreichend gehalten. Schleswig-Holstein hat eigene Schwesternschaft.

Es besteht auch der Wunsch, die *Pfleger* und *Pflegerinnen*, welche an Anstalten tätig sein wollen, an einem allgemeinen Krankenhaus die staatliche Anerkennung als Krankenpfleger erlangen zu lassen und dann eine Spezialausbildung in der Pflege Geisteskranker ebenfalls mit Abschlußexamen anzuschließen. Ideal wäre das. Es ist aber ein sehr umständlicher, für die Mehrzahl der jetzigen Bewerber um Stellen als Pfleger und Pflegerinnen an Anstalten für Geisteskranke nicht gangbarer und ein teurer Weg. Die Tendenz der Anstalten geht ja auf die sehr großen Anstalten hin und damit nimmt die Zahl der körperlichen Erkrankungen in ihnen zu, vielleicht können dann die diesbezüglichen Bedenken zurücktreten. Zunächst wird die Weiterentwicklung der Pflegerausbildung wohl über die staatliche Anerkennung als Krankenpfleger für Geisteskranke ihren Weg nehmen. Erforderlich ist, daß der Ausbildung der Lernpfleger und Lernpflegerinnen in den Anstalten ein Unterricht in Deutsch, Rechtschreiben, Geschichte, Geographie, etwas Physik und vor allem Chemie durch einen dafür angenommenen Lehrer hinzugefügt wird. Die Kenntnisse hierin sind z. Z. meist außerordentlich dürftig oder fehlend. Baden unterrichtet in den Elementarfächern. In der Mehrzahl hat das Pflegepersonal Beamteneigenschaft.

Das Pflegepersonal muß auf den Abteilungen entsprechende Schutzkleidung haben, und zwar 3 Garnituren: weiße Jacke und Schürze, auf Infektionsabteilungen weiße Mäntel. Sonst Dienstkleidung mit Zuschuß der Behörde oder keine Dienstkleidung und Kleidergeldzuschuß. Alles Uniformartige ist als nicht zur Krankenpflege passend, zu vermeiden.

Für die *Wirtschaftsführung* braucht man folgende Beamte und Angestellte für eine Anstalt von 1500 Kranken unter der Berücksichtigung einer Einsparung, soweit möglich. An ihrer Spitze steht der leitende Verwaltungsbeamte (Oberinspektor). Er führt im Auftrage und nach den Direktiven des Direktors die wirtschaftliche und allgemeine Verwaltung der Anstalt und ist dafür verantwortlich, daß sparsam und ordnungsgemäß gewirtschaftet wird, insbesondere, daß die Ausgaben sich genau im Rahmen der Voranschlagstitel halten. Alle wirtschaftlichen Betriebszweige: Materialienverwaltung, Kochküche, Wäscherei, sämtliche Werkstätten, Bäckerei, Mühle, Autobetrieb, einschließlich des Maschinen- und Kesselhauses, sowie auch der Büro- und Kassenbetrieb sollen ihm unterstehen. Zur Beaufsichtigung des technischen Betriebs ist ihm ein Betriebsleiter (Ingenieur) beigegeben. Die Kasse wird von einem Rendanten geführt, welcher für rechtzeitige Beitreibung der ihm zur Vereinnahmung überwiesenen Gefälle und ebenso auch für pünktliche Zahlungsleistung der ihm zugefertigten Ausgabeanweisungen zu sorgen hat. Der Sekretär hat in der Hauptsache die Aufnahmeverhandlungen und den Schriftwechsel mit den Patienten, soweit das nicht von den Ärzten geschieht, zu bearbeiten.

Außer diesen Beamten sind für den Bürobetrieb erforderlich: 4 Büroassistenten, 1 Lagerverwalter, 6—8 Büroangestellte. Für den wirtschaftlichen Betrieb sind außerdem noch notwendig: Je ein Werkmeister für Kesselhaus, Maschinenanlagen, Schlosserei, Schreinerei, Schusterei, Schneiderei, Anstreicherei, Autobetrieb, Bäckerei und Mühle. 2 Heizer, ein Obergärtner, 1 Gärtner, 1 Amtsmeister (Bote und Bürodiener), 2 Pförtner, 2 Hausdiener, 1 Küchenvorsteherin, 1 Leinwand- und Wäschebeschließerin. Ferner kommt in Betracht die je nach Umfang des Betriebes erforderliche Anzahl von Arbeitern. Nötig sind 1—2 Lehrer zur Ausbildung des Pflegepersonals und zur Unterstützung in der psychischen Behandlung der Kranken: Singen, Musik, Theater, Ausflüge, Vorträge, Unterhaltungen, Spiele, Turnen, Sport, Bibliothek u. v. a. Für jede Konfession wird ein Geistlicher im Nebenamt angenommen.

Da Stillstand Rückschritt ist und die Praxis allein wohl Übung, aber keinen in Betracht kommenden Fortschritt bringt, so muß bei allen Beamten und Angestellten der Anstalt auch für ihre *Fortbildung* gesorgt werden. Das geschieht innerhalb der Anstalt durch das Halten guter einschlägiger Zeitschriften und den Kauf entsprechender Bücher (Bibliothek), durch ganze Fortbildungskurse, durch einzelne Vorträge über bestimmte neuere Gebiete, durch Referatabende u. dgl. Außerhalb der Anstalt erfolgt die Fortbildung durch Besuch von entsprechenden Kursen, von Tagungen, wo neben den Vorträgen die Aussprache mit Fachkollegen belehrend und anregend wirkt, der Besuch von Ausstellungen entsprechender Art, der Besuch von anderen Krankenanstalten, sei es, daß sie neu erbaut sind oder neue Einrichtungen haben oder daß sonst ein Fortschritt bei ihnen kennenzulernen ist. Häufigere Versetzungen von einer Anstalt an eine andere Anstalt des Verwaltungsbezirks lassen anderes kennenlernen, erweitern den Gesichtskreis und wirken so fortbildend, besonders aber anregend und erfrischend. Wenn möglich kommt bei den Ärzten zeitweiser Austausch mit Ärzten anderer Krankenanstalten für körperlich oder geistig Kranke oder mit entsprechenden Kliniken in Frage. Die Mittel, welche für Zwecke der Fortbildung zur Verfügung gestellt werden, sollen nicht zu knapp bemessen sein, besonders für abgelegenere Anstalten. Die aufgewendeten Summen machen sich wieder bemerkbar durch bessere Leistungen, unter Umständen durch wirtschaftlicheren, sparsameren Betrieb.

Die *Wohnungen* für die Beamten und Angestellten einer Anstalt sind nach neuzeitlichen Anschauungen zu bauen und einzurichten. Die Wohnungen an abgelegeneren Anstalten müssen dabei besonders günstig gestaltet werden, denn hier ist der Wohnungsinhaber wesentlich mehr auf seine Wohnung angewiesen. Die Wohnung des Direktors, seines Stellvertreters, des Oberinspektors und des Rendanten gehören in die nächste Nähe des Verwaltungsgebäudes. Die Wohnung des Direktors auf der einen Seite, die Wohnung des Rendanten auf der anderen hat man gelegentlich auch mit dem Verwaltungsgebäude, speziell den Diensträumen dieser Beamten (Direktorzimmer, Kasse) durch einen Gang verbunden. Die Wohnungen der Ärzte wird man womöglich nicht zu entfernt von den Krankenhäusern an günstiger Stelle unterbringen. Die Wohnungen der übrigen Beamten und Angestellten kommen in eine Siedlung nach Art einer Villenkolonie.

Noch *einige allgemeinere Bemerkungen:* Wenn man eine neue Anstalt für Geisteskranke bauen will, so wird man schon längere Zeit vorher das Gelände dazu erwerben. In der Regel wird es sich um ein oder einige Privatgüter oder um eine Domäne handeln. In den vorhandenen Gebäuden bringt man dann aus den Anstalten des Verwaltungsbezirks arbeitsfähige, geeignete Kranke mit den erforderlichen Pflegern unter, um sie landwirtschaftlich zu beschäftigen. Ein Arzt einer Anstalt leitet diese Kolonie. Inzwischen wird mit dem in Aussicht genommenen Direktor der Plan der zukünftigen Anstalt entworfen und nach Bedarf mit dem Bau begonnen. Man baut dann auch immer nur nach Bedarf weiter.

In der Anstalt soll, soweit irgend möglich, alles durch eigene Kräfte in eigenem Betriebe hergestellt werden. Wo gespart werden kann, muß gespart werden. Das hindert nicht die Berücksichtigung der Tatsache, daß zumal auf weite Sicht das Teurere das Billigere ist. Was mit Maschinen gemacht werden kann, soll mit Maschinen ausgeführt werden. Sie arbeiten schnell und sicher. Für die Kranken ergibt sich immer wieder neue und nützliche Arbeit. Die Kleider der Kranken sollen wie die anderer Menschen sein, verschiedene Stoffe, verschiedene Machart, unter Berücksichtigung der Wünsche der Kranken, soweit es geht. Alles Uniformartige, alles Gleichmachende (gleicher Stoff, gleicher Schnitt, gleicher Hut, gleiche Mütze usw.) ist zu meiden und wirkt deprimierend auf den Patienten.

Schon bei der Aufnahme soll man die Angehörigen mitgehen lassen, ihnen den zukünftigen Aufenthaltsort, die Einrichtungen usw. zeigen, ebenso bei den späteren Besuchen. Es wirkt beruhigend auf die Angehörigen, wenn sie sich selbst überzeugt haben, daß ihr Patient gut aufgehoben ist. Sie haben meist die absonderlichsten Vorstellungen von einer Anstalt. Auch das Essen soll man ihnen zeigen, gegebenenfalls davon zu kosten geben. Bei entlegenen Anstalten Besuche jederzeit. Alle Aufnahmen müssen auf Typhus-, Paratyphus- und Ruhrbazillen mehrfach (5 mal) untersucht werden, das Blut auf die entsprechende WIDALsche Reaktion, um Bazillenträger herauszufinden. Alle Kranken sind außerdem jährlich einmal auf diese Bazillen durchzuuntersuchen. Außerdem sind daraufhin zu untersuchen alle neu eintretenden Pfleger, alle Personen, welche in Nahrungsmittelbetrieben: Küche, Schälstube, Molkerei, Bäckerei, Mühle, Schlachterei beschäftigt sind oder neu beschäftigt werden. Also auch jeder Kranke und jede Kranke erneut, ehe sie in der Küche usw. tätig sind. Auf die allergrößte Sauberkeit ist wie überall, so besonders in diesen Betrieben zu achten. Es dürfen deshalb nur Kranke hier helfen, welche nach dieser Richtung hin ganz einwandfrei sind. Sie sind mit sauberer Schutzkleidung zu versehen. Die Quelle des Typhus in einer Anstalt sind fast immer Bazillenträger. Massendurchfälle hängen fast immer mit dem Fleisch zusammen. Einwandfreies Fleisch und einwandfreie Kühlräume sind daher unbedingt erforderlich.

Jede Anstalt muß wissenschaftlich arbeiten, um die an den Kranken gemachten Beobachtungen auch auswerten zu können. Jede Anstalt muß eine Poliklinik für Psychische und Nervenkrankheiten haben. Sie muß zivilrechtliche, forensische usw. Gutachten abgeben. Sie soll ein wissenschaftlicher Sammelpunkt sein für die Ärzte der Umgebung durch Zusammenkünfte mit Vorträgen der Anstaltsärzte, mit Erstattung von Referaten, Krankenvorstellungen und Besichtigungen.

Eine große Anstalt ist billiger in der Herstellung und im Betrieb. Die zentralen Auslagen aller Art sind nur einmal nötig. Die Zahl der Beamten ist geringer. Eine große Anstalt kann den Kranken und allen an ihr Tätigen nach jeder Richtung hin, auch nach der therapeutischen, viel mehr bieten als eine kleine. (Lazarettabteilung mit ihrem Therapeutikum, Unterhaltungshaus u. v. a.) Den Oberärzten und den einzelnen Beamten bietet sich ein größeres und selbständigeres Wirkungsgebiet. Der einzelne Kranke verschwindet bei der heutigen, ausgeprägt individuellen Behandlung ebensowenig in der großen Menge wie in der kleinen Anstalt. Auch wissenschaftlich leistet die große Anstalt mehr (mehr Anregung, Prosektur, bessere Laboratorien usw.). Die alte Ansicht, daß das ärztliche und wirtschaftliche Optimum einer Anstalt um 800 Kranke herum sei, besteht nicht zu Recht.

Totalabstinenz ist in jeder Anstalt erforderlich.

Diese Ausführungen sollen im allgemeinen zeigen, an was bei einer Krankenanstalt für Geisteskranke zu denken ist, was dabei in Betracht kommt. Sie geben Aufklärung über Bau, Einrichtung und Betrieb einer solchen Anstalt. Im einzelnen mag nach Lage des Falles dieses oder jenes besser anders einzurichten und zu gestalten sein. Auch die zur Verfügung stehenden Mittel werden unter Umständen dieses oder jenes unmöglich machen. Das Erstrebenswerte mußte aber deshalb doch angeführt werden.

Eine solche Krankenanstalt für Geisteskranke stellt einen außerordentlichen Wert, einen großen und verantwortungsreichen Betrieb dar, welcher erhalten werden muß und welcher nur richtig funktioniert und die an ihn gestellten Erwartungen erfüllt, wenn alle an der Anstalt tätigen Personen, von der ersten bis zur letzten, erfüllt sind von tiefem und ernstem Pflicht- und Verantwortungsgefühl und eisernem Fleiß. Jeder muß sein Bestes geben, um die Erwartungen der Angehörigen für ihren Patienten und die Erwartungen der vorgesetzten Behörden und in letzter Linie des Volkes, denn die Anstalten sind öffentlicher Besitz, nicht zu enttäuschen. Jeder, der an einer solchen Anstalt tätig ist, muß eine Ehre darin sehen, daß diese Erwartungen sich erfüllen, daß die Anstalt einen guten Ruf hat und in hohem Ansehen steht. Alle müssen zu diesem Zweck zusammenarbeiten und einig sein. Das hat schon HEINZ V. LÜDER, der erste Obervorsteher der hohen Hospitalien im Lande zu Hessen in seiner „Ordnung" für das Landeshospital Haina im Jahre 1533 erkannt. Er sagt darin u. a.: Aber vor allen Dingen will vonnöten sein, daß die Vorstänter als die Diener des allerhöchsten Gottes in Einigkeit wandeln, einer dem anderen sage, was vonnöten ist, freundlich und nicht zusammenlaufen mit den Köpfen, denn ein jeglich Reich zerteilt in Spaltung mag nicht bestehen.

Bau und Einrichtung von Krüppelheimen.
Von
KONRAD BIESALSKI und HELLMUT ECKHARDT,
Berlin.

Mit 17 Abbildungen.

Ein *Krüppelheim* ist nach den Ausführungsanweisungen zu dem preußischen Gesetz betr. die öffentliche Krüppelfürsorge vom 6. Mai 1920 „eine Anstalt, in welcher durch gleichzeitiges Ineinanderarbeiten von Klinik, Schule, Berufsausbildung und Berufsberatung der Krüppel zur höchstmöglichen wirtschaftlichen Selbständigkeit gebracht werden soll". Damit ist schon der einzigartige Charakter der Krüppelheime beleuchtet, bei deren Bau es gilt, die Richtlinien für Bau und Einrichtungen von Krankenhäusern, und zwar besonders von Kinderkliniken mit denen für Schulen und Industriebetriebe zu vereinigen. Darüber hinaus ist noch die Forderung nach Heimcharakter zu erfüllen.

Krüppelfürsorge wurde früher bis auf vereinzelte Ausnahmen einzig und allein in Anstalten der freien Wohlfahrtspflege ausgeübt. Nächstenliebe war das treibende Motiv dieser Fürsorge an den unverschuldet in seelische, körperliche und wirtschaftliche Not Geratenen. Heute hat jeder jugendliche Krüppel einen gesetzlichen Anspruch auf Entkrüppelung, und somit erfüllen die Krüppelheime nunmehr eine Pflicht, die durch das Gesetz den Landesfürsorgeverbänden übertragen ist. Es gibt zur Zeit in Deutschland 80 Krüppelheime mit rund 11 000 Betten, von denen nur 10 Heime mit 1580 Betten behördlichen Charakter haben.

Ehe wir uns dem *Bau* und der *Organisation* von Krüppelheimen zuwenden, soll kurz die Frage erörtert werden, ob neue Gründungen überhaupt notwendig sind.

Nach der amtlichen Krüppelzählung von 1906 gab es damals in Deutschland rund 100000 Krüppel unter 14 Jahren, von denen nach ärztlichem Urteil etwa die Hälfte heimbedürftig war. Nach einer Statistik des Deutschen Städtetages wurden am 1. Januar 1925 in 169 Städten mit 22,4 Millionen Einwohnern 57500 Krüppel beraten, 6900 Krüppel wurden in Anstaltspflege genommen und 22000 Krüppel wurden ambulant behandelt. Während nach der Statistik von 1906 rund 50% aller Krüppel heimbedürftig erachtet wurden, beträgt der Prozentsatz nach der Statistik des Städtetages vom Jahre 1925 nur 12%. Diese Differenz ist vor allem dadurch zu erklären, daß einmal eine Ausdehnung der Altersgrenze über 14 Jahre hinaus bis zum 21. Jahre eingetreten ist und zum anderen heute auch drohendes Krüppeltum erfaßt wird. Während 1906 die Gesamtzahl der Krüppel unter 14 Jahren von Deutschland rund 100000 betrug, wird heute die Zahl der

Bau und Einrichtung von Krüppelheimen. 41

zu betreuenden Krüppel bis zum 21. Lebensjahre nach Teilstatistiken auf 500000 geschätzt. Dabei wird es wohl kaum zu einer erheblichen Zunahme der heimbedürftigen Krüppel gekommen sein. Unter Zugrundelegung der Statistik des Städtetages kann die Zahl der anstaltspflegebedürftigen Krüppel gegenwärtig auf etwa 60000 geschätzt werden. Zur Aufnahme dieser Krüppel in Krüppelheimen standen 1925, wie bereits erwähnt, rund 11000 Betten zur Verfügung. Während früher im wesentlichen nur die schwersten Fälle in den Heimen versorgt wurden und diese dort eine jahrelange, vielfach sogar lebenslängliche Unterkunft fanden, sind die Krüppelheime heute vornehmlich Entkrüppelungsanstalten, die bestrebt sind, das Eintreten einer Erwerbsbeschränkung rechtzeitig zu verhüten oder aber bereits eingetretene Erwerbsbeschränkung möglichst schnell und vollständig zu beheben. Durch das Anwachsen der Aufnahmen, die zur ärztlichen Behandlung überwiesen werden, ist der Durchgang durch die Krüppelheime bedeutend größer geworden. Als durchschnittliche Dauer des Anstaltsaufenthaltes zum Zwecke klinischer Behandlung kann im allgemeinen $1/_4$ Jahr angenommen werden. Landesrat HORION errechnete im Durchschnitt 180 Tage Pflegedauer; in der Provinz Brandenburg hat sich in den letzten Jahren die Dauer des Anstaltsaufenthaltes von 10 auf 6 Monate verringert. Bei diesen Berechnungen wurden aber nicht ausschließlich klinische Fälle berücksichtigt. Da etwa 4800 Betten in den Krüppelheimen der klinischen Behandlung dienen, können jährlich etwa 20000 Krüppel in diesen Spezialanstalten orthopädisch versorgt werden. Rund 2600 Plätze sind zur Unterbringung von Knaben und Mädchen zur Berufsausbildung vorhanden. Der Rest der Betten steht zur Beschulung und Erziehung sowie Betreuung von Siechen zur Verfügung. Es ist anzunehmen, daß die Heime den Anforderungen zur klinischen Behandlung gerecht werden können; denn nach der erwähnten Statistik vom Städtetag wurden im Jahre 1925 6900 Krüppel in Anstaltspflege gegeben. Das bedeutet für das Reich etwa 19000 Krüppel. Die Berufsausbildung in einem Handwerk, die bei der größten Zahl der Patienten die Gesellenprüfung anstrebt, dauert 4 Jahre.

Wertvoll wäre es nun, zu wissen, wie groß der jährliche Zuwachs anstaltsbedürftiger Krüppel ist. Leider liegt zur Beantwortung dieser Frage ausreichendes Zahlenmaterial nicht vor. Soviel lassen jedoch die zur Verfügung stehenden Statistiken erkennen, daß die Zahl der jährlich neu aufzunehmenden Krüppel ihren Höchststand erreicht hat und vielfach bereits im Absinken begriffen ist. Dies ist dadurch zu erklären, daß einmal während der Jahre seit Bestehen des Krüppelfürsorgegesetzes der größte Prozentsatz behandlungsbedürftiger Krüppel dieser teilhaftig geworden ist und zum andern durch die Aufklärungsarbeit; schließlich haben durch die besseren Ernährungsverhältnisse sowie die Tätigkeit anderer Fürsorgegebiete einzelne von Krüppeltum gefolgte Krankheiten einen starken Rückgang aufzuweisen. Dies gilt vor allem von der Rachitis. Während 1920 noch 23,13% aller Krüppel, die von den preußischen Landesfürsorgeverbänden Anstalten überwiesen wurden, an rachitischen Verkrümmungen der Extremitäten litten, ist der Prozentsatz bis zum Jahre 1926 auf 13,35% zurückgegangen. Die Häufigkeit der Knochen- und

Gelenktuberkulose scheint keine Veränderung erfahren zu haben. Eine nicht unbedeutende Zunahme dagegen hat die spinale Kinderlähmung aufzuweisen. Im allgemeinen deuten aber doch diese Betrachtungen darauf hin, daß der Ansturm auf die Krüppelheime im Abebben begriffen ist und eine Neugründung von Krüppelheimen im allgemeinen keinem dringenden Bedürfnis entspricht. Eine Erweiterung besonders stark beanspruchter und infolgedessen überbelegter Anstalten dürfte ausreichend sein. Notwendig dagegen ist eine Modernisierung der teilweise sehr alten Anstalten, besonders ihrer klinischen Abteilungen.

Wir können heute drei Typen von Krüppelheimen unterscheiden: 1. Anstalten, die wir als *Vollkrüppelheime* bezeichnen wollen. Ihre Einrichtungen entsprechen den Ausführungsanweisungen zum preußischen Gesetz und bestehen aus Klinik, Schule und Lehrwerkstätten. Andere Anstalten sind vornehmlich *orthopädische Kliniken*, in denen nur die Krüppel, die längere Zeit in der Anstalt bleiben müssen, einen mehr oder weniger umfangreichen Schulunterricht erhalten. Ihnen gegenüber stehen die Anstalten, bei denen der Schwerpunkt auf die *Berufsausbildung* und *Beschulung* gelegt ist. Darüber hinaus nehmen sich einzelne Anstalten jugendlicher und auch erwachsener Siecher, die besser als Tiefwertige bezeichnet werden, an. Die produktive Fürsorge für diese Gruppe, die in den letzten Jahren infolge der sehr starken Inanspruchnahme der Heime zur Entkrüppelung vernachlässigt wurde, verdient einen weiteren Ausbau. Rund 1200 Betten standen 1925 für Tiefwertige in den Krüppelheimen zur Verfügung. 1916 war diese Zahl sogar absolut größer.

Die *Lage* einer Heilanstalt wird ganz wesentlich durch die Art der darin zu behandelnden Krankheiten bestimmt. Nach der vom Landeshauptmann HORION veröffentlichten Statistik der preußischen Provinzen ist die Knochen- und Gelenktuberkulose die Erkrankung, die am *häufigsten* Anstaltsbehandlung bedingt. Es folgen als Ursache die spinale Kinderlähmung, die Rachitis, Geburtsfehler, Verletzungen und andere Erkrankungen. Die große Zahl der Tuberkulose sowie der Rachitis erfordern eine *freie Lage* der Anstalt, die die Durchführung einer Freiluftbehandlung gestattet. Weiterhin gilt es, bei der Auswahl des Bauplatzes festzustellen, *woher* die Patienten kommen. Der Radius eines allgemeinen Krankenhauses ist vor allem in den großen Städten ziemlich eng, der der Krüppelheime dagegen recht groß. Man kann schätzen, daß ein Krüppelheim mit etwa 200 ausschließlich klinischer Behandlung dienenden Betten auf 2,5 Millionen Einwohner kommt. Wie groß die Zahl der Plätze zur Aufnahme von

Bau und Einrichtung von Krüppelheimen. 43

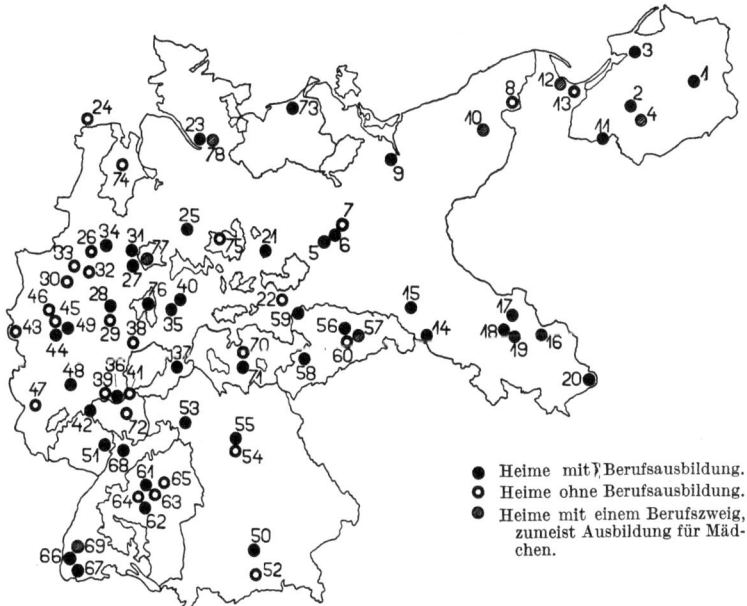

● Heime mit Berufsausbildung.
○ Heime ohne Berufsausbildung.
◉ Heime mit einem Berufszweig, zumeist Ausbildung für Mädchen.

Abb. 1[1]. Zahl und Lage der Krüppelheime in Deutschland unter Hervorhebung derjenigen, die Einrichtungen für Berufsausbildung besitzen.
Stand vom Jahre 1925.

1 Angerburg.
2 Wormditt.
3 Königsberg.
4 Allenstein.
5 Nowawes.
6 Berlin-Dahlem.
7 Berlin.
8 Alt-Kolziglow.
9 Züllchow-Stettin.
10 Neustettin.
11 Bischofswerder.
12 Danzig (Stadt).
13 Danzig.
14 Marklissa.
15 Rothenburg O. L.
16 Namslau.
17 Trebnitz.
18 Breslau.
19 Breslau-Lilienthal.
20 Beuthen.
21 Magdeburg-Cracau.
22 Halle.
23 Stellingen.
24 Norderney.
25 Hannover.
26 Münster.
27 Volmarstein.
28 Bigge (Ruhr).
29 Bigge (Ruhr).
30 Gelsenkirchen.
31 Bethel-Bielefeld.
32 Sendenhorst.
33 Recklinghausen.
34 Maria Veen.
35 Treysa (Kassel).
36 Hochheim a. M.
37 Fulda.
38 Marburg a. L.
39 Wiesbaden.
40 Kassel-Bettenh.
41 Frankfurt a. M.
42 Bad Kreuznach.
43 Aachen.
44 Köln-Ehrenfeld.
45 Köln-Merheim.
46 Süchteln.
47 Trier.
48 Pfaffendorf.
49 Köln-Deutz.
50 München.
51 Frankenthal.
52 Aschau.
53 Würzburg.
54 Nürnberg.
55 Altdorf b. Nürnberg.
56 Kötzschenbroda.
57 Dresden.
58 Zwickau-Marienthal.
59 Leipzig.
60 Dresden.
61 Ludwigsburg.
62 Reutlingen.
63 Stuttgart.
64 Backnang.
65 Gaildorf.
66 Herten.
67 Gresgen.
68 Heidelberg.
69 Freiburg.
70 Blankenburg.
71 Arnstadt.
72 Nieder-Ramstadt.
73 Rostock.
74 Oldenburg.
75 Braunschweig.
76 Arolsen.
77 Lippstadt.
78 Hamburg (Ambulante Werkstätten).

[1] Folgende Krüppelheime sind neu hinzugekommen: Heilanstalt f. chir. Tuberkulose und Krüppel in Lippstadt i. W.; Haardheim für Knochen- und Gelenktuberkulose, Kreis Recklinghausen; Heinrichshaus in Engers (dafür ist das Vincenzheim in Köln-Ehrenfeld aufgelöst worden); Orthopädische Heil- und Lehranstalt „Copernikushaus" in Frauenburg (Ostpr.); die Kinderheilanstalt Bethanien in Marburg ist in ein Säuglings- und Mütterheim umgewandelt worden.

Lehrlingen sein muß, soll später erörtert werden. Von den Großstädten könnte also nur Berlin die volle Belegung eines Krüppelheimes garantieren. Es hat sich aber herausgestellt, daß zahlreiche Großstädte auf die reichen Erfahrungen, besonderen Einrichtungen und Hilfsmittel der Krüppelheime verzichten und ihre Krüppel in chirurgisch, gelegentlich auch orthopädisch geleiteten Abteilungen ihrer Krankenhäuser behandeln lassen. Die Mehrzahl der Krüppelheime ist auf Pfleglinge aus kleineren Städten und ländlichen Bezirken angewiesen. Um in den einzelnen Provinzen eine einheitliche Krüppelfürsorge zu erlangen und um auch die Belegung der Anstalten sicherzustellen, ist eine enge Zusammenarbeit zwischen Anstalt und Landesfürsorgeverband notwendig. Wie die Anstalt, so hat auch der Landesfürsorgeverband ein lebhaftes Interesse an einer solchen engen Fühlungnahme; so ist dieser nach dem Gesetz für die in den fremden Anstalten untergebrachten Pfleglinge verantwortlich. Die Zusammenarbeit wird dadurch erleichtert, daß die freie Wohlfahrtspflege durch die Reichsfürsorgepflichtverordnung ein gewisses Recht auf die Beteiligung an der öffentlichen Fürsorge erlangt hat. So sollen auch die Fürsorgeverbände nicht Neueinrichtungen schaffen „soweit geeignete Einrichtungen der freien Wohlfahrtspflege ausreichend vorhanden sind". Im Interesse einer wirksamen Krüppelfürsorge hat sich die Einrichtung bewährt, wonach der leitende Arzt des Krüppelheimes zugleich der vom Landesfürsorgeverband bestellte Landeskrüppelarzt ist, wie es u. a. in der Provinz Brandenburg, Hannover, Hessen-Nassau, Oberschlesien und Pommern der Fall ist. Dadurch wird die Durchführung der Entkrüppelung nach einem einheitlichen Plan gewährleistet und die Überwachung der Nachbehandlung erleichtert. Schließlich wird die Orthopädie dadurch wesentlich gefördert, da die Stelle, die die Behandlung durchgeführt hat, den Effekt der Behandlung jahrelang verfolgen kann.

Wichtig ist die Verbindung des Krüppelheimes mit einer *Krüppelberatungs- und Versorgungsstelle*. Je nach der Lage des Heimes ist diese Poliklinik in der Anstalt selbst einzurichten, oder, wenn die Anstalt vor der Stadt gelegen ist, im Zentrum der Stadt, und zwar so, daß sie von allen Bahnhöfen so bequem wie möglich zu erreichen ist. Durch diese Einrichtung wird die Auswahl aufnahmegeeigneter Krüppel garantiert. Sie ermöglicht die Durchführung ambulanter Behandlung Entlassener und dient somit der Erfüllung der Biesalskischen Forderung, daß die Aufstellung und vor allem Durchführung des gesamten Entkrüppelungsplanes bis zur Erwerbsbefähigung in einer Hand liegen muß.

Aus diesen Erörterungen geht hervor, daß Krüppelheime am

zweckmäßigsten an der Peripherie von Großstädten, die von allen Seiten günstig mit der Bahn zu erreichen sind, liegen. Von der Stadt aus müssen die möglichst frei gelegenen Heime, besonders zu empfehlen ist die Lage am Waldesrande, ebenfalls bequem zu

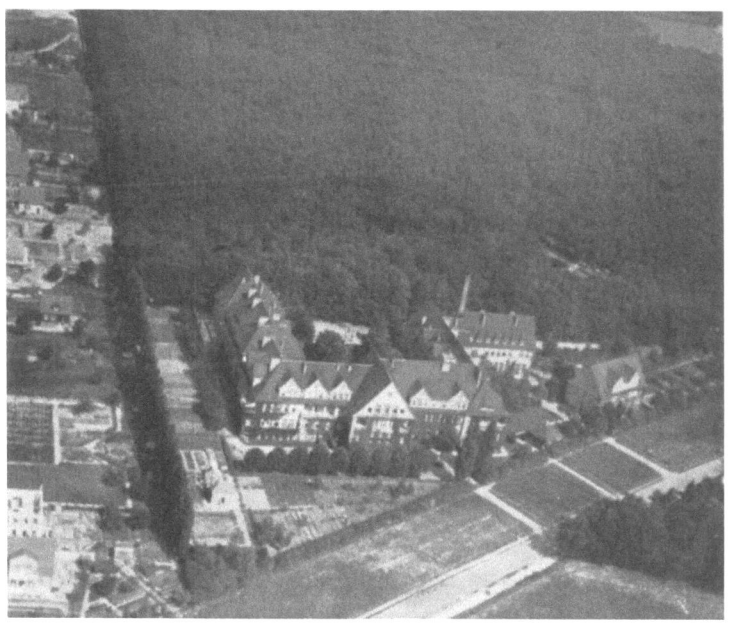

Abb. 2. Ansicht des Oscar Helene-Heims, Berlin-Dahlem, aus der Vogelperspektive. Die Anstalt ist am Rande des Grunewalds gelegen und besitzt ein eingezäuntes Waldgelände von 45 Morgen. In demselben befinden sich eine Planschwiese, Luftbäder, Fußballplatz, Tennisplatz, Bocciaplatz, eine Aschenbahn von 100 und 200 m, Sprunggruben, Turngeräte, Sandspielplatz, Blumengarten für Kinder, Gärtnerei mit Gewächshaus, Liegehallen, Waldschule.

erreichen sein. Das bisher Gesagte läßt deutlich erkennen, daß ein Krüppelheim ein äußerst kompliziertes Gebilde ist, das nicht nur an die Lage und an den Bau, sondern auch an die Organisation ganz besondere Ansprüche stellt. Innerhalb welcher Grenzen ist nun ein Krüppelheim rentabel?

Nach der statistischen Erhebung der „Deutschen Vereinigung für Krüppelfürsorge E. V." vom Jahre 1925 verfügte das kleinste Krüppelheim über 19 Betten (Krüppelheim der Anstalten „Hephata", Treysa, Bez. Kassel). Dieses Krüppelheim bildet aber nur eine der acht Abteilungen der Anstalten Hephata, deren Einrichtungen, wie vor allem Klinik und Lehrwerkstätten, es sich mit bedient. Mehrere selbständige Anstalten dagegen boten nur für

30 Pfleglinge Platz. Ihre Einrichtungen können jedoch unmöglich den gesetzlichen Forderungen im vollen Umfange gerecht werden. Sie besitzen alle keinen festangestellten Arzt, keine klinischen Einrichtungen, keine oder nur sehr wenige Berufsausbildungsmöglichkeiten und nur unzureichende Schuleinrichtungen. Die geringste Bettenzahl für ein leistungsfähiges Krüppelheim ist etwa 120, von denen 50 Betten für Lehrlinge von mindestens 5 verschiedenen Werkstätten und 70 für Jugendliche zur klinischen Behandlung einschließlich Beschulung verwandt werden müssen. Das größte Krüppelheim, das „Krüppelheim zum heiligen Geist, Beuthen O.-S.", kann 600 Krüppel aufnehmen, und zwar zur klinischen Behandlung, Beschulung und Berufsausbildung. Berufsausbildungsmöglichkeiten sind 10 vorhanden. In der Festschrift zur Feier der Eröffnung der Neubauten der „Orthopädischen Provinzial-Kinderheilanstalt Süchteln (Rhld.)" heißt es: „Das wesentlichste Bedenken, das gegen eine allzu große Ausdehnung der Anstalt spricht, liegt darin, daß es bei einer so großen Anstalt für den Direktor immer schwieriger wird, den ganzen vielseitigen Betrieb sowohl nach der ärztlichen wie nach der wirtschaftlichen Seite hin zu übersehen, daß es insbesondere für ihn nicht möglich sein wird, selbst die einzelnen Kranken nach ihrem Krankheitsbilde zu kennen und ihre Behandlung zu überwachen." Aber die darin liegenden Schwierigkeiten können durch eine geeignete Organisation und Arbeitsteilung unter die Ärzte der Anstalt überwunden werden. Der Arbeitsausschuß für Krüppelfürsorge in der Rheinprovinz hielt die Vermehrung der Bettenzahl auf 350—400 Plätze für zulässig, bezeichnete aber zugleich diese Zahl als die Höchstgrenze für die Erweiterung der Anstalt. Hierzu ist allerdings zu bemerken, daß diese Anstalt ausschließlich der Heilbehandlung jugendlicher Krüppel dient und nur die Kinder Schulunterricht erhalten, die für längere Zeit in die Anstalt aufgenommen werden. Schließlich ist noch hervorzuheben, daß eine große Zahl der Betten zur Aufnahme von Kindern dient, die an Knochen- und Gelenktuberkulose leiden. Der Durchgang auf diesen Stationen sowie die ärztliche Arbeitsleistung ist ja wesentlich geringer als auf allen übrigen klinischen Abteilungen.

Der organisatorische Aufbau der deutschen Krüppelheime ist nicht einheitlich, was durch die geschichtliche Entwicklung dieser Anstaltsfürsorge zu erklären ist. Die ersten Anstalten wurden vor nunmehr fast 100 Jahren in Süddeutschland von kirchlich gesinnten Laien gegründet. Später haben sich diese größtenteils dem Verband der Inneren Mission und dem Caritas-Verband angeschlossen. Entsprechend der weltanschaulichen Bindung dieser Anstalten liegt die Gesamtleitung zumeist in den Händen des Geistlichen. Die Verlegung des Schwerpunktes der Krüppelfürsorge auf die *ärztliche Tätigkeit* ist das Verdienst BIESALSKIS. Er definierte den Krüppel als eine Person, die an einem krankhaften Zustand leidet und infolgedessen ärztlicher Hilfe bedarf, daneben aber auch der Erziehung und Berufsausbildung, um ihm somit zu dem im Reichsjugendwohlfahrtsgesetz festgelegten Recht auf Erziehung zur leiblichen, seelischen und wirtschaftlichen Tüchtigkeit zu verhelfen. Er schuf in seinem „Oscar Helene-Heim" den Typ der interkonfessionellen Krüppelheime, an deren Spitze der Arzt steht. In den SCHLOSSMANNschen Ausführungsanweisungen zum preußischen Krüppelfürsorgegesetz wird dieselbe Auffassung vertreten. Dort heißt es: „Der Arzt ist also im Krüppelheim, weil der Krüppel als ein Kranker angesehen werden muß, stets die ausschlaggebende Person; daneben haben aber auch Schule und Erziehung ihre hohe Bedeutung, ja in vielen Fällen sind die Erziehung und der Unterricht ebenso wichtig oder noch wichtiger als die eigentliche ärztliche Tätigkeit." Auf der Konferenz der Krüppelheime 1907 wurde der Grundsatz aufgestellt, daß Gründung zur Leitung berechtigt. Diesen Grundsatz erkannte auch BIESALSKI an, der in seinen „Grundzügen moderner Krüppelfürsorge" (in Umfang und Art des jugendlichen Krüppeltums und der Krüppelfürsorge in Deutschland, Verlag Voß 1909) nur verlangt, was heute noch gültig ist, „daß der zur Leitung Bestimmte eine Persönlichkeit ist, die vorurteilsfrei auch die ihm untergeordneten Mitarbeiter zu ungehemmter Betätigung heranläßt und seine Aufgabe darin sieht, ihnen alle Hindernisse aus dem Wege zu räumen, statt sie durch Paragraphen einzuengen".

Wie schon wiederholt betont wurde, sollen in einem Krüppelheim die orthopädische Klinik, die Schule und die Lehrwerkstätten eine organische Einheit bilden. Es müssen Kinder, die sich in klinischer Behandlung befinden, jederzeit am Schulunterricht teilnehmen können, und umgekehrt müssen die Lehrlinge neben der Berufsausbildung, Beschulung und Erziehung ärztlich überwacht und gelegentlich auch behandelt werden können. Diese Einheit muß sich im Bau des Krüppelheimes äußerlich widerspiegeln. Wie ist nun die räumliche Anordnung dieser drei Abteilungen eines Vollkrüppelheimes am zweckmäßigsten? Klinik und Schule sind *so* eng miteinander verbunden, daß beide Abteilungen nach unserer Ansicht in einem Gebäudekomplex untergebracht werden müssen. Wir kennen in den Heimen zwei Arten von Unterricht: den Unterricht in den Schulräumen und den Stationsunterricht. Kann ein Kind aus ärztlichen Gründen nicht zur Schulstation gehen oder auf Bahre oder Bett dahin gefahren werden, so kommt der Lehrer zu ihm auf die Station. Dies gilt ausnahmslos für alle nicht ausgeheilten Knochen- und Gelenktuberkulosen. Da der größte Prozentsatz der Kinder gehbehindert ist oder gar gehunfähig, so darf der Weg von der Krankenstation zur Schule nicht zu weit sein. In allen den Krüppelheimen, in denen Klinik und Schule in getrennten Gebäuden untergebracht sind, ist zu beobachten, daß die Kinder, die in ärztlicher Behandlung sind, gar keinen oder doch weniger ausgiebigen Unterricht erhalten als die Kinder, die auf der Schul- und Erziehungsstation liegen, auf der natürlich eine orthopädische Behandlung undurchführbar ist.

Die *Schule* in den Krüppelheimen hat aber nicht nur die Aufgabe, solche Krüppel zu unterrichten und zu erziehen, die eine Normalschule aus körperlichen, seelischen oder sozialen Gründen nicht besuchen können, sondern sie soll ganz allgemein eine Unterbrechung des Schulunterrichtes so weit als nur irgend möglich verhindern. Über die Anordnung der einzelnen Räume wird später ausführlich gesprochen. Ganz anders liegen die Dinge bei der Berufsausbildung. Hier beobachtet man in allen Krüppelheimen die Tendenz nach räumlicher Trennung von der Klinik und Schule. Im Oscar Helene-Heim befinden sich noch alle Abteilungen in einem Gebäude vereinigt, doch besteht auch hier die Absicht, die Werkstätten in einem selbständigen Gebäude unterzubringen. Diese Trennung von der Klinik ist ratsam, da die Arbeit in den Werkstätten unvermeidlich mit störenden Geräuschen durch Maschinen verbunden ist. Die Berufsschule erfordert eigene Lehrkräfte, besondere Lehrmittel und Einrichtungen der Klassenzimmer, so daß auch diese Abteilung von den übrigen Schuleinrichtungen getrennt werden kann. Schließlich bedeutet die Verlegung der Schlafräume für Lehrlinge in das Lehrlingsheim eine Erleichterung der Erziehungsarbeit. Die Zusammenlegung von Werkstätten, Schlafräumen und gemeinschaftlichen Räumen (Lese-, Musik-, Schul-, Bastelzimmer u. a. m.) in einem Gebäude ist nicht zu empfehlen, da alle diese Räume baulich einen Fremdkörper in einem modern angelegten Werkstättengebäude bedeuten. Werden Erwachsene und Tiefwertige in einem Krüppelheim aufgenommen, so sind diese beiden Gruppen von den sonstigen Jugendlichen streng zu trennen. Eine sehr zweckmäßige Lösung scheint uns das bisher nicht zur Ausführung gekommene Projekt des Krüppelheimes in Allenstein zu sein.

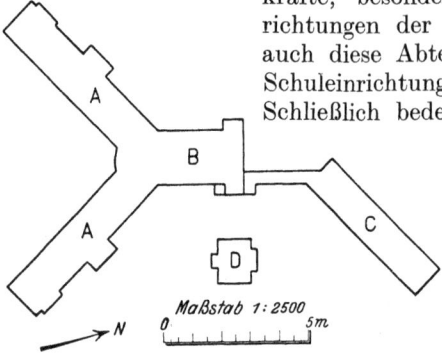

Abb. 3. Bauentwurf für den Neubau einer Krüppelheilanstalt mit Schule und Werkstätten, entworfen von Architekt B.D.A. FEDDERSEN, Allenstein, gemeinsam mit Dr. P. MOLLENHAUER, leitender Arzt des Dorotheenhauses in Allenstein, im Auftrag des Vaterländischen Frauenvereins Allenstein-Stadt, auf Veranlassung des Herrn Landeshauptmanns.
A Im Erd-, I. und II. Obergeschoß Krankenräume mit insgesamt 269 Betten. Allen Krankenzimmern ist eine breite Liegehalle vorgebaut. Im Scheitel des Winkels befindet sich im Erdgeschoß ein Tagesraum, im I. und II. Stock ein Speisesaal mit Anrichte und Nebenräumen für Pfleglinge bzw. Schwestern.
B Erdgeschoß: Warteraum, Aufnahmezimmer, Büroräume und mehrere Dienstzimmer für Beamte. 2 Krankenaufzüge. I. Stock: 4 Klassenräume, Zeichensaal, Turnsaal. II. Stock: Operationsabteilung.
C Werkstätten, Dienstwohnungen, Lager- und Bodenräume.
D Wohnung des Chefarztes.

Im folgenden werden die Forderungen besprochen, welche die einzelnen Abteilungen abweichend von den allgemeingültigen Richtlinien für Krankenhaus-, Schul- und Industriebauten verlangen.

Die *Klinik* wird in Stationen für ,,Säuglinge und Kleinkinder", für ,,Schulkinder", für ,,Jugendliche" — diese beiden Stationen nach Geschlechtern getrennt — und für Knaben und Mädchen, die an ,,Knochen- und Gelenktuberkulose" leiden, gegliedert. Wieviel Betten sollen für die einzelnen Abteilungen zur Verfügung gestellt werden? Es wurde schon erwähnt, daß die Knochen- und Gelenktuberkulose das Krüppelleiden ist, das am häufigsten Anstaltsbehandlung erfordert. Rund 20% aller Krüppel, die in der Zeit von 1920—1924 durch die preußischen Landesfürsorgeverbände Anstalten überwiesen wurden, waren an Knochen- und Gelenktuberkulose erkrankt. Nach der Statistik BIESALSKIS sind 15% aller Krüppelgebrechen, auch der nichtheimbedürftigen, auf Tuberkulose zurückzuführen. Der Durchgang durch die Tuberkuloseabteilung ist bei weitem der langsamste, brauchen doch immer einzelne Patienten eine mehrjährige Behandlung. Im Oscar Helene-Heim ist die Bettenverteilung im allgemeinen folgende:

45,1% der klinischen Betten (Aufnahmestation, Station für Handwerkszöglinge beiderlei Geschlechts sowie Privatabteilung des Chefarztes sind nicht mitgerechnet) stehen zur Behandlung von Knochen- und Gelenktuberkulose zur Verfügung. Dabei ist das Verhältnis der Knaben zu Mädchen wie 1,7 zu 1,0. 36,4% der Betten dienen der Aufnahme von Kindern und Jugendlichen über 6 Jahren. Auch hier überwiegen die Knaben. Das Verhältnis ist 1,4 : 1,0. Für noch nicht schulpflichtige Kinder sind 18,5% der Betten bereitgestellt. Hierbei ist zu bemerken, daß in früheren Jahren die Verteilung eine andere war. Die Kleinkinderstation ist nach Einführung des Gesetzes durch die frühzeitigere Erfassung der von Krüppeltum bedrohten Kinder, besonders der angeborenen Leiden, wesentlich größer geworden. Auffallend ist auch an den Insassen des Oscar Helene-Heims die Zunahme der Tuberkulosen im Spielalter. Von 62 Knaben waren 17 unter 6 Jahre alt, von 36 Mädchen 9 (Stichtag 11. Juli 1928). Von den 40 Kleinkindern (ausschließlich den Tuberkulösen) waren 23 in einem Alter von 4 Monaten bis 3 Jahren. Die Schaffung besonderer Abteilungen für Tuberkulöse ist notwendig, da sie fast ausnahmslos das einzige septische Material in einem Krüppelheim darstellen. Die Pflege erfordert besonders geschultes Personal und besondere Einrichtungen, die später ausführlich erörtert werden sollen. Schließlich erhalten diese Kinder den Schulunterricht auf Station.

Die Krankenzimmer sollen hell und sonnig sein; sie müssen möglichst nach Süden liegen. Alle Stationen, unbedingt aber die Kleinkinder- und Tuberkuloseabteilung müssen Balkons oder Terrassen besitzen, um Freiluftbehandlung und Sonnenbestrahlung durchführen zu können. Jede Station muß über mehrere Einzelzimmer verfügen, um bei interkurrenten Erkrankungen, besonders solcher infektiöser Natur, eine Isolierung durchführen zu können. In den Seitenwänden dieser Einzelzimmer sowie in den Türen sind Fenster anzubringen, was die Übersicht wesentlich erleichtert und unnötiges Betreten der Krankenräume überflüssig macht.

Auf der Säuglingsabteilung sind durch Stellwände mit Glasfenstern Boxen zu bilden. Alle Krankenräume sind mit fließendem kalten und warmen Wasser zu versehen, und zwar muß ein Becken zum Händewaschen für das Pflegepersonal vorhanden sein. Unbedingt notwendig sind diese auf der Säuglings- und Kleinkinderstation. Hier ist auch das Aufstellen einiger Badewannen zu empfehlen. Spülbecken und Ausgüsse müssen auf jeder Station von

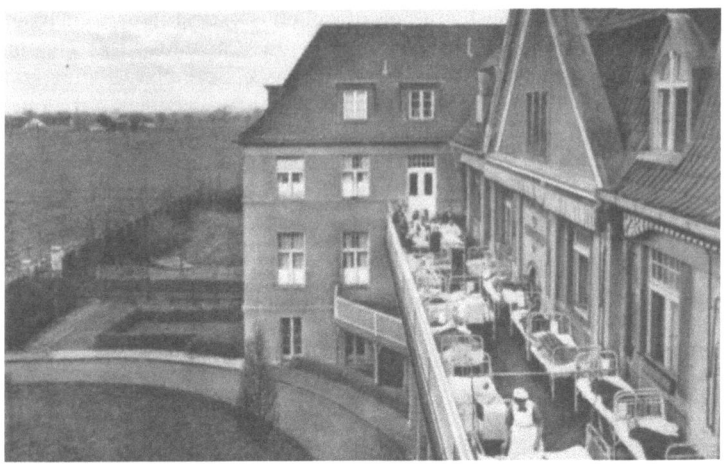

Abb. 4. Hindenburghaus zu Königsberg Pr., Teilansicht eines Liegebalkons.

den Krankenzimmern möglichst bequem erreichbar, in einem besonderen Raum, der auch Vorraum der Aborte sein kann, vorhanden sein.

Die *Säuglingsabteilung* hat eine selbständige abgeschlossene Station zu sein. Die einzelnen Räume sind am zweckmäßigsten von einem eigenen Korridor zugängig, damit diese Abteilung von dem sonstigen Verkehr im Gebäude, der ja in einem Krüppelheim weit größer ist als in allgemeinen Krankenhäusern, möglichst abgeschlossen ist, und somit das Hineintragen oder auch Hinausschleppen von Infektionskrankheiten weitgehend vermieden wird. Auch die Teeküche hat selbstverständlich in unmittelbarem Zusammenhang mit dieser Station zu stehen. Die Säuglings- und Kleinkinderstation der Krüppelheime sollte allmählich den neuzeitlichen Forderungen entsprechend gestaltet werden. Die Belegung dieser Abteilung hat in den letzten Jahren stark zugenommen, da durch die Meldepflicht und die Zusammenarbeit der Krüppelfürsorge mit den Säuglings- und Kleinkinderfürsorgestellen angeborenes und in den ersten Lebensjahren erworbenes

Krüppeltum rechtzeitig der Behandlung zugeführt wird. Innerhalb der Abteilung wird man die Kinder der ersten Lebensjahre so weit als möglich von den älteren Kindern, vor allem solchen, die herumlaufen, trennen. Für die letzteren ist in der Abteilung ein Spielzimmer einzurichten, in dem sie sich bei schlechtem Wetter unter Aufsicht einer Kindergärtnerin aufhalten. Wie bereits erwähnt, muß diese Station über Balkons und Terrassen verfügen, um Freiluftbehandlung durchzuführen, die besonders zur Behandlung rachitischer Kinder notwendig ist. Auf die Bedeutung der Freiluftbehandlung in den Krüppelheimen hat vor allem SCHEDE auf dem X. Deutschen Kongreß für Krüppelfürsorge 1928 in Braunschweig hingewiesen, wobei er neben den Heilerfolgen auch die Steigerung der Abwehrkräfte gegen Infektionskrankheiten erwähnte. Die Verteilung der Betten erfolgt etwa so: 2 Zimmer mit je 2 Betten, 3 mit je 6 Betten, die übrigen Zimmer fassen 10 oder auch mehr Betten. Zwischen diesen Zimmern sind die Teeküche und die Spielzimmer gelegen.

Während auf der *Kleinkinderstation* bei der Ausstattung der Krankenräume der Krankenhauscharakter betont werden muß, so ist er auf den übrigen Abteilungen zu vermeiden, soweit als es die hygienischen Vorschriften nur irgend gestatten. VALENTIN, Hannover, weist in seinem Referat „Richtlinien für den Um- und Erweiterungsbau von Krüppelheimen" auf dem X. Deutschen Kongreß für Krüppelfürsorge nachdrücklich darauf hin und zitiert KRECKE, nach dem sich das Krankenzimmer möglichst wenig von einem behaglichen Privatzimmer unterscheiden soll, „freundliche, einfache, helle Farben der Wände, glatte, waschbare Vorhänge, Decken und Bezüge, Blumen an den Fenstern, an den Wänden einige gute Reproduktionen unserer alten Meister". Wir halten es aber doch für notwendig, hervorzuheben, daß die Einrichtung der Zimmer wohl behaglich, dabei aber doch möglichst einfach und zweckentsprechend sein soll. KRECKE ist bei seinen Ausführungen von Erwachsenen ausgegangen, die an Bequemlichkeit und Behaglichkeit ganz andere Ansprüche stellen als Kinder. So sehnt sich z. B. auch der erwachsene Kranke in den meisten Fällen nach einem Einzelzimmer, während Kinder sich in Gesellschaft anderer auch im Krankenhaus viel wohler fühlen. Nach unserer Ansicht kann im Hinblick auf die Ausschaltung aller Gegenstände, die die Sauberhaltung des Krankenzimmers erschweren, auf Bildschmuck verzichtet werden, ohne dadurch „seelischen Schädigungen der Kranken" Vorschub zu leisten. Ein Bilderfries, Wandanstrich mit hellen Farben dämpfen ausreichend den Krankenhauscharakter. Gut ausgewählten Bildschmuck sollen dagegen die Korridore, Tagesräume und Schulzimmer haben. Wir möchten aber an dieser Stelle die Forderungen des Architekten BETTEN, Köln, unterstreichen, wonach man bestrebt sein soll die Lage des Krüppelheimes so zu wählen, daß die Kinder von den Zimmern und Terrassen eine schöne Aussicht haben.

Bei der Anlage der Station für die *Knochen- und Gelenktuberkulosen* muß man sich zunächst klar sein, ob man sie in enge

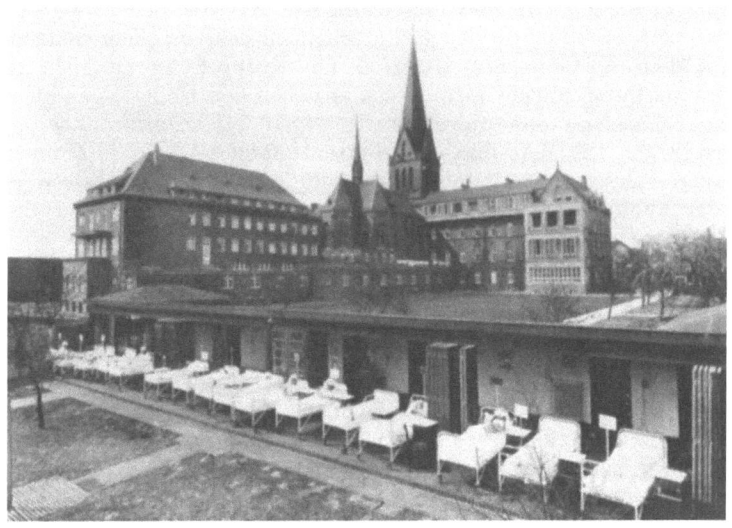

Abb. 5. St. Josef-Stift. Sendenhorst i. Westf. Allgemeines Krankenhaus und Heilstätte für Knochen-, Gelenk- und Drüsentuberkulose. Liegehalle mit zusammenschiebbarer Vorderwand.

Verbindung mit der Klinik bringen will oder nicht. Bei der Behandlung der Tuberkulosen kann, wie schon mehrfach erwähnt, auf die Freiluftbehandlung nicht verzichtet werden, und zwar muß die Gelegenheit gegeben sein, jederzeit jedes Kind, ob Tag oder Nacht, Sonnenschein oder Regen, im Freien zu belassen. Die Aufführung besonderer Gebäude zur Aufnahme der Tuberkulosen ist zunächst von der Art und Größe sowie Lage des Anstaltsgebäudes abhängig. Grundsätzlich stellen wir uns auf den Standpunkt, daß eine erfolgreiche Freiluftbehandlung der Tuberkulose auch in der Tiefebene durchführbar ist. Ist das Gelände groß genug und an einem Südabhang gelegen, oder steht Waldgelände zur Verfügung, so ist der Bau eines größeren Gebäudes oder mehrerer, auch im Winter benutzbarer Liegehallen zu empfehlen. Unbedingt festzuhalten ist an der unmittelbaren Verbindung dieser Abteilung mit dem Krüppelheim. Die Begründung dieser Forderung gehört nicht in den Rahmen dieser Arbeit, es sei jedoch u. a. auf die Arbeit von GAUGELE, ,,Die Behandlung der Knochen- und Gelenktuberkulose in den Krüppelheimen", Ergänzungsheft zum 19. Band der ,,Zeitschrift für Krüppelfürsorge" (9. Deutscher Kongreß für Krüppelfürsorge in Nürnberg) und die Diskussion auf dem 10. Deutschen Kongreß für Krüppelfürsorge in Braunschweig (Ergänzungsheft zum 21. Band) hingewiesen. Eine *Außenstation* wird nur für die Anstalten notwendig sein, die inmitten der Stadt gelegen sind, die kein Gelände zur Erweiterung besitzen oder aus anderen Ursachen zur Freiluftbehandlung nicht geeignet sind. Aber auch solche Außenstationen müssen in Verbindung mit dem Krüppelheim stehen. Die ärztliche Leitung muß in einer Hand liegen. Zur Beschulung der Insassen müssen besondere Lehrkräfte angestellt werden, die orthopädische Werkstatt des Heimes hat die Patienten mit zu versorgen. Als Beispiel können hier die ,,Vestische Krüppelheilanstalt des Landkreises Recklinghausen" in Herten und das neugeschaffene, auf das neuzeitlichste eingerichtete ,,Haardheim, Heilstätte˚ für Knochen- und Gelenktuberkulose des Landkreises Recklinghausen" gelten. Diese Anstalt ist, von einigen Mängeln abgesehen, zugleich ein Musterbeispiel für den Bau von Anstalten, die Luft und Sonne als wichtige Heilfaktoren ausnutzen wollen. Es sei auch auf die Dosquetfenster hingewiesen, die bereits PROEBSTER, Berlin-Dahlem, in seinem Vortrag auf dem 10. Deutschen Kongreß für Krüppelfürsorge für Krüppelheime empfohlen hat. Gestatten doch diese Fenster, das Krankenzimmer gleichsam in eine gedeckte Veranda umzuwandeln. Bei der Anbringung dieser Fenster soll man aber die örtlichen klimatischen Verhältnisse nicht außer acht lassen. In Deutschland können wir unmöglich während des Winters in den Krankenanstalten auf geheizte Räume verzichten. Auch die Freilufträume müssen, wenn sie zur Unterbringung einer größeren Patientenzahl dienen, heizbar sein. Sind die Fenster Tag und Nacht geöffnet, so bedeutet das eine sehr starke, unwirtschaftliche Abkühlung der durch die Zimmer laufenden Heizröhren. Schließlich werden immer Patienten vorhanden sein, bei denen wegen interkurrenter Erkrankungen oder aus sonstigen Gründen vorübergehend die Freiluftbehandlung ausgesetzt werden muß. Es wird sich in einem vollbelegten Krüppelheim nur schwer durchführen lassen, solche Patienten in einem andern Raum unterzubringen. Es wird sich infolgedessen für unsere Breiten empfehlen, außer den Dosquetfenstern eine vor den Zimmern gelegene breite Terrasse aufzuführen. Wenn dies auch notwendig ist, so kann aber auf die teuren Dosquetfenster verzichtet werden. Weniger bewährt hat sich die Einrichtung, wonach die Fensterwand gleichsam wie eine Ziehharmonika zusammengeschoben werden kann (St. Josefsstift, Sendenhorst, Bez. Münster). Die Liegeterrassen müssen von den Krankenzimmern unmittelbar zugängig sein. Die Benutzung halboffener Verbindungsgänge ist ein Notbehelf. Das Fahren der Betten und noch mehr die Aufstellung derselben in einem solchen nur seitlich zugängigen Gang bedeutet eine solche Belastung für das Pflegepersonal, daß derartige Einrichtungen erfahrungsgemäß nicht genug ausgenutzt werden. Will man keine Dosquetfenster anbringen, so muß das Krankenzimmer durch breite zweiflügelige Türen weit zu öffnen gehen. Gut durchdacht ist die Anordnung der Zimmer und der Türen, Terrassen und Betten im „Haardheim". Terrassenbauten sind so aufzuführen, daß man von der obersten Terrasse die unteren nicht übersehen kann, und daß keine Gegenstände herunterfallen oder geworfen werden können. Es ist ein Eisengeländer zu empfehlen, das mit einem dichten Maschennetz, das bis zum Boden reicht, bespannt ist. Wichtig ist es, darauf zu achten, daß die Liegeterrassen nicht zu schmal sind, damit die Betten nicht zu dicht an die eine starke Wärme ausstrahlende, besonnte Wand zu stehen kommen. Terrassenbauten haben den Nachteil, daß in den unteren Geschossen Räume von großer Tiefe entstehen, die schlecht belichtet, schwer lüftbar und kaum genügend ausnutzbar sind; außerdem sind Terrassenbauten sehr teuer im Bau und in der Unterhaltung. Zur Unterbringung von Knochen- und Gelenktuberkulosen sind, wenn genügend Platz vorhanden, eingeschossige Bauten am günstigsten. Vor den heizbaren Krankenzimmern befindet sich eine gedeckte Terrasse, vor der ein ungedeckter Platz zum Aufstellen der Betten eingerichtet ist. Beim Erweiterungsbau des „Annastiftes" hat man keinen Terrassenbau aufgeführt. Die an der ganzen Längsseite befindlichen Balkone sind bis auf den des obersten Stockwerkes gedeckt. Die neue, z. Z. noch im Bau befindliche Anstalt „Humanitas", Leipzig, wird außer einer großen Liegeterrasse, auf die sich Zimmer durch Dosquetfenster öffnen, mit einem großen Dachgarten versehen.

Verfügen die alten Krüppelheime nicht über genügend Balkone und Terrassen und nicht über Geldmittel zum Neubau massiver Gebäude, sei es nun ein Anbau mit Liegeterrassen oder ein selbständiges Gebäude, so kann wenigstens für die Sommermonate mit geringen Mitteln ein Provisorium geschaffen werden. Als Beispiel seien hier die Dachterrassen des Krüppelheimes „Humanitas",

Bau und Einrichtung von Krüppelheimen. 55

Leipzig, sowie des Orthopädischen Spitals in Wien und die Waldhallen des „Oscar Helene-Heims", Berlin-Dahlem, angeführt. Die allmählich an die Freiluftbehandlung gewöhnten Kinder liegen hier bei jedem Wetter Tag und Nacht im Freien. Es muß natürlich elektrische Beleuchtung und fließendes Wasser sowie eine

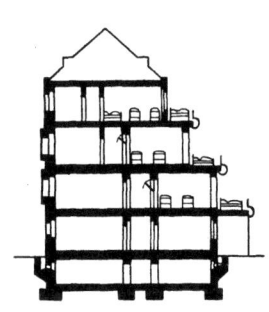

Abb. 6. Haardheim, Kreis Recklinghausen. Querschnitt.

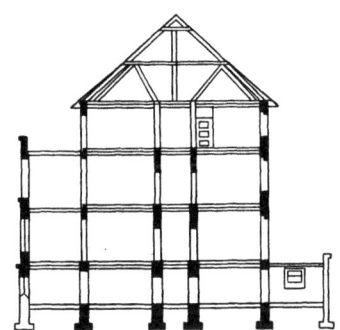

Abb. 7. Anna-Stift, Hannover-Kleefeld, Querschnitt.

Abortanlage vorhanden sein. Ein Verschlag, in dem Verbandwechsel und Waschen erfolgen, ist leicht anzubringen. Sowohl in Leipzig als auch im Oscar Helene-Heim haben sich diese Notbehelfe seit Jahren durchaus bewährt. Im Oscar Helene-Heim ist aber die Entfernung der Waldhallen vom Hauptgebäude so groß, daß bei dem unbeständigen Herbst- und Winterwetter unserer Gegend, den Nebeln und rauhen Winden, die Kinder in das Hauptgebäude zurückverlegt werden müssen, was mit erheblichen Schwierigkeiten verbunden ist, da inzwischen bei dem Ansturm auf die Heime die dort freigewordenen Stationen belegt worden sind. Es ist deshalb geplant, massive, beheizbare Waldhallen zu errichten, die bei günstigem Wetter, auch im Herbst und Winter, die Durchführung der Freiluftbehandlung gestatten.

Zusammenfassend soll die folgende Übersicht einen Anhaltspunkt für eine zweckmäßige Verteilung der klinischen Betten in einem Krüppelheim geben. Die Nebenräume, auf die später eingegangen wird, bleiben zunächst unberücksichtigt, ebenso die Privatabteilung für den leitenden Arzt wie auch eine Aufnahmestation. Zugrundegelegt ist eine Bettenzahl von 200. Zur Aufnahme von Knochen-Gelenktuberkulose stehen zur Verfügung:

Knaben:	Mädchen:
3 Zimmer mit je 10 Betten	2 Zimmer mit je 10 Betten
4 „ „ „ „ 5 „	1 „ „ „ „ 5 „
5 „ „ „ „ 2 „	2 „ „ „ „ 2 „
Sa. 60 Betten	1 „ „ „ „ 1 Bett
	Sa. 30 Betten

Zur Aufnahme von Kindern und Jugendlichen über 6 Jahren stehen zur Verfügung:

Knaben:	Mädchen:
2 Zimmer mit je 10 Betten	2 Zimmer mit je 10 Betten
3 ,, ,, ,, 5 ,,	1 ,, ,, ,, 5 ,,
5 ,, ,, ,, 2 ,,	2 ,, ,, ,, 2 ,,
Sa. 45 Betten	1 ,, ,, ,, 1 Bett
	Sa. 30 Betten

Zur Aufnahme von Säuglingen und Kleinkindern beiderlei Geschlechts stehen zur Verfügung:
   1 Zimmer mit je 10 Betten
   3 ,, ,, ,, 6 ,,
   3 ,, ,, ,, 2 ,,
   1 ,, ,, ,, 1 Bett
   Sa. 35 Betten

Die *Operationsabteilung* hat auch im Krüppelheim eine in sich geschlossene Abteilung zu bilden, die möglichst günstig von allen Krankenabteilungen zu erreichen ist, andernteils aber wiederum abseits von dem sonstigen Verkehr im Krüppelheim liegen muß. Es sei auch hier besonders auf den Grundriß des Projektes eines neuen Krüppelheimes in Allenstein hingewiesen. Für einen größeren klinischen Betrieb ist die Schaffung folgender Räume zu empfehlen: ein kleiner septischer Operationssaal, daneben ein größerer Raum, in dem alle Behandlungen durchgeführt werden, die keine besonderen Apparate erfordern, wie Gips-, Zinkleim-, Heftpflaster- und andere Verbände. Ein Gipsabwurf, dessen Rohr im Sockelgeschoß endet, hat sich bewährt. In einem zweiten, daneben gelegenen Operationsraum sind die Apparate aufgestellt, die häufig gebraucht werden, wie Osteoklasten (z. B. der SCHULTZEsche Osteoklast zur Korrektur des Klump- und Plattfußes), der ABBOTsche Rahmen, der WULLSTEINsche- und Nebelrahmen, der Webertisch u. a. m. Anschließend folgt der aseptische Operationssaal, neben dem der Sterilisationsraum gelegen ist. In die Trennungswand dieser beiden Räume ist der Instrumentensterilisator, von beiden Seiten durch Schiebefenster zugänglich, einzubauen. Zweckmäßig ist die Verbindung des Operationssaales mit einem kleinen Raum, in dem der Patient zur Operation vorbereitet und annarkotisiert wird. Ein besonderer Waschraum ist bei der angeführten Anordnung der Räume nicht notwendig, da die Waschvorrichtungen in den beiden Räumen für unblutige Behandlung angebracht werden können. Erforderlich ist dagegen ein Raum, in dem der Gips aufbewahrt wird und die Gipsbinden hergestellt werden. Dieser Raum kann außerdem zur Aufbewahrung von Material, wie Behelfsschienen, Bandeisen, Scharnieren,

Holz usw. verwandt werden. Werkzeuge, wie Schränkeisen, Hammer, Zange, Feile und Nägel und ein Schraubstock können dort untergebracht werden. In der Heidelberger orthopädischen Klinik befindet sich in der Operationsabteilung ein Badezimmer, so daß die Patienten nach dem Anpassen von Gipsatrappen und Gipsbetten oder Gipsabgüssen sofort den Gips vom Körper abwaschen können. Das Röntgenzimmer soll in der Nachbarschaft der Operationsräume liegen, ebenso das photographische Atelier

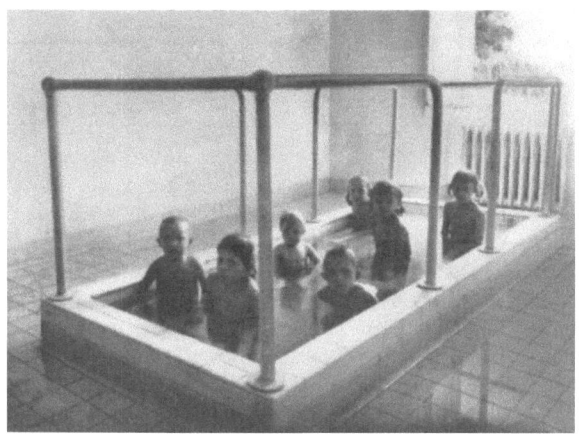

Abb. 8. Plätscherbecken, Friedrichsheim, Frankfurt a. M.

mit zwei Dunkelkammern. Schließlich muß ein großer Raum Untersuchungszwecken zur Verfügung stehen. In ihm finden die mannigfaltigen Meßapparate und Instrumente Aufstellung. Ein Laboratorium für chemische und mikroskopische Untersuchungen ist auch im Krüppelheim unerläßlich. Die Fachbibliothek, die zugleich Lesezimmer ist und das Krankengeschichtenarchiv enthält, soll innerhalb der Operationsabteilung liegen. Ein W.-C., getrennt für Ärzte, Schwestern und Patienten, darf nicht fehlen.

Die übrigen therapeutischen Einrichtungen, wie Elektrotherapie, Hydrotherapie, Höhensonnenbestrahlung, Massage, Gymnastik, brauchen nicht mit der Operationsabteilung in Zusammenhang zu stehen. Die bei weitem größte Beanspruchung im Krüppelheim kommt der *Massage* und Gymnastik zu. Zu diesem Zwecke finden wir in allen Krüppelheimen große Turnräume, die zumeist durch zwei Stockwerke hindurchgehen, was jedoch nicht unbedingt der Fall zu sein braucht. Die Benutzung des Turnsaales als Festraum ist nicht empfehlenswert. Für diese Zwecke sind die Speiseräume entsprechend anzulegen. In diesen Turnhallen sind Massagebänke aufzustellen sowie alle die Apparate, die zur gymnastischen Behandlung notwendig erachtet werden, wie z. B. das LANGEsche Gurtbett, Wolm, Schwebebäume, Ribsdal, Leitern, GLISSONsche Schweben, schiefe Ebenen, Widerstandsapparate und evtl. auch Pendelapparate. Zweckmäßig ist auch die Unterbringung der Heißluftapparate in diesen Turnhallen, da die Heißluftbehandlung häufig mit Massage kombiniert angewandt wird. Die Elektrisierapparate sowie die Apparatur zur Diathermie, das Vierzellenbad u. a. werden am zweckmäßigsten in einem gesonderten Raume aufgestellt, der von der Turnhalle zugänglich ist. Die Ausgestaltung dieser Einrichtungen, vor allem aber der hydrotherapeutischen Abteilung, muß wesentlich reichhaltiger sein als angeführt, wenn in der Anstalt auch Erwachsene behandelt werden. Auf Hydrotherapie, abgesehen von ausreichenden Bade- und Duscheinrichtungen auf den Stationen, kann im allgemeinen in den Krüppelheimen, die ganz auf die gesetzliche Krüppelfürsorge eingestellt sind, verzichtet werden. Besonders geeignet zur Unterbringung der Hydrotherapie sind Kellerräume, die allerdings gut durchlüftbar angelegt sein müssen. Eine sehr gute Ausstattung zeigen das „Friedrichsheim" in Frankfurt a. M.-Niederrad sowie die „Orthopädische Klinik" in Schlierbach bei Heidelberg.

Die *Tuberkulose-Station* benötigt ein besonderes Verbandszimmer. Neben einer Besenkammer muß jede Station ein Dienstzimmer besitzen, wo die Medikamente, die Krankengeschichten und Akten der in Behandlung befindlichen Patienten aufbewahrt werden, in dem die Schwestern sich zur Frühstückspause aufhalten und in dem auch Untersuchungen vorgenommen werden können. Selbstverständlich muß jede Station mit einer ausreichenden Badeeinrichtung (Wannen, Duschen mit Fußwaschbecken) versehen sein. Daß jede Station eine eigene Anrichte hat, in der die Verteilung des Essens erfolgt, in der ein Wärmeschrank vorhanden ist und Spülbecken zum Aufwaschen des Geschirrs sowie der Eßbestecke, wurde bereits mehrfach erwähnt. Ein kleiner Raum dient dem Abwerfen der schmutzigen Wäsche. Tagesräume für die Patienten sind bis auf das Spielzimmer auf der Kleinkinderstation auf den Einzelabteilungen nicht notwendig.

Die *Schule* in größeren Krüppelheimen ist im allgemeinen in eine 4klassige Volksschule, eine 1—2klassige Hilfsschule und eine Sonderklasse für armamputierte und handbehinderte Kinder gegliedert. Wir benötigen also mindestens 6 Schulräume, die nicht zu klein bemessen sein dürfen, damit neben den Bänken noch Platz für Liegestühle und Betten bleibt. Empfehlenswert ist die Bereitstellung eines besonderen Raumes, in dem der Arbeitsunterricht (Bastelwerkstatt) stattfindet. In einem weiteren Raum mit Gas, elektrischem Anschluß und Wasserleitung wird der Physik- und Chemieunterricht abgehalten. Ein kleines Zimmer dient zu

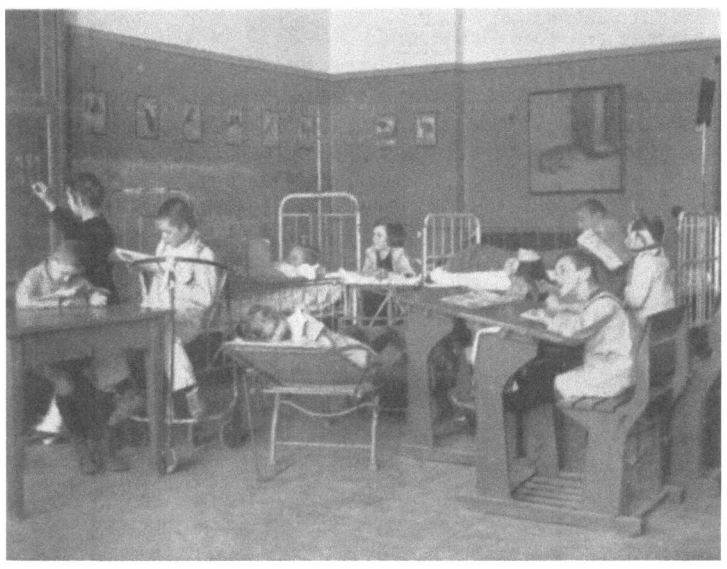

Abb. 9. Blick in einen Schulraum des Oscar Helene-Heims, Berlin-Dahlem. Schulbänke nach System WÜRTZ. Außer Wandtafel ist eine Wandfläche zum Malen und Schreiben eingerichtet.

Intelligenz- und psychotechnischen Eignungsprüfungen. Auf der Schulabteilung müssen ausreichende Toiletten, nach Geschlechtern getrennt, mit mehreren Waschgelegenheiten vorhanden sein. Ein besonderes Zimmer dient zur Aufnahme der Lehrmittel. In Verbindung mit der Schulabteilung ist der Speisesaal zu bringen. Die Ausdehnung dieses Raumes darf nicht zu karg bemessen sein, da er zu gleicher Zeit als Festraum dienen soll. Zu diesem Zwecke ist er mit einer Bühne zu versehen. Der Raum ist mit einer Verdunkelungsvorrichtung auszustatten, damit Kinovorführungen veranstaltet werden können. Der Vorführungsapparat hat außerhalb dieses Saales in einer feuersicheren Kammer zu stehen. Neben dem Speisesaal hat eine geräumige Anrichte mit Wärmeschrank und Spüleinrichtung zu liegen. Schließlich ist ein Lehrerzimmer mit Lehrerbibliothek sowie ein kleines Lese- und Schreibzimmer für die Zöglinge einzurichten. Ein Spielraum darf nicht vergessen werden (Kinderhort). Diese ganze Abteilung ist im Erdgeschoß unterzubringen, damit die Kinder jederzeit Gelegenheit haben, in den Garten zu gelangen. Wie die Krankenzimmer sollen auch die Schulzimmer einen möglichst behaglichen Charakter aufweisen, was durch farbigen Wandanstrich, reichen, guten Bilderschmuck zu erzielen ist. Der Bildschmuck ist der jeweiligen Altersstufe, die in dem Klassenzimmer unterrichtet wird, anzupassen. Als Sitzgelegenheit für Krüppel ist eine besonders konstruierte Schulbank von WÜRTZ angegeben worden. Die Sitzgelegenheit ist mit ganz besonderer Aufmerksamkeit und Sachkenntnis auszuwählen. Andere Stuhltypen finden wir in Amerika. Im allgemeinen neigt man heute dazu, die Schulbänke abzuschaffen und durch Stühle mit kleinen Tischen davor zu ersetzen. Für Kinder mit versteiften Hüften oder mit Beckenbeingipsverbänden hat sich der sog. Arthrodesenstuhl bewährt. Den Schulcharakter bestimmen in den Klassenräumen eigentlich nur die Wandtafeln, die als Schiebetafeln an der Wand anzubringen sind. Daneben hat sich im Oscar Helene-Heim die Anbringung einer Wandtafel an einer Längswand des Raumes vom Boden bis zu einer Höhe von etwa 1,50 m bewährt. Auch die kleinsten Kinder können an dieser Wand Mal- und Schreibübungen vornehmen.

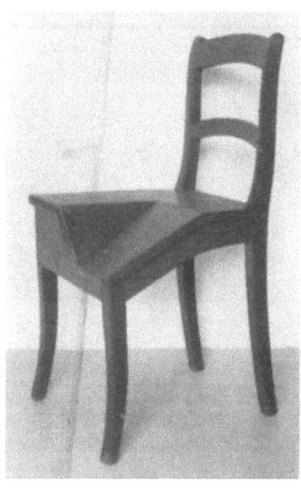

Abb. 10. Sogenannter Arthrodesenstuhl.

Bei handbehinderten Kindern sowie bei Ohnhändern ist es notwendig, daß sie die Möglichkeit haben, zunächst die Buchstaben auf möglichst großen Flächen zu üben. Im Laufe dieser Übungen erlernen die Kinder allmählich ihre Bewegungen dosieren, so daß sie späterhin auch auf kleinem Raume, im Schulheft, die Buchstaben schreiben lernen.

Wie sollen nun die *Korridore* und *Treppen* im Krüppelheim angelegt werden?

Die Breite der Flure hat sich dem Verkehr innerhalb der Anstalt anzupassen. Aus den bisherigen Ausführungen geht deutlich hervor, daß dieser einen ganz wesentlich größeren Umfang hat als in anderen Krankenanstalten. Die geringste Bewegung finden wir auf der Tuberkulose-Station, wo die größte Zahl der Kinder bettlägerig ist und der Unterricht auf Station erteilt wird. Auch der Transport der Kinder in die Operationsabteilung ist weniger häufig als auf anderen Stationen. Massage, Gymnastik und Elektrisation spielen ebenfalls eine untergeordnete Rolle. Die übrigen Stationen mit Ausnahme der Kleinkinderstation weisen dagegen eine lebhafte Bewegung auf. Nach der Versorgung der Kinder durch die Schwestern in den Morgenstunden gehen die Kinder in die Schule oder werden im Bett da hingefahren. Die bettlägerigen Kinder werden zum Mittagessen auf die Station zurückgebracht. Andere Kinder müssen in die Operationsabteilung oder in den Turnsaal usw. gebracht werden. Damit dieser Verkehr ohne Störung abgewickelt werden kann, müssen die Korridore so breit angelegt sein, daß zwei Betten bequem aneinander vorbeigefahren werden können. Pastor VIETOR empfiehlt in seinem Referat auf dem 10. Deutschen Kongreß für Krüppelfürsorge eine Breite von 3 m. Für gehbehinderte Kinder hat sich in Volmarstein und anderen Heimen die Anbringung einer Haltestange an der Korridorwand bewährt. Die einzelnen Stockwerke sind durch eine breite Treppe mit nicht zu hohen Stufen zu verbinden; zwei weitere Treppen sind so schmal zu nehmen, daß ein etwa 10jähriges Kind beide Treppengeländer fassen kann. Ist nur ein Treppenhaus vorhanden, so kann man sich dadurch helfen, daß in der Mitte ein Geländer angebracht wird. Im Gegensatz zu der Ansicht BETTENS, der sich auch VALENTIN angeschlossen hat, ist festzustellen, daß sich im Oscar Helene-Heim die schiefe Ebene bewährt hat, und daß sie in ausgiebigem Maße von den Krüppeln benutzt wird. Die schiefe Ebene soll so breit sein, daß man sie auch mit einer Krankenbahre befahren kann. Das Podest muß so lang sein, daß die Bahre bequem gewendet werden kann. Daß ein geräumiger elektrischer Aufzug vorhanden sein muß, ist eine Selbstverständlichkeit. Dieser Fahrstuhl muß größere Ausmaße haben, als es sonst in Krankenhäusern üblich ist, damit er auch Kinder, die z. B. in Spreizverbänden liegen, aufnehmen kann. Die Einfahrt erfolgt am zweckmäßigsten von der Stirnseite. Auf ihn allein soll man aber nicht angewiesen sein. Die schiefe Ebene, die, wenn einmal vorhanden, auch bis an das oberste Stockwerk durchzuführen ist, entlastet den noch zur Genüge beanspruchten Fahrstuhl und gibt vielen Krüppeln eine völlige Bewegungsfreiheit innerhalb des Hauses. Besondere Bedeutung wird der schiefen Ebene im Falle eines Feuers zukommen.

Schwierig ist die Auswahl des *Fußbodenbelages* der Krankenzimmer und Korridore. An ihn werden im Krüppelheim ganz besondere Anforderungen gestellt. Er muß haltbar, leicht zu säubern und zu pflegen sein. Er soll nicht glatt sein. Er soll

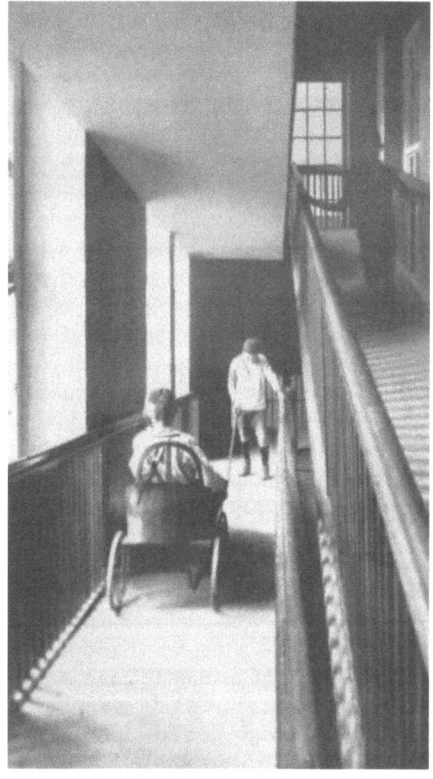

Abb. 11. Schiefe Ebene (Oscar Helene-Heim, Berlin-Dahlem).

möglichst schalltot sein, damit das Bettenfahren, Gehen der Kinder in Gehbänken oder mit Gipsverbänden erträglich wird. Und schließlich möchte er im Interesse des Pflegepersonals eine gewisse Elastizität besitzen. Diese Anforderungen erfüllt am besten Gummi. Die einzigen Nachteile liegen nur darin, daß er leicht glatt wird, wenn er naß ist, und vor allem, daß er sehr kostspielig ist. BETTEN, Köln, hält Parkettboden aus Buche oder Eiche, in

Asphalt verlegt, für Flure, Säle, Tagesräume und Schulklassen für den geeigneten Belag. Aus hygienischen Gründen ist aber jeder fugenarme Bodenbelag zum mindesten für die Krankenräume besser. Steinholz hat sich nicht bewährt. Linoleum wiederum, das ja heute in Krankenanstalten vornehmlich Verwendung findet, ist zwar warm, schalltot, elastisch, leicht auszubessern, fugenarm und hygienisch einwandfrei, wird aber bei der starken Beanspruchung in einem Krüppelheim stark abgenutzt, was dadurch gemildert werden kann, daß die Betten mit Gummirädern versehen werden. Für weniger stark benutzte Räume, wie Wohn- und Schlafräume des Personals, ist Linoleum jedem anderen Belag vorzuziehen. Dabei ist das Linoleum möglichst auf elastischen Korkestrich zu verlegen (nicht Kork-Linoleum). Für Wirtschaftsräume, Bäder, Abortanlagen ist Terrazzo den Fliesen vorzuziehen. Für Flure ist Linoleum der Vorzug zu geben. Wenn dies zu teuer, so wird auch hier am besten Terrazzo verwandt. Krankenzimmer sowie Schulräume werden am zweckmäßigsten mit Linoleum ausgelegt. Für die Operationsabteilung gilt das im allgemeinen Teil Gesagte.

Auch der *Wandanstrich* soll das Schöne mit dem Zweckmäßigen verbinden. Hellen, abwaschbaren Farben ist der Vorzug zu geben. Als Mindestforderung ist ein Ölfarbenanstrich in allen den Patienten zugänglichen Räumen in einer Höhe von 2 m über dem Boden zu verlangen. Besser noch ist eine Fliesenbekleidung der Korridorwände, was jedoch wesentlich kostspieliger ist. Sie ist außerordentlich haltbar und hygienisch. In den Krankenzimmern wirken die Fliesen unfreundlich. Aber die Umgebung der Waschgelegenheiten ist mit Kacheln zu versehen. Um Bestoßen der Wände durch die Betten zu verhindern, ist die Anbringung einer Stoßleiste am Boden aller Wände der Zimmer und Flure zu empfehlen. Ist der Boden mit Terrazzo belegt, so kann diese Schutzleiste von diesem mitgebildet werden, so daß keinerlei Spalten und Fugen entstehen können. Der Übergang zwischen Wand und Fußboden wird durch eine Hohlkehle gebildet. Dabei ist die Anordnung so zu treffen, daß die vorstehenden Teile der Bettstellen nicht an die Wand anstoßen können. Bewährt hat sich in den Krüppelheimen, z. B. in Volmarstein und Bigge, die Anbringung einer Handleiste in etwa 70 cm Höhe an der Flurwand. Diese Handleiste kann bei geeigneter Anlage die Anbringung einer besonderen Stoßleiste überflüssig machen. Für die Wandbekleidung der Operationssäle gelten auch hier die Ausführungen im allgemeinen Teil.

Die *Türen* in allen Räumen, die von den Patienten betreten

werden, müssen so breit sein, daß die Betten selbst mit großen Patienten in stärkster Spreizlage bequem durchgeschoben werden können. Die Türpfosten sind abzurunden; wenn winklig, so ist die scharfe Ecke durch eine Metallschiene vor Abstoßen zu schützen. Hölzerne Türrahmen werden am besten durch eiserne Zargen ersetzt. Für die Laibung sind Kacheln zu bevorzugen. Sollen aber hölzerne Rahmen verwendet werden, so haben diese ebenso wie die Türblätter glatt und ohne Profil zu sein. Die Türen müssen abwaschbar sein.

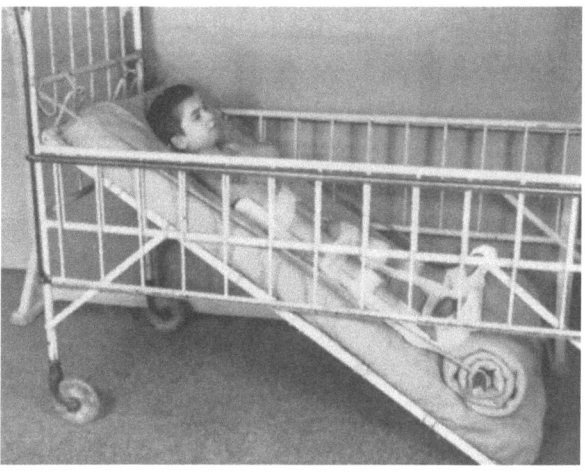

Abb. 12. Steillagerung im Bett (Oscar Helene-Heim, Berlin-Dahlem).

Die Türbreite muß im Krüppelheim im Minimum 1,10 m betragen, die Laibung ist nach dem Flur hin sich erweiternd abzuschrägen.

Besondere Beachtung verdient die Auswahl der *Bettstellen*, die den Behandlungsmethoden und dem Alter der Patienten anzupassen sind. Eine große Bedeutung kommt in den Krüppelheimen den *Lagerungen* zu. Ich erwähne hier nur Extensionsverbände, Steillagerungen, maximale Spreizung der Beine, Lagerungen in Schienen, Gipsverbände und Gipsschalen. Infolgedessen kommt man im Krüppelheim mit den normierten Betten nicht aus. Außer ihnen braucht man breitere Bettstellen und Betten mit verstellbaren Matratzen zur Durchführung von Steillagerungen. Notwendig ist es, daß die größte Zahl der Bettstellen fahrbar ist, wozu große Gummirollen am geeignetsten sind. Um das Bett sicher dirigieren zu können, muß das am Kopfende gelegene

Rollenpaar nur in der Längsachse zum Bett laufen können, während das Rollenpaar am Fußende um 360° drehbar sein muß. An sonstigen Einrichtungsgegenständen benötigt jedes Krankenzimmer einen oder zwei große Tische, auf die die Kinder zum Abwaschen beim Umbetten gelegt werden können. Ein Tisch muß auch in jedem Baderaum stehen. Der Wäsche- und Kleiderschrank kann im Dienstzimmer aufgestellt werden, das außerdem ein Instrumenten- und Medikamentenschränkchen enthält. Auf der Kleinkinderstation wird der Wäscheschrank für die einzelnen Krankenzimmer jeweils in die Wand zu dem eigenen Flur eingebaut, und zwar so, daß derselbe von beiden Seiten zu öffnen ist. Es bedeutet dies eine Raum- und Zeitersparnis.

An die künstliche Beleuchtung werden im Krüppelheim keine besonderen Anforderungen gestellt. In jedem Krankenzimmer ist die Anbringung von mindestens einem Steckkontakt zu empfehlen; damit am Krankenbett zur Behandlung oder Austrocknung von Gipsverbänden Bogenlampen oder Quarzlampen angewandt werden können, ist ein entsprechender Querschnitt der Leitung zu wählen. Neben einem besonderen Raum zur Bestrahlung mit künstlicher Höhensonne ist für die Kleinkinderstation eine eigene Höhensonne zu beschaffen.

Im Operationssaal kann auf komplizierte Beleuchtungsanlagen verzichtet werden, da so gut wie immer am Tage operiert wird. Auch hier müssen, vor allem im aseptischen Saal, Steckkontakte vorhanden sein.

Die Stationen der schulpflichtigen und älteren Kinder sowie der Speisesaal und das Lesezimmer sind mit einer Rundfunkanlage auszustatten. Dabei sollen in den Krankenräumen nur Kopfhörer Verwendung finden.

Die *Orthopädische und Bandagen-Werkstatt*, die die Tag- und Nachtschienen, Kunstglieder und Lagerungsvorrichtungen für die Insassen der Klinik herzustellen hat, muß als eine wichtige Abteilung zur ärztlichen Behandlung in enger Verbindung mit der Klinik stehen und sowohl gehfähige wie bettlägerige Kinder müssen so leicht wie irgend möglich da hingebracht werden können. Umgekehrt muß der Meister der Werkstatt rasch die Stationen erreichen können, ohne erst weite Wege zurückzulegen. Ein Weg durch das Freie ist unbedingt zu vermeiden. Am zweckmäßigsten wird die Werkstatt, deren Größe sich nach der Zahl der klinischen Betten und evtl. ambulanten Beanspruchung richtet, im Sockelgeschoß des Klinikbaues untergebracht. Große Fenster haben den nicht zu tiefen, aber dafür breiten Raum zu erhellen. Den Fenstern entlang sind die Arbeitsplätze einzurichten. Hinter diesen können die Maschinen, wie Drehbänke, Fräsmaschinen, Bohrmaschinen usw., in einer Reihe aufgestellt werden. Die Schmiede ist in einem kleinen Nebenraum unterzubringen. Ein besonderer Raum dient zum Maßnehmen und Anprobieren, ein anderer zur Herstellung von Abgüssen. In diesen beiden Räumen ist ein Untersuchungstisch aufzustellen und eine GLISSONsche Schwebe anzubringen. Die Einrichtung eines Wartezimmers, in dem genügend Platz zum Aufstellen von Betten vorhanden sein muß, ist empfehlenswert. Schließlich muß ein trockener, am besten fensterloser Raum zum Aufbewahren der Gipsvorräte sowie der Gipsabgüsse vorhanden sein. Für die Bandagen-Werkstatt genügt ein größerer Raum, in dem am Fenster der Werktisch und dahinter die Nähmaschinen und Zuschneidetische aufgestellt werden. Der Fußboden dieser Räume wird am zweckmäßigsten mit Eichenlangriemen belegt, mit Ausnahme der Schmiede, in der Klinkern der Vorzug zu geben ist. In diesen Werkstätten müssen genügende Wascheinrichtungen für die Handwerker und Lehrlinge sein.

Wie die Beanspruchung der Krüppelheime zur klinischen Behandlung einen mächtigen Aufschwung genommen hat, so ist auch die Zuweisung von Krüppeln zur *Berufsausbildung* ständig angewachsen. Während die Überweisungen zur klinischen Behandlung wohl den Höhepunkt erreicht haben, wie aus den angeführten Überbelegungen geschlossen werden könnte, nehmen die zur Berufsausbildung noch zu. In sechs preußischen Provinzen (Rheinprovinz, Westfalen, Ostpreußen, Schleswig-Holstein, Hannover, Niederschlesien) wurden von den Landesfürsorgeverbänden folgende Zahlen von Krüppeln Anstalten zur Berufsausbildung überwiesen:

1921	1922	1923	1924	1925	1926
356	258	299	419	725	896

Aus allen Heimen wird berichtet, daß die vorhandenen Plätze nicht ausreichen. So sind z. B. in Volmarstein 80—100 Krüppel zur Aufnahme vorgemerkt. Wir beobachten daher, daß viele Krüppelheime in den letzten Jahren ihre Werkstätten erweitert haben. Aus dieser starken Beanspruchung ist auch die Spezialisierung einzelner Anstalten zu erklären. Es wurde schon hervorgehoben, daß wir heute bereits einen Typ von Krüppelheim kennen, in dem die Einrichtungen zur Berufsausbildung die übrigen Einrichtungen bei weitem überwiegen. Bei der Neugründung und auch Erweiterung eines Krüppelheimes darf aber nicht übersehen werden, daß diese gesteigerte Beanspruchung der Anstalten zum Zwecke der Berufsausbildung zum Teil eine Auswirkung unserer wirtschaftlichen Notlage ist, die die Unterbringung von Lehrlingen in der freien Lehre außerordentlich erschwert hat. Die *Lehrwerkstätten* der Krüppelheime sollten aber nur solche Krüppel aufnehmen, die infolge ihrer Behinderung nur in Werkstätten berufsfähig gemacht werden können, die über besondere Erfahrungen in der Ausbildung Gebrechlicher verfügen, in denen die Krüppel mit Arbeitsprothesen ausgerüstet oder auch noch ärztlich behandelt werden können. Schließlich kommen noch solche Krüppel in Frage, die eine besondere Erziehung benötigen oder aber infolge des Wohnsitzes der Eltern sowie der Gehbehinderung nicht imstande sind, eine Lehrstelle aufzusuchen. Es ist zur Zeit leider nicht möglich, aus Statistiken festzustellen, wieviel Lehrstellen in einem Krüppelheim vorhanden sein müssen, um den Anforderungen genügen zu können. Es wurde ja bereits erwähnt, daß es durch die gesetzliche Regelung der Krüppelfürsorge und die intensive Aufklärungsarbeit gelungen ist, die Schwere des Krüppeltums von vornherein zu mildern. Es ist demnach anzunehmen, daß auch einmal der Zeitpunkt kommt, wo die Überweisung von Krüppeln zur Berufsausbildung zurückgeht. Es wird sich aber immer eine ganze Anzahl Jugendlicher in klinischer und schulischer Behandlung befinden, deren Leiden so schwer ist, daß nach Abschluß der ärztlichen Behandlung und des Schulunterrichtes eine Berufsausbildung in einem Krüppelheim notwendig ist. Es werden dies zumeist Kinder sein, die an den Folgezuständen einer Kinderlähmung oder Tuberkulose leiden, sowie Kinder mit Krampflähmungen und Amputationen. Da in der Stadt die Berufsausbildungsmöglichkeiten sowie die Erwerbsmöglichkeiten in ungelernten Berufen zahlreicher sind als auf dem Lande, so werden die Heime auch zur Berufsausbildung besonders von den Provinzialverbänden beansprucht. Zur Zeit sind von den 95 männlichen und weiblichen Lehrlingen des Oscar Helene-Heims, Berlin-Dahlem, 62 aus der Provinz Brandenburg, 3 aus anderen Provinzen und nur 30 aus der Stadt Berlin.

Von den 78 Krüppelheimen verfügten im Jahre 1925 48 Anstalten über Einrichtungen zur Berufsausbildung. 18 dieser Krüppelheime hatten ein besonderes Handwerkerhaus. Im allgemeinen werden außerhalb der Anstalt wohnende Krüppel in die Werkstätten nicht aufgenommen. Dies verbietet ja schon zumeist die Lage der Anstalt. Für kleinere Anstalten lohnt sich nicht die Einrichtung eines besonderen Werkstättengebäudes. Hier können die Werkstätten im Sockelgeschoß untergebracht werden. Im allgemeinen jedoch tritt man heute für den Bau besonderer Werkstättengebäude ein, in denen vielfach auch die Schlafräume, Tages- und Schulräume der Lehrlinge gelegen sind. Die Gründe für diese Trennung von der Klinik wurden bereits angeführt. Am zweckmäßigsten ist es, wenn man auch noch Wohn- und Werkstättengebäude trennen kann. Man hat dann die

Möglichkeit, das Werkstättengebäude mehr als Fabrik einrichten zu können und größere Lagerräume zur Verfügung. Wie schon erwähnt, bedeuten die Schlaf- und Aufenthaltsräume in einem modern angelegten Werkstättengebäude baulich einen Fremdkörper.

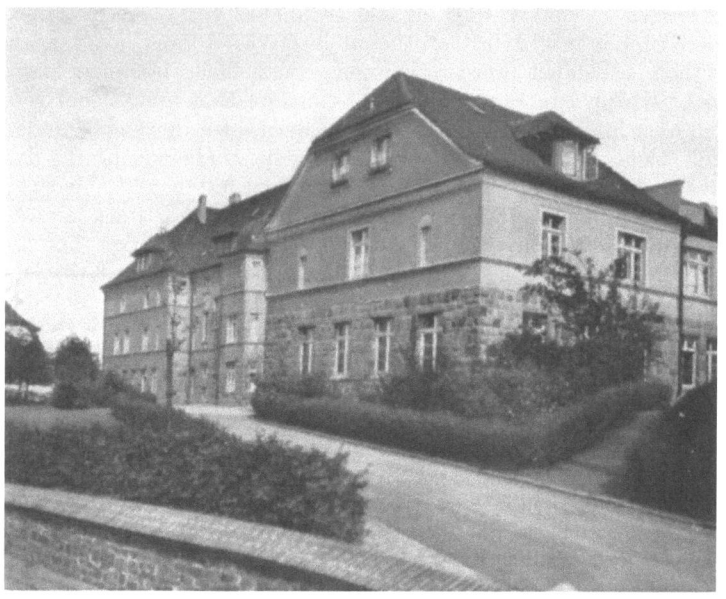

Abb. 13. Ansicht des Werkstättengebäudes für weibliche Lehrlinge, Margaretenhaus. Volmarstein i. W.

Nach welchen Gesichtspunkten sind die Berufsausbildungsmöglichkeiten zu wählen? Die zu lehrenden Berufe sind den örtlichen Verhältnissen anzupassen, da sonst eine Unterbringung nach Abschluß der Lehre erschwert oder gar unmöglich ist. Es muß eine Absatzmöglichkeit für die hergestellten Waren bestehen, und nicht zuletzt müssen die Berufe den verschiedenen Arten der Behinderungen Rechnung tragen. Im allgemeinen kann man so gliedern, daß eine Reihe Ausbildungsmöglichkeiten für Beinbehinderte und andere für Handbehinderte, besonders Einarmige, gelehrt werden. Ausgesprochene Berufe für geh- und stehbehinderte Krüppel sind vor allem Schuhmacherei und Schneiderei. Für Einarmige haben sich Tischlerei, Buchbinderei und Drechslerei bewährt. Neben Gehbehinderten können Krampflähmungen leichterer Art im Korbmacherhandwerk ausgebildet werden.

Für die letzte Gruppe eignet sich auch die Gärtnerei. Sehr schwächliche Jugendliche, wie Spondylitiker und evtl. auch schwere Skoliosen, können die Täschnerei und die Uhrmacherei erlernen. In den deutschen Krüppelheimen werden nach den Erhebungen der Deutschen Vereinigung für Krüppelfürsorge vom Jahre 1925 71 verschiedene Berufe gelehrt, davon 47 für Knaben, 24 für Mädchen. Ist in der Nähe bereits ein Krüppelheim vorhanden, so sind möglichst solche Berufszweige bei einer Neugründung oder auch bei einer Erweiterung zu wählen, die dort nicht vorhanden sind. Die Anstalten können sich so gegenseitig ergänzen und für die einzelnen Berufszweige besonders geeignete Krüppel austauschen. Schließlich muß bei der inneren Ausgestaltung der Werkstätten zu der grundlegenden Fragestellung genommen werden: Sollen die Krüppel in einem Handwerk in all seiner Vielseitigkeit oder den Forderungen der Industrie entsprechend als Teilarbeiter ausgebildet werden? Es ist im Rahmen dieser Arbeit nicht möglich, das Für und Wider zu erörtern. Es sei hier nur auf den Vortrag des Oberverwaltungsrates Dr. MARX, Nürnberg, auf dem 40. Fürsorgetag in Hamburg und die Entgegnung Pastor VIETORS auf der Mitgliederversammlung der Deutschen Vereinigung für Krüppelfürsorge in Darmstadt hingewiesen. Eingehend hat sich zuletzt Dr. MICHEL, Berlin-Dahlem, mit diesem Problem in der „Zeitschrift für Krüppelfürsorge" beschäftigt. In einzelnen Krüppelheimen wird gegenwärtig der Versuch unternommen, Krüppel für die Industrie vorzubereiten. Der Erfolg wird abzuwarten sein. Im allgemeinen jedoch werden wir in den Entkrüppelungsanstalten bis auf weiteres an der handwerksmäßigen Ausbildung, dem Auslernen, festhalten müssen, wenn die vorher erwähnten Grundsätze zur Aufnahme in Krüppelheimen angewandt werden. Es sind dies dann eben nur bis auf wenige Ausnahmen die schwersten Fälle, die dem auf das höchste gesteigerten Rhythmus moderner Industriearbeit von vornherein nicht gewachsen sind. Dagegen erscheint es heute notwendig, auch den Krüppeln, die nicht ganz-, sondern nur teilwertig sind, in den Lehrwerkstätten der Krüppelheime die Möglichkeit zum Teillernen zu geben.

In den Anstalten, in denen die Berufsausbildung einen breiten Raum einnimmt, sind die Werkstätten für Knaben und Mädchen räumlich getrennt und höchstens durch einen gedeckten Gang mit dem Klinikgebäude verbunden. Es dürfte dies zweifellos das Ideal sein, ist aber für wenig umfangreiche Einrichtungen zu kostspielig, zumal im allgemeinen für Mädchen weit weniger Plätze beansprucht werden als für Knaben. Das Verhältnis zwischen männlichen und weiblichen Lehrlingen im Oscar Helene-Heim ist gegenwärtig 71:24, es liegt jedoch das dringende Bedürfnis vor, mehr Plätze für weibliche Lehrlinge zu schaffen.

Jedoch sind auch diese Verhältnisse in den verschiedenen Gegenden des Reiches verschieden, wie ja überhaupt die Krüppelfürsorge nicht in allen Teilen des Reiches mit gleicher Intensität betrieben wird.

Bei dem Bau von Werkstätten sind die Räume von vornherein nicht zu eng zu bemessen. Die Räume müssen eine lange, mit möglichst vielen großen Fenstern versehene Außenwand besitzen, damit alle Arbeitsplätze gut belichtet sind. Die Tiefe ist demnach nicht zu groß zu wählen, oder es muß Oberlicht angelegt werden, wie es z. B. im Krüppelheim in Bigge der Fall ist, was jedoch nur bei eingeschossigen Bauten durchführbar ist. Innerhalb der einzelnen Werkstätten ist nach dem Vorschlag VIETOR's ein kleiner Verschlag mit Glasfenster zu bauen, in dem der Meister Rechnungen ausstellen und Kalkulationen vornehmen kann. Eine nachahmenswerte Einrichtung ist in den Volmarsteiner Anstalten geschaffen worden. Die zu ebener Erde gelegenen Werkstätten sind zu beiden Seiten eines Flures angeordnet. Die Wand nach dem Flur ist mit Oberlichtfenstern und großen sog. Besichtigungsfenstern versehen. Die Aufgaben, die die Krüppelheime zu erfüllen haben, sind ja außerordentlich vielseitig, und neben der eigentlichen Entkrüppelung in Klinik, Schule und Werkstätten dienen sie der Aufklärung. Alle Vorurteile werden aber am besten beseitigt, wenn man dem Laien zeigt, welche Erfolge in den einzelnen Abteilungen eines Krüppelheims erzielt werden. Die Nachteile dieser häufigen Besichtigungen, Einschleppung von Schmutz oder gar Infektionskrankheiten, Bestaunen oder Bemitleiden der Krüppel, Abhalten von der Arbeit u. a. m., werden vermieden, wenn die Besucher die Arbeitsräume gar nicht betreten, sondern durch die Fenster die werktätigen Krüppel beobachten. Diese Flurfenster bieten darüber hinaus den Vorteil einer möglichst intensiven Durchflutung der Räume mit Licht. Auch die Durchlüftung der Räume wird erleichtert, wenn diese Fenster zum Öffnen eingerichtet sind. Auf gute natürliche Durchlüftung der Werkstätten ist aber ganz besonders Wert zu legen. Die Werkstätten, in denen die Arbeit mit starker Staubentwicklung verbunden ist, müssen besonders gut durchlüftet sein. In der Tischlerei sind an der Kreissäge Absaugvorrichtungen für den Holzstaub anzubringen. Auch für die Schneiderwerkstatt wird eine Entstaubungsanlage für zweckdienlich erachtet. Die Anfeuchtung des Rohres in der Korbmacherei geschieht am zweckmäßigsten in einem großen Zementtrog, der in einem von der Werkstatt zugänglichen Nebenraum steht, um so einen ungesunden Feuchtigkeitsgrad der Luft in dem Arbeitsraum zu vermeiden. Dieser Trog ist mit Steinfliesen zu umgeben. Im übrigen ist, wie schon erwähnt, Eichenlangriemenfußboden für alle Werkstätten geeignet. Man findet außerdem in den Werkstätten der Krüppelheime Terrazzo, Fliesen und Zement. Neben guter natürlicher Beleuchtung der Arbeitsplätze muß für eine helle, möglichst schattenfreie künstliche Beleuchtung gesorgt werden. In allen Werkstätten müssen ausreichende Waschgelegenheiten und Duschräume vorhanden sein; auch Abortanlagen in der Nähe der Arbeitsräume sind notwendig. Auch hier dürfen Besenkammern nicht fehlen. Die einzelnen Werkstätteneinrichtungen sind möglichst mit all den Maschinen auszustatten, die heute in größeren Betrieben gebräuchlich sind. Der Lehrling muß die Konstruktion und Bedienung der in seinem Beruf gebräuchlichsten Maschinen kennenlernen. Daneben soll er aber auch so ausgebildet werden, daß er, soweit es möglich ist, unabhängig von Maschinen allen Anforderungen seines Berufes gerecht werden kann. Dieses Prinzip ist vor allem bei solchen Lehrlingen streng durchzuführen, die nach der, Ausbildung zu einem Meister in der Kleinstadt gehen oder sich selbständig machen. Aus diesen Erwägungen heraus soll man die weiblichen Lehrlinge nicht durch elektrisch betriebene Nähmaschinen verwöhnen. In stark industrialisierten Gegenden, wie z. B. im Rheinland und in Westfalen, wird man im allgemeinen weit mehr Gebrauch von Maschinen machen müssen als z. B. in Ostpreußen. Die Einrichtung der Werkstätten, die Betonung des Handwerklichen oder Industriellen in der Berufsausbildung sowie die Arten der Berufe richten sich nach den jeweiligen örtlichen Verhältnissen, in denen die Krüppel später ihr Brot verdienen sollen.

Die *Lagerräume für die Rohmaterialien* sollen den Werkstätten möglichst nah gelegen sein. Diese Forderung ist dort am leichtesten zu erfüllen, wo die Werkstätten in einem eigenen Gebäude untergebracht sind. Fertigwaren dagegen können in geeigneten Bodenräumen aufgespeichert werden, wozu ein geräumiger Fahrstuhl notwendig ist. In unmittelbarer Verbindung mit den Werkstätten ist möglichst an der Eingangspforte des Gebäudes das Werkstättenbüro unterzubringen, dessen Größe von dem Umfang der Werkstätten abhängig ist. Hier werden die Bestellungen der Kundschaft entgegengenommen und Fertigwaren ausgehändigt. Dort, wo die Lehrwerkstätten räumlich von der Klinik losgelöst sind und einen größeren Umfang (100 und mehr Lehrlinge) besitzen, können sie auch organisatorisch bis zu einem gewissen Grade selbständig sein. Als Beispiel sei hier die Organisation der Krüppelanstalten „Johanna-Helenen-Heim" in Volmarstein angeführt.

„Um die Lehrwerkstätten in den Gesamtbetrieb der Krüppelanstalten richtig einzugliedern, muß man sich darüber klar sein, daß einerseits die

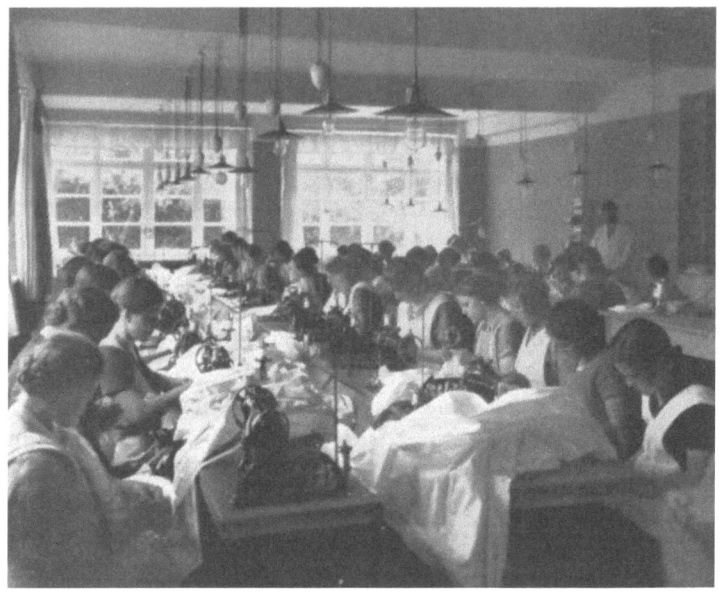

Abb. 14. Blick in den Arbeitsraum für weibliche Lehrlinge, Margaretenhaus, Volmarstein i. W.

berufliche Ausbildung von Krüppeln erstklassig sein muß, damit der Krüppel später dem Gesunden gegenüber durch die Qualität seiner Arbeit bestehen kann, daß andererseits die Werkstätten aber keine Zuschußbetriebe sein dürfen, die einen Teil der den Gesamtanstalten zufließenden Liebesgaben und staatlichen oder provinzialen Zuschüsse für ihre geregelte Fortführung brauchen. Daraus ergibt sich, daß ein Lehrwerkstättenbetrieb besonders unter den heutigen schwierigen Verhältnissen nach modernen kaufmännischen Gesichtspunkten geleitet werden muß und am besten bis zu einem gewissen Grade aus dem Gesamtbetrieb herausgelöst wird. Die Leitung des Werkstättenbetriebes wird einem kaufmännisch gründlich geschulten, energischen Betriebsleiter übertragen, der auch ein gewisses Verständnis für technische Fragen hat, damit er in dieser Hinsicht nicht zu abhängig von seinen ihm unterstellten Meistern ist. Ein in gut geleiteten Anstalten überholter Standpunkt ist es, dem Hausvater des Handwerkerhauses gleichzeitig die Betriebsleitung zu übertragen. Das mag in ganz kleinen Betrieben hingehen, die die Kosten für eine gesonderte Leitung nicht tragen können. In größeren Anstalten wird immer eins zu kurz kommen: entweder die Erziehung der Pfleglinge und die Wirtschaftsführung des Hauses oder die Geschäftsführung der Werkstätten. Selbstverständlich ist dem Betriebsleiter eine gewisse Selbständigkeit einzuräumen, da er die Verantwortung für die Wirtschaftlichkeit des Betriebes und für die gewissenhafte Ausbildung der Lehrlinge trägt. Er untersteht aber dem Anstaltsleiter, ohne dessen Einverständnis er keine wichtigen Entscheidungen treffen darf. Mit dem Anstaltsleiter zusammen hat er die Anstellung des Lehrpersonals zu regeln und vor allen Dingen zu allen die Werkstätten rechtlich verpflichtenden Belastungen durch Darlehen und Kredite usw. seine Zustimmung einzuholen. Zu diesem Zweck finden regelmäßige Besprechungen statt, in denen alle Fragen von Wichtigkeit gemeinsam durchberaten werden.

In größeren Anstalten empfiehlt es sich, die *Kassenführung* der Werkstätten von der Hauptkasse zu trennen. Die Werkstätten erhalten ihr gesondertes kaufmännisches Büro und richten eigene Bank- und Postscheckkonten ein. Verfügen die Anstalten über größere Betriebsmittel, so empfiehlt es sich, diese Gelder gegen Berechnung der üblichen Zinsen den Werkstätten zur Verfügung zu stellen und die Lieferungen der Werkstätten an die Gesamtanstalten von diesem Konto abzubuchen. Außerdem muß den Werkstätten bei der Einrichtung ein angemessenes Betriebskapital zur Verfügung gestellt werden, damit sie ihren gesamten Einkauf und die laufenden Unkosten selbst finanzieren können. Es ist ein unbedingt falscher Standpunkt, den Werkstätten einen gewissen Prozentsatz der eingehenden Pflegegelder als Betriebszuschuß zu gewähren. Es ist im Gegenteil m. E. eine noch offene Frage, ob es nicht richtig wäre, die Werkstätten je Pflegling und Tag mit einem nach der Dauer der Lehrzeit gestaffelten Betrag zu belasten, der von der Hauptkasse zur Deckung der Generalunkosten (Personal der Hauptverwaltung, Unterhaltung der Straßen und Kanalisation usw.) verwandt wird.

In monatlichen, mindestens aber vierteljährlichen Zwischenbilanzen sind die Ergebnisse des Betriebes dem Anstaltsleiter darzulegen. Die von den Gesamtanstalten zur Verfügung gestellten Kapitalien sind übersichtlich, getrennt von den „Fremden Geldern", nachzuweisen. Ist die Trennung zwischen Hauptkasse und Werkstätten wie vorstehend durchgeführt, dann ergibt sich von selbst, daß die Entlohnung des gesamten Lehrpersonals Sache der Werkstätten ist. Wird der Berufsschulunterricht nebenamtlich von den Lehrkräften erteilt, die von den Gesamtanstalten hauptamtlich für die Anstaltsschulen angestellt sind, dann kann von einem Zuschuß der Werkstätten zu den Gehältern dieser Lehrkräfte abgesehen werden. Werden aber auswärtige Kräfte hierfür herangezogen, so muß m. E. die Bezahlung durch die Werkstätten erfolgen. Die den Werkstätten zur Verfügung gestellten Gebäude und Räume sind von diesen instand zu halten, ebenso ist die Ergänzung und Instandhaltung des Inventars Sache der Werkstätten. Wenn die Werkstätten je Pflegling, wie vorher bemerkt, eine Vergütung an die Hauptkasse abführen, kann von der Berechnung eines Mietsatzes für die benutzten Gebäude abgesehen werden, andernfalls ist eine angemessene Miete, etwa in Höhe von 1—2% des Gebäudewertes, zu zahlen, da die Bilanzen sonst leicht ein falsches Bild über die Rentabilität des Betriebes geben." (Pastor VIETOR, Volmarstein.)

Für die Art der Buchführung in Krüppelheimen kann wärmstens die Anwendung der LIECKschen Richtlinien empfohlen werden, die in langjähriger Praxis erarbeitet wurden und sich in einer Reihe komplizierter Anstaltsorganisationen bestens bewährt haben (LIECK: Die Anstaltsbuchführung, Verlag FRANZ VAHLEN, Berlin 1927).

Nach dieser kurzen Erörterung verwaltungstechnischer Fragen müssen noch einige notwendige Einrichtungen des Werkstättengebäudes erwähnt werden. Da die Krüppelheime im allgemeinen von der Anpreisung ihrer Waren in Tageszeitungen absehen müssen, andernteils der Betrieb aber nur aufrechterhalten werden kann, wenn Aufträge eingehen und Absatzmöglichkeiten für Fertigwaren vorhanden sind, so ist zur Kundenwerbung neben dem Büro ein nicht zu kleiner, ansprechend ausgestatteter Ausstellungsraum einzurichten, durch den alle Besucher der Anstalt geführt werden. Diese Art der Werbung wird den Anstalten niemand verwehren. Notwendig ist auch die Einrichtung von Anprobierräumen in Schneiderwerkstätten, Putzmachereien und orthopädischer Schuhmacherei. Schließlich müssen noch Räume für den Berufsschulunterricht vorhanden sein. Ihre Zahl richtet sich nach der Zahl der Lehrlinge. Im allgemeinen werden 2 Räume ausreichen. Bei der Ausstattung der Schulzimmer werden heute aus erzieherischen und praktischen Gründen Schulbänke vielfach verworfen. Außerdem spielt in der Berufsschule das Fachzeichnen eine große Rolle, so daß Tische und Stühle evtl. nach dem Muster modern eingerichteter Zeichensäle in den Schulen zu bevorzugen sind. Künstlerischer Bildschmuck, der die Berufsarbeit darstellt und adelt, betont den Charakter dieser Arbeitsräume. Ein Lehrerzimmer sowie ein Raum zur Unterbringung der Lehrmittel, eine Bibliothek mit Lesezimmer können nicht entbehrt werden. Ist ein eigenes Werkstättengebäude mit einer größeren Zahl von Arbeitsplätzen vorhanden und sind in ihm außer den Werkstätten und der Berufsschule auch die Schlafräume untergebracht, so sind auch in demselben Bau Speise- und Unterhaltungsräume anzulegen. In kleineren Betrieben können die Speise- und Tagesräume des Klinik-Schulbaues von den Lehrlingen mitbenutzt werden. In großen Krüppelheimen, wo hundert und mehr Plätze für Lehrlinge vorhanden sind, ist ein nur den Lehrlingen dienender Speisesaal, der zugleich als Festraum mit Bühne und Kino verwendet werden kann, vorzusehen. Eine geschickte Lösung ist in dem Speise- und Festsaal des neuen Handwerkerhauses der Volmarsteiner Anstalten gefunden worden. Der Bühnenraum kann durch Falttüren gegen den Saal geschlossen werden. Dieser dient als Eßzimmer für Personal. Als Schlafräume hat man in Volmarstein (Margaretenhaus) Zweibettenzimmer gewählt. In jedem Zimmer befindet sich fließendes Wasser. Die Waschbecken sind in eine flache, ausgekachelte Nische eingebaut. Darüber sind Glasregale zur Aufstellung der notwendigen Toilettenartikel angebracht. Jeder Zögling hat einen eigenen Schrank zur Unterbringung seiner Kleider und Wäsche. Zu empfehlen ist die Bereitstellung eines mehrbettigen Zimmers als Krankenstube.

Nur vereinzelte Anstalten werden es sich leisten können, getrennte Werkstättengebäude für Knaben und Mädchen errichten zu können, wie z. B. in Volmarstein. Geschieht die Unterbringung in einem Gebäude, so ist auf eine scharfe Trennung der Schlafräume Wert zu legen. Baderäume mit Einrichtungen für Fußbäder und Duschen sind unerläßlich.

Die einzelnen Stockwerke sind durch bequeme Treppen miteinander zu verbinden. Der Lastenaufzug dient zugleich zur Personalbeförderung. Die Anbringung einer schiefen Ebene ist zu empfehlen. Auch der Garten soll vom Erdgeschoß aus ohne Treppenbenutzung zu erreichen sein. Es genügt dazu die Errichtung einer schiefen Ebene außerhalb des Gebäudes.

Damit wären alle Einrichtungen, die zur Durchführung der Entkrüppelung notwendig sind, besprochen. Die Grundprinzipien seien noch einmal kurz zusammengefaßt:
Ein Entkrüppelungsheim besteht:
1. aus dem Klinik-Schulgebäude und
2. aus dem Werkstättengebäude und dem Lehrlingsheim, in dem sich die Schul-, Wohn- und Schlafräume befinden.

Wirtschaftsräume, wie Küche mit Vorratskammern, Wäscherei und Nähstube mit Wäscheausgabe und die Heizanlage erfordern im Krüppelheim keine Besonderheiten gegenüber den sonstigen Krankenanstalten. In einem Magazin mit Ausgabestelle sind alle Vorräte an Haus- und Krankenutensilien aufgespeichert. Eine Reihe Anstalten unterhalten ausgedehnte landwirtschaftliche Betriebe mit Getreide-, Gemüse-, Kartoffel- und auch Obstbau sowie Viehwirtschaft. Empfehlenswert ist die Haltung von Schweinen zur produktiven Verwertung der Speiseabfälle. Je nach Lage und Größe der Krüppelheime sind Pferde oder auch Lastkraftwagen zum Abholen und Wegbringen von Frachten notwendig. In fast allen Krüppelheimen finden wir Stallungen und Garagen.

Ein für jedes Krüppelheim unerläßlicher Bestandteil fand bisher keine Erwähnung: Spiel- und Sportplätze. Wald und Wiese, die zum Lagern im Schatten und Sonnenschein einladen, Sandspielplatz, Planschwiese und sachgemäße Sportplätze (Fußball- und Handballplatz, Aschenbahn) sowie Luft- und Sonnenbäder mit Turngeräten und Duschanlagen in ausreichender Größe erscheinen heute für Krüppelheime als Mindestforderung. Eine ganze Reihe Krüppelheime haben hier Mustergültiges geleistet, so z. B. das Oscar Helene-Heim, das über 45 Morgen eingezäunten Waldgeländes mit all den erwähnten Anlagen verfügt. In dem Freigelände sind Schulbänke aufzustellen, damit bei günstigem

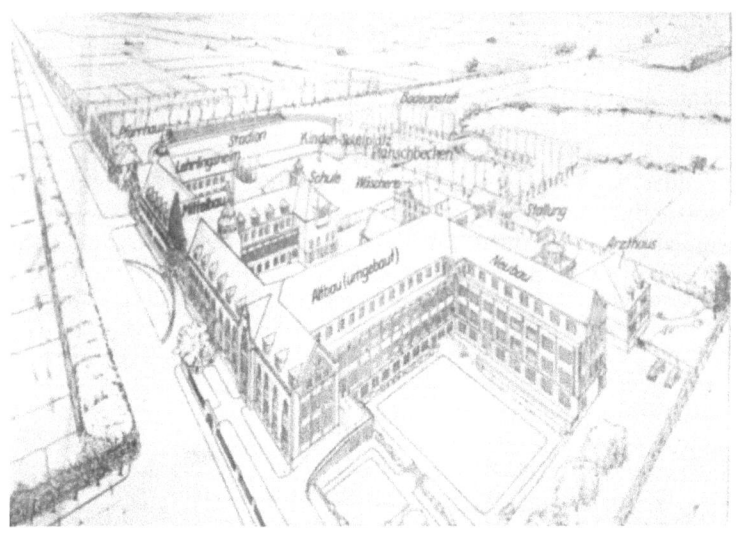

Abb. 15. Anlagen des Anna-Stiftes, Hannover, aus der Vogelperspektive, Gebäude und Spielplatz.

Wetter der Unterricht im Walde stattfinden kann. Im Oscar Helene-Heim hat sich eine in den Wald hineinführende Zementbahn bewährt, die gestattet, die mit Rädern versehenen Betten ohne allzu großen Zeit- und Kraftaufwand aus den Krankenzimmern in den Wald zu fahren. Bei dem Neubau der Leipziger orthopädischen Universitätsklinik wird das Dach des Turngebäudes zur Durchführung von Liegekuren und Freiluftgymnastik ausgebaut. Vor dem Turngebäude ist ein geräumiger Spielplatz mit Freibad vorgesehen.

Will sich ein Krüppelheim neben der Entkrüppelungsarbeit der *Fürsorge* für jugendliche Teilwertige und Tiefwertige widmen, so sind zu deren Unterbringung und Beschäftigung besondere, nach Geschlechtern getrennte Gebäude aufzuführen. Hier können größere Schlafräume vorhanden sein; ein Aufenthaltsraum und ein Speisesaal ist ausreichend. Als Beschäftigungswerkstätten kommen Bürstenbinderei, Stuhlflechterei, kunstgewerbliche Arbeiten u. a. m. in Betracht.

Es ist nun noch die *Personalfrage* kurz zu erörtern. Die Leitung der Klinik untersteht einem hauptamtlich angestellten Facharzt für Orthopädie, der bei Abwesenheit durch einen Oberarzt ver-

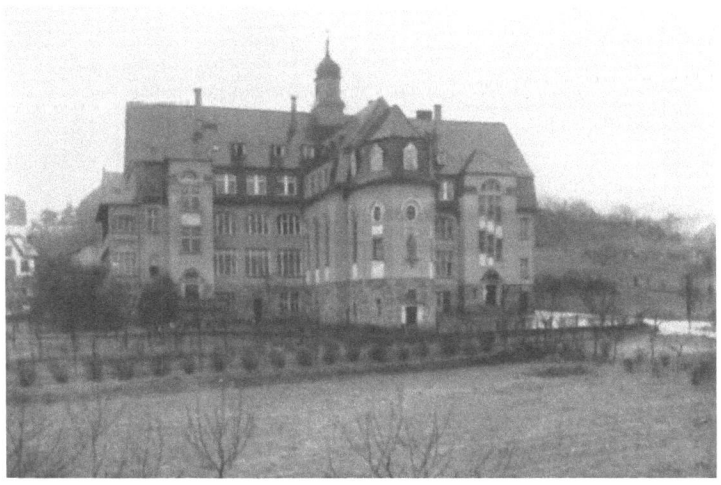

Abb. 16. Ansicht des Herz-Jesu-Heims in Fulda mit Betsaal (Gartenansicht).

treten wird. Dieser wohnt, wenigstens in kleineren Betrieben mit nur wenig Ärzten in der Anstalt. Auch im Krüppelheim können durch einen Assistenzarzt nur etwa 50—70 Kinder versorgt werden, zumal neben der Tätigkeit im Operationssaal der Arzt die Lagerungen der Kinder angeben und überwachen muß, selbst die Elektrotherapie durchzuführen hat sowie die Hydrotherapie und vor allem die Heilgymnastik und Massage überwachen oder selbst vornehmen muß. Größere Anstalten kommen ohne eine oder mehrere Heilgymnastinnen nicht aus. Es ist heute nicht mehr angängig, daß Krüppelheime von Orthopäden oder Chirurgen nur nebenamtlich versorgt werden. Zu jeder Stunde des Tages und der Nacht muß wenigstens ein Arzt sofort erreichbar sein. Zu diesem Zwecke sind auch Krüppelheime wie alle modernen Krankenanstalten mit einer Telefonanlage zu versehen, die die Stationen, Behandlungsräume und Ärztezimmer, aber auch die

Schulstation und Lehrerzimmer sowie Werkstätten miteinander verbindet. Die halb automatische Telefonanlage ist zur Personalersparnis in jedem Falle zu bevorzugen. Die Unterbringung des Personals, der Ärzte, Schwestern, Hausmädchen und Hausdiener weicht von den Richtlinien für allgemeine Krankenanstalten nicht ab wie auch alle nicht erwähnten Nebeneinrichtungen, wie z. B.

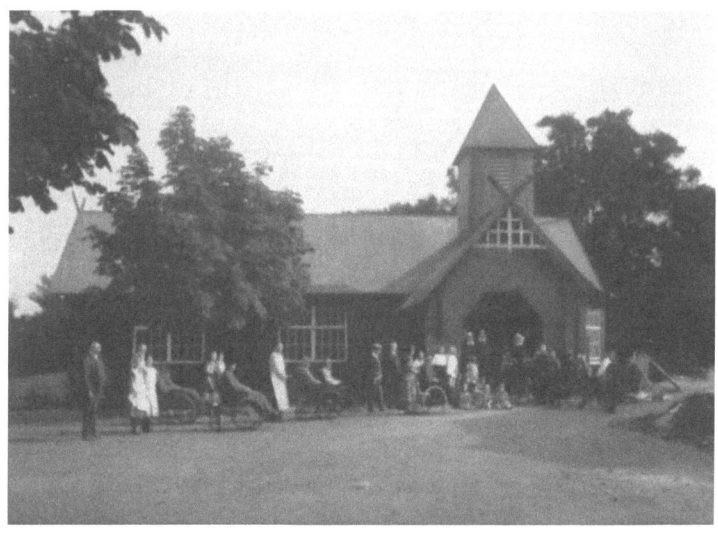

Abb. 17. Die Kapelle des Johanna-Helenen-Heims in Volmarstein i. W. (Infolge der Ausdehnung der Krüppelanstalten ist die Kapelle zu klein geworden, der Bau einer Kirche ist geplant).

Büros, Zimmer für ärztlichen Direktor, Verwaltungsdirektor usw. keine Besonderheiten im Krüppelheim verlangen.

Die außerordentliche Vielseitigkeit der Arbeit in Entkrüppelungsanstalt und Krüppelheim erfordert ein zahlreicheres und auch besonders geschultes Personal, als es in anderen Krankenanstalten notwendig ist. Das Personal setzt sich zusammen aus Ärzten, Schwestern, Heilgymnastinnen und für ältere Knaben einigen Pflegern. In der Schulabteilung sind Volksschullehrer(innen), Gewerbelehrer(innen) sowie Kindergärtnerinnen und Hortnerinnen tätig. Den Werkstätten steht ein Inspektor vor. Je nach der Größe des Betriebes ist außerdem ein Kaufmann tätig, der den Einkauf der Rohmaterialien besorgt und für den Absatz der Fertigwaren bemüht ist. Die Berufsausbildung liegt in den

Händen von Meistern(innen). Ist die Lehrlingszahl in den einzelnen Werkstätten größer als 10, so ist die Einstellung eines Gesellen notwendig. Die orthopädische Werkstatt, die ja nicht eine reine Lehrwerkstätte ist, erfordert eine weit größere Zahl von Gesellen. Nicht abweichend von der Personalbesetzung in allgemeinen Krankenanstalten ist die Zahl des Büropersonals und außerdem die der Mädchen und Hausdiener. Kutscher oder Chauffeur zur Heranschaffung von Lebensmitteln, Rohmaterialien u. a. m. sowie dem Fortbringen der Fertigwaren ist für die meisten Anstalten unentbehrlich.

Bereits baulich soll die Krüppelanstalt erkennen lassen, daß sie ein Haus ist, in dem die Insassen unter Ausnutzung der natürlichen Heilfaktoren: Licht, Luft und Sonne ärztlich behandelt werden, in dem ernster Arbeitswille herrscht, doch auch Frohsinn und Lebensfreude zu Hause sind. Handelt es sich um konfessionelle Anstalten, so betont der Bau durch die Anlage des Betsaales oder auch einer freistehenden Kirche diesen besonderen Charakter.

Kinderkrankenhäuser.
Von W. GOTTSTEIN-Charlottenburg.
Mit 12 Abbildungen.

A. Möglichkeiten der Anstaltsversorgung.

Vor über 50 Jahren schrieb C. RAUCHFUSS, einer der besten Kenner des Kinderkrankenhauswesens: „In den reichsten und bevölkertsten Städten Europas ist die Gründung von Kinderheilanstalten immer noch dem Zufall privater Initiative anheimgestellt, und die Stadtverwaltungen begnügen sich in der Regel, dem sorgenvollen Kampf dieser Anstalten um ihre Existenz teilnahmslos zuzuschauen." Die klinischen und bautechnischen Erfahrungen dieses hervorragenden Kinderarztes sind heute noch beachtenswert. Vor allem hat diese Klage ihre Berechtigung zum Teil nicht verloren. Jedoch darf die gegenwärtig unzureichende Hospitalisierung nicht voreilig auf Gleichgültigkeit mancher Stadtgemeinden zurückgeführt werden. Denn die Anstaltsversorgung von Kindern stellt Staat und Stadt aus vielfachen Gründen vor weit schwierigere Aufgaben als die Hospitalisierung Erwachsener.

I. Kinder in Krankenräumen Erwachsener.

Bis vor etwa 150 Jahren brachte man kranke Kinder fast ausnahmslos in allen Ländern nur in Spitalsälen Erwachsener unter. Miss NIGHTINGALE, die bedeutende Förderin des Hospitalwesens, stellte aus praktischen und pflegerischen Gründen den Nutzen der Kinderhospitäler in Frage. Denn fast jedes Kind verlange eine Pflegerin für sich allein; daher werde sich auf den Erwachsenenabteilungen unter den genesenden Frauen stets eine finden, die sich des Kindes annehme, wenn der Schwester die Zeit fehle. Heute verurteilen wir aus vielen Gründen diese Art der Unterbringung: NAUNYN hat in treffender Form darauf hingewiesen, daß einer der wesentlichen äußeren Gründe für die Abgrenzung der Kinderheilkunde als klinischen Sonderfaches der war, daß Kinder aus ernährungstherapeutischen, wirtschaftlichen, pflegerischen und ethischen Gründen abgesondert werden müssen. Trotzdem ist diese an sich überwundene Methode der Hospitalisierung kranker Kinder *unter zwei Bedingungen* noch gegenwärtig die einzige Lösung: *In Kleinstädten und vielen Mittelstädten.* Zwar haben kleinere Gemeinden oft die Möglichkeit, Säuglinge zusammenzulegen, aber für Klein- und Schulkinder fehlen gesonderte Räume. Daher werden Kinder von 2—14 Jahren mit einer operierten Rippenfellvereiterung oder einer Lungenentzündung auf die chirurgische oder innere Erwachsenenstation gelegt. 2. *In vielen Spezialkliniken aller Städte.* Gesonderte Kliniken oder Krankenabteilungen für Ohren-Augenkrankheiten usw. finden sich fast nur in Großstädten. Die Räume sind oft so beschränkt, daß Kinder, die in der Ohrenklinik an einer Warzenfortsatzvereiterung operiert wurden oder wegen einer Augapfelverletzung in der Augenklinik liegen, im Krankensaal der Erwachsenen bleiben. Oft bestätigt sich hier die alte Beobachtung von Miss NIGHTINGALE, und das Kind wird in rührender, wenn auch nicht immer sachkundiger Form von den Bettnachbarn betreut. Wir wissen, daß der Erfolg eines operativen Eingriffes beim Kind weit mehr als beim Erwachsenen von der Ernährung und dem Gesamtpflegezustand abhängt. Eine noch so kunstvoll ausgeführte Operation kann mißlingen, wenn das Kind Nährschäden zeigt, deren Folgen noch nicht einmal offen zutage treten, sondern sich nur aus der vom Kinderarzt sachkundig erhobenen Vorgeschichte ergeben. Wenn also zuweilen aus äußeren Gründen die Unterbringung kranker Kinder im Erwachsenensaal einer operativen Spezialklinik unerläßlich ist, dann muß die Zusammenarbeit mit dem Kinderarzt gefordert werden, der den Operateur bei der Vor- und Nachbehandlung unterstützen kann. Dieser Leitsatz gilt nicht nur für chirurgische Fälle, sondern vor allem auch für die Hautkrankheiten des Kindesalters. Die Heilungsaussichten der Hautausschläge hängen mindestens ebenso von ernährungstherapeutischen wie rein hautärztlichen Maßnahmen ab.

II. Kinderkrankenzimmer auf Erwachsenenabteilungen.

In Mittelstädten, die oft nur kleine Krankenhäuser besitzen, lohnt sich nicht die Anlage eines besonderen Kinderkrankenhauses. Weit zweckmäßiger als die vorher geschilderte Methode, Kinder unter Erwachsene zu legen, ist die Einrichtung besonderer Krankenräume für Kinder. Auch kleinere Krankenanstalten, die 75 bis 100 Betten enthalten, können bei gutem Willen einen Saal mit 10 Betten für Kinder frei machen, die Pflege einer Kinderschwester übertragen oder einer Pflegerin, die sich für diesen Zweig der Krankenpflege besonders eignet. Leider ist eine solche Anstalt niemals in der Lage, den schwierigen und vielseitigen Aufgaben der Behandlung und Absonderung kindlicher Infektionskrankheiten zu genügen. Ferner ist ein kleines allgemeines Krankenhaus auch meist nicht imstande, Krankheiten des frühen Lebensalters, besonders Ernährungsstörungen der Säuglinge, zu versorgen, da die Unkosten zu hoch sind. Sofern in einer Kleinstadt oder in vielen Mittelstädten die klinische Behandlung des kranken Säuglings nicht zu umgehen ist, ziehen es einsichtige Eltern auch stets vor, das Kind der Klinik einer benachbarten Universitätsstadt oder der Kinderabteilung eines großstädtischen Krankenhauses oder schließlich einem Kinderkrankenhaus zuzuführen.

Nicht nur Mittelstädte haben heute vielfach grundsätzlich das gesonderte Kinderkrankenzimmer eingeführt. Chirurgische Abteilungen der Großstädte und der Universitätskliniken haben fast stets Kindersäle, weil die Gesamtbettenzahl dieser Hauptkliniken meist größer ist als die der Hals-Nasen-Ohren-, Augen-, Haut-, Nervenkliniken usw., und ferner, weil der Prozentsatz der Kinderaufnahmen in chirurgischen Kliniken doch ein recht hoher ist. Die Zahl der chirurgischen Kinderkrankheiten in diesen Anstalten ist ja meist so groß, daß besonders geräumige Säle zur Verfügung gestellt werden müssen. Man bedenke nur, ein wie gewaltiges und vielseitiges Krankenmaterial auf der chirurgischen Kinderabteilung einer Großstadt zusammentrifft, ein Krankenbestand, der eigentlich noch weit verzweigtere Aufgaben stellt als auf einer inneren Kinderstation: Knochenbrüche, Verletzungen, Wurmfortsatzentzündungen, Leistenbrüche, Rippenfellvereiterungen, Knochenmarksentzündungen, infektiöse und nicht ansteckende Hüftgelenkserkrankungen, Magenpförtnerkrampf der Säuglinge, orthopädische Fälle. Nicht immer besteht die Neigung und äußere Möglichkeit, das Kind in der chirurgischen Klinik operieren und dann im Körbchen oder auf der Trage in die benachbarte Kinderklinik zur Nachpflege bringen zu lassen. Mit vollem Recht ist außerdem heute die Scheu vor operativen Eingriffen, selbst im Säuglingsalter, weit geringer als noch vor 10 Jahren, und so wächst der Zustrom. Daher rührt es, daß erfahrungsgemäß auch die größten Säle in chirurgischen Kliniken für Kinder oft nicht ausreichen, daß Überbelegungen stattfinden, und daß Saalinfektionen, die Abteilungsschließung erforderlich machen, nur zu häufig vorkommen. Die Klage verstummt nicht, daß Kinder in der Genesungszeit nach einer Operation einen grippalen Infekt oder Masern erwerben, und die Ansteckung kann bei herabgesetzter Widerstandsfähigkeit verhängnisvoll werden. Während manche Kinderkliniken heute wohl einen zu kostspieligen Aufwand an Absonderung treiben, ist der Schutz in den großen Krankensälen der chirurgischen Hauptkliniken sicherlich oft ein zu geringer.

III. Gesonderte Kinderkrankenhäuser.

Die Kinderheilkunde, seit über 10 Jahren als Prüfungsfach mit den Anforderungen gesonderter Facharztausbildung anerkannt, wird als die innere Medizin vom Säuglingsalter bis zu den Entwicklungsjahren aufgefaßt. Daher muß das Kinderkrankenhaus als eine geschlossene Anstalt bezeichnet werden, die alle inneren Erkrankungen vom Säuglingsalter bis zu 14 Jahren aufnimmt. Nur für die Großstadt kommt ein solcher Bau überhaupt in Frage. Wenn eine Gemeinde eine größere Krankenabteilung für innere Leiden plant, so berechnet sie, eine wie hohe Bettenzahl bei einer bestimmten Bevölkerungsziffer notwendig sein wird und kann im Bedarfsfalle sehr große Abteilungen einrichten. Alle Kliniker sind sich darüber einig, daß ein Kinderkrankenhaus nicht mehr als 250 Betten enthalten, ja möglichst unter dieser Zahl bleiben soll. Dafür sprechen eine Reihe von Gründen. *Erstens* kann ein Abteilungsleiter, worauf BIRK kürzlich ausführlich begründend hingewiesen hat, bei einer Anstalt, die mehr als 150 Betten enthält, das Krankenmaterial nur übersehen, wenn er die Einzelleitung selbständigen Oberärzten überläßt. In der Kinderklinik bedarf nun einmal jede noch so geringfügig erscheinende Zustandsänderung liebevollster Aufsicht, während auf inneren Abteilungen doch immer ein nicht geringer Prozentsatz chronisch Kranker liegt, in deren Befinden sich wochenlang nichts oder wenig ändert. *Zweitens* steigt mit dem Anwachsen der Bettenzahl die Gefahr der Berührungs- und Luftübertragungen. *Drittens* sind die Betriebskosten eines Kinderkrankenhauses sehr hoch, besonders da eine Schwester eine weit geringere Zahl Säuglinge als Erwachsene versorgen kann. Leitung und Besoldung des Personals, Milchküchen-, Wirtschafts- und Wäschebetrieb lassen einen nicht zu umfangreichen Großbetrieb zweckmäßig erscheinen. *Viertens* ist es ein großer Unterschied, ob eine innere Abteilung oder ein Krankenhaus für Kinder über 150—250 Betten verfügt. Eine große innere Station hat es ja nicht nötig, bei ihrer räumlichen Aufteilung so weitgehend zu unterscheiden. Kinderkrankenhäuser dagegen sollen bei einer bescheidenen Bettenzahl Säuglinge, Kleinkinder, Schulkinder nach Geschlechtern getrennt, Beobachtungs- und Infektionsräume enthalten, einen vielfach unterteilten Küchenbetrieb und besonders gute Anlagen für physikalische Therapie. Durch diese weitgehende Aufteilung wird es verständlich, daß selbst ein Kinderkrankenhaus von 250 Betten, das im weiten Umkreis einer Großstadt liegt, nicht ausreicht. Man soll also zwei Ansprüchen genügen, die schwer miteinander in Einklang zu bringen sind: *Erstens* sollen Anstalten mit relativ kleiner Bettenzahl gebaut werden und *zweitens* sollen diese in viele Einzelabteilungen zerfallenden Kleinkrankenhäuser in der Lage sein, alle Kinder, die einer Hospitalisierung bedürfen, aufzunehmen.

Die beste Lösung erscheint deshalb der von ERWIN SCHIFF u. a. vorgeschlagene Weg, in Millionenstädten *mehrere kleine Kinderkrankenhäuser, über das Weichbild der Stadt verteilt, zu erbauen,* die, losgelöst von inneren Abteilungen, *unter die Leitung hervorragender Kinderärzte* zu stellen sind. Auf diese Weise würde der heute noch bestehenden Bettennot abgeholfen. Mittelstädte kommen natürlich auch mit *einem* Kinderkrankenhaus aus, und es ist sicher, daß klein- und mittelstädtische Kinderkrankenhäuser für die Behandlung manche Vorzüge haben, die das großstädtische Kinderkrankenhaus aufgeben müßte. Die alten Kliniker (RAUCHFUSS u. a.) wie auch die gegenwärtigen Führer auf diesem Gebiet (FEER u. a.) haben stets den Standpunkt vertreten, Kinderhospitäler müßten, wenn möglich, an der Peripherie der Stadt erbaut werden, um die Freiluftbehandlung zu fördern, Tummelplätze für genesende Kinder zu schaffen, Erweiterungsbauten zu ermöglichen. Dieser Vorteil läßt sich für das *einzige* Kinderkrankenhaus der Stadt stets erreichen, aber nicht für 5—10 kleine Anstalten einer Großstadt, die notgedrungen in den dichtest bevölkerten Bezirken mit großer Kinderzahl errichtet würden. Der gleiche Verzicht gilt auch für Kinderabteilungen in den großstädtischen Allgemeinkrankenhäusern. Ganz abgesehen von dieser doch lösbaren Schwierigkeit stellte das Kinderkrankenhaus, d. h. das geschlossene, von andern Krankenanstalten losgelöste und nur für Kinder bestimmte Hospital noch keineswegs die endgültige und vollkommene Lösung der Frage dar.

IV. Der „Kindertrakt" im Zentralkrankenhaus.

Das Wort „Kindertrakt" stammt von A. SCHLOSSMANN, dem wir seit Jahrzehnten die wichtigsten und grundlegenden Neuerungen auf dem Gebiete des Kinderspitalwesens verdanken. Er geht sogar so weit, daß er das isolierte Kinderkrankenhaus für etwas in der Gegenwart Überholtes ansieht und die Unterbringung sämtlicher kranken Kinder in einer Kinderabteilung („Kindertrakt") des Zentralkrankenhauses empfiehlt. Die Leitung dieser Abteilung soll selbstverständlich ein Kinderarzt haben. Da gerade in den letzten Jahren auch andere führende Kinderärzte aus der praktischen Erfahrung heraus zu ähnlichen Ansichten gelangten, sollen die bereits vorliegenden Ergebnisse und wichtigen Folgerungen erwähnt werden. Wir wollen zunächst von einem „erdachten Fall" ausgehen, wie er sich in jeder Großstadt täglich ereignet:

Der 14 Tage alte Säugling X. Y. liegt mit einem für angeborene Syphilis verdächtigen Schnupfen im Säuglingsheim. Die klinische Diagnose ist zweifelhaft, Blutuntersuchung in diesem Alter nicht beweisend. Eingehende Rückfragen oder persönliche Besprechungen mit der Entbindungsanstalt, die eine möglichst frühzeitige antiluische Kur veranlassen würden, scheitern an der Entfernung. Der Säugling wird wegen der zunächst unspezifischen Infektionsgefahr in eine weit entfernte Kinderabteilung, wo gerade ein Bett frei ist, gebracht. Durch Transport und Milieuwechsel verschlimmert sich der Infekt. Ernährungsstörung, Heilnahrung. Nach 5 Wochen sichert die positive Wassermannsche Reaktion die anfängliche Verdachtsdiagnose. Mitten in der Kur nimmt die Mutter gegen ärztlichen Rat das 2 Monate alte Kind aus der Klinik, weil zum Schnupfen eine Mittelohrentzündung trat. Der Säugling kommt in eine Ohrenklinik, deren Küche nicht auf die Behandlung von Ernährungsstörungen eingerichtet ist. Nach langer Behandlungszeit an verschiedenen Stellen wird das Kind in einer Säuglingsfürsorge beraten, die seine ganze Vorgeschichte nur stückweise erfährt.

Aus solchen Erfahrungen ergaben sich zwei Forderungen:
1. *Die Verbindung des Kinderkrankenhauses mit den Einrichtungen der gesamten sozialen Kinderfürsorge;*
2. die von A. SCHLOSSMANN geplante *Einfügung des „Kindertraktes" in ein Zentralkrankenhaus.*

Da die *zweite* Forderung zum größten Teil noch ein Zukunftsplan ist, die *erste* dagegen in mancher Beziehung verwirklicht wurde, beginnen wir mit der Bedeutung des Kinderkrankenhauses als Teil der sozialen Fürsorge.

IVa. Das Kinderkrankenhaus als Teilglied oder Mittelpunkt der sozialen Kinderfürsorge.

1. Säuglingsklinik und Entbindungsanstalt.

ARNOLD ORGLER hat statistisch nachgewiesen, daß bei einer durch räumliche Nachbarschaft begünstigten Zusammenarbeit zwischen *Entbindungsanstalt* und *Säuglingsheim* die Säuglingssterblichkeit in den ersten Lebensmonaten besonders gering ist (Hebammenlehranstalt und Säuglingsheim Berlin-Neukölln, Mariendorfer Weg). Vorteile sind: Behandlung der Neugeborenen in schwierigen Fällen durch den schnell zu erreichenden Kinderfacharzt. Rückfragen über den Geburtsverlauf. Behandlung der Mutter durch den Arzt, der die Geburt leitete, wenn in der Stillperiode Beschwerden auftreten.

Zusammenarbeit zwischen Säuglingsklinik und Entbindungsanstalt ist heute besonders wichtig, weil die Gesamtsterblichkeit im 1. Lebensjahre zwar gesunken, die Sterblichkeit der ersten 3 Lebenstage in den letzten Jahren dagegen gestiegen ist.

2. Säuglingsheim und Kinderkrankenhaus.

ARTUR SCHLOSSMANN hat schon 1906 die gewaltige Sterblichkeit in Säuglingsasylen dadurch erheblich herabgesetzt, daß er die strenge Anweisung gab: ,,Kinder dürfen nicht im Pflegehaus sterben." Er verlangte die unbedingte Trennung von Säuglingsheimen, in die nur pflegebedürftige, nicht in der Familie aufwachsende *gesunde* Kinder gehören, von Kinderkrankenanstalten. Heute besitzen zwar im Gegensatz zu früher viele Säuglingsheime die beiden Voraussetzungen zur Aufnahme kranker Kinder: Isolierungsmöglichkeiten und ausreichendes Pflegepersonal. Im allgemeinen muß aber noch jetzt an dem Grundsatz von SCHLOSSMANN festgehalten werden. Wie aber sieht es in der Praxis aus? Das Kind erkrankt bei Schneegestöber im Heim mit fieberhaftem Katarrh. Wegen der Entfernung zum nächsten Kinderkrankenhaus wartet man lieber noch einen Tag. Die im Anstaltsinteresse unerläßliche Verlegung wird regelmäßig nur dann durchgeführt, wenn Säuglingsheim und Kinderkrankenhaus im gleichen Gelände liegen oder wenigstens nicht zu weit voneinander entfernt sind.

3. Kinderkrankenhaus und Säuglingsfürsorge.

In fast allen Kinderkliniken der kleinen und mittleren Universitätsstädte ist der einzigen geschlossenen Anstalt auch die Säuglingsfürsorge angegliedert. Diese Lösung hat sich ganz von selbst ergeben, da meist *eine* offene Fürsorgestelle genügt, die aus wirtschaftlichen und ärztlichen Gründen dorthin verlegt wird. In Klein- und Mittelstädten befindet sich die Säuglingsfürsorge meist nicht im Zusammenhang mit dem Krankenhaus. In Großstädten ist die Zusammenarbeit zwischen Kinderabteilung und Säuglingsfürsorge verschieden geregelt. Manche größeren Kinderspitäler haben sich eine Säuglingsfürsorge angegliedert, und dieser Zusammenhang ist von der größten Bedeutung für die Kinder, die aus der geschlossenen Behandlung entlassen sind, aber weiter beobachtet werden müssen.

4. Kinderkrankenhaus und Poliklinik.

Man erkennt von Jahr zu Jahr mehr, wie groß die Bedeutung der Kinderpolikliniken ist, und daß man Kinderkrankenhäuser ohne geräumige Polikliniken kaum noch bauen sollte. Wenngleich die Kinderkrankenhäuser heute nicht mehr wie vor 50 Jahren im Rufe von Sterbehäusern stehen, ist es doch aus *sozialen* und *psychologischen* Gründen oft unmöglich, Kinder wie Erwachsene zu hospitalisieren und den Säugling von der Mutter zu trennen. Eine möglichst gründliche ambulante Untersuchung und Behandlung mit allen Methoden und häufiger Überwachung muß den klinischen Aufenthalt oft ersetzen. BESSAU sagt mit Recht, daß es später einmal vielleicht von den ärztlichen Leitern heißen wird: „An ihren Polikliniken sollt ihr sie erkennen."

5. Kinderkrankenhaus als Beobachtungsstation.

Wenn eine Gemeinde sich schließlich zum Bau eines Kinderspitals entschließt, so wird man dem Kämmerer sagen müssen, daß die rechtzeitige Isolierung infektionskranker Kinder Seuchen verhütet und dadurch Kosten spart. Verf. hat früher gezeigt, daß die schweren Typhusepidemien in Salza, Beuthen und Alfeld a. L. regelmäßig mit einer hohen Erkrankungsziffer der Kinder einsetzten, die unbehindert den Krankheitsstoff auf die Erwachsenen übertrugen, weil man sie nicht absondern konnte. Hierbei handelt es sich aber nur um Ausnahmefälle. Wenn wir dagegen bedenken, wie viele Kinder unnötig wegen Tuberkuloseverdacht auf Monate hinaus in Heilstätten geschickt werden, wo sie bleiben, „weil sie nun schon einmal da sind", so erscheint eine „Siebung" verdächtiger Fälle unumgänglich notwendig. Der Verdacht auf Bronchialdrüsentuberkulose, insbesondere auf frische Herde, läßt sich nur durch eine etwa achttägige Beobachtung bestätigen oder ablehnen. Mustergültig ist in dieser Beziehung das der Kinderklinik in Jena angegliederte „*Therapeutikum*". Hier erfolgt auf Grund oft nur kurzfristiger klinischer Beobachtungen zwangsläufig die Entscheidung, ob Erholungsfürsorge, Heilstättenbehandlung oder einfache häusliche Pflege der richtige Weg ist. Die Ausführungen von DUKEN zeigen, daß diese seit Jahren bewährte Filter- und Durchgangsstation in der Gesamtfürsorge nicht nur für Eltern und Kinder am besten sorgt, sondern auch oft jahrelange, ganz planlose und kostspielige Fürsorgemaßnahmen vermeiden hilft. Dieselben Bestrebungen machen sich heute auch auf dem Gebiet der jugendlichen Psychopathenfürsorge geltend, und vor allem haben VILLINGER und ELIASBERG auf die Bedeutung von geschlossenen Durchgangs- und Filterstationen hingewiesen; eine solche wird gegenwärtig in *Hamburg* errichtet. Auch in der *Psychopathenfürsorge* soll eine gründliche Anstaltsbeobachtung planlose Maßnahmen und unnötige Kosten, Verschiebungen von einer Stelle der offenen Fürsorge zur anderen vermeiden. Es ist natürlich unmöglich, daß eine Gemeinde neben ein Kinderkrankenhaus noch eine Tuberkulosebeobachtungsanstalt und eine Nervenklinik setzt. Stets aber wird es auch unter bescheideneren Bedingungen möglich sein, Beobachtungsbetten bereitzuhalten und auf diesem Wege das Kinderspital in den Dienst der gesamten Fürsorge zu stellen.

6. Kinderkrankenhaus und Kinderübernahmestelle.

Wenn man die Kinderabteilung eines städtischen Krankenhauses oder auch ein eigentliches Kinderkrankenhaus betritt, so begegnet man dort immer einer Zahl von Fällen, denen nie etwas gefehlt hat oder denen nichts mehr fehlt, und die nur aus „sozialen Gründen" dableiben. Wenn die Mutter arbeiten geht, bittet sie sogar um Verlängerung des Krankenhausaufenthaltes für den Säugling, denn der Aufenthalt im Säuglingsheim ist für sie finanziell ungünstiger. Kinderkrankenhausbetten sind aber eigentlich zu knapp und zu teuer, um solchen Zwecken zu dienen, wenn uns auch heute oft nichts anderes übrigbleibt, als solche Fälle länger als notwendig dazubehalten. Vom rein ökonomischen Standpunkt ist indessen auch eine abgekürzte Hospitalisierung oft ein Nachteil. AD. CZERNY hat oft darauf hingewiesen, wie schnell kürzlich von der Ernährungsstörung genesene Säuglinge unter schlechten häuslichen Bedingungen wieder rückfällig werden, nach einer Woche in bedrohlichem Zustand zur Neuaufnahme gelangen und nun eine doppelt so lange Hospitalisierung erforderlich machen. Die Rekonvaleszenz der Säuglinge dauert oft viel länger als die der Erwachsenen. Im allgemeinen fehlen uns heute einwandfreie Unterbringungsmöglichkeiten für Kinder, die vorübergehend ohne Versorgung sind. Mustergültig ist nach dieser Richtung die *Kinderübernahmestelle in Wien.*

„Jede Art der Fürsorge für unsere Kinder, welche mit einer Milieuveränderung unserer kleinen Schutzbefohlenen verbunden ist, findet ihr Zentrum in der Kinderübernahmestelle" (TANDLER).

Vor allem ist bei dieser Einrichtung wesentlich, daß sie nicht nur wie ein neuzeitliches Kinderkrankenhaus *alle Möglichkeiten zur Trennung von Säuglingen und Kleinkindern und jegliche Isolierungsmöglichkeiten* bietet, sondern auch in räumlicher Nachbarschaft mit einem großen Kinderspital steht. Durch diese Vereinigung sind die sozialen und klinischen Aufgaben des Kinderkrankenhauses in vortrefflicher Form gelöst.

Aus den vorangegangenen Ausführungen geht klar hervor, wie wichtig enge räumliche Verbindung und persönliche ärztlich-pflegerische Fühlung zwischen dem Kinderkrankenhaus und den

Einfügung des „Kindertraktes" in ein Zentralkrankenhaus. 89

Einrichtungen der Fürsorge ist. R. HESS, Bremen, hat folgenden Weg als den zweckmäßigsten vorgeschlagen:

„Die moderne Krankenhausanlage wird räumlich so berechnet, daß bequem ein besonderes Mütter- und Säuglingsheim an ihrer Peripherie Platz finden kann. Das Krankenhaus enthält alle Spezialabteilungen, insbesondere eine geburtshilflich-gynäkologische und eine Säuglings- und Kinderabteilung. Dem Leiter der letzteren untersteht das Säuglingsheim usw. Diese Verbindung erspart Kräfte, Verwaltungskosten und fördert die soziale und gesundheitliche Versorgung des Kindes und der jungen Mutter."

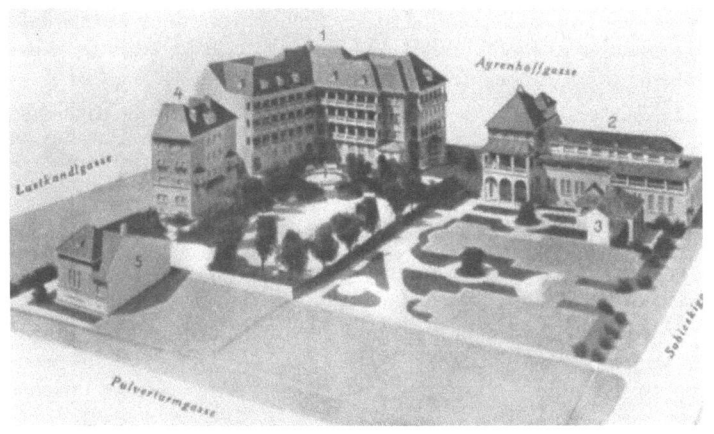

Abb. 1. Kinderübernahmestelle der Gemeinde Wien. 1 Kinderübernahmestelle. 2 Ambulatorium und Abteilung für Infektionskranke. 3. Verbindungsgang zum Karolinenspital. 4 Wohngebäude. 5 Prosektur.

Wenn wir auf diesem Wege zu der Überzeugung kamen, daß aus *vorwiegend sozialhygienischen Gründen die Kinderklinik in einem Gebäudekomplex mit anderen Anstalten, die vorwiegend fürsorgerischen Zwecken dienen, liegen muß*, so ist die *Einfügung des Kinderkrankenhauses* in das *Gesamtgelände der klinischen Anstalten* nur ein folgerichtiger Schritt. Nachbarschaft von Entbindungsklinik, Kinderheim und Säuglingskrankenhaus bildet in gewisser Hinsicht den Übergang von der sozialhygienischen zur klinischen Zusammengehörigkeit der Einzelanstalten.

IV b. Einfügung des „Kindertraktes" in ein Zentralkrankenhaus.

An den Universitäten ist dieses Ziel zum Teil verwirklicht. Meist findet sich die Kinderklinik nicht im Gelände der übrigen Institute, weil die Kinderheilkunde erst viel später ein Unterrichtsfach mit eigenem Gebäude, selbständiger Professur wurde und daher keinen Platz mehr im Stadtteil der Kliniken fand. An kleineren Universitäten sind die Entfernungen immerhin so gering, daß sich eine enge Zusammenarbeit mit den Spezialkliniken ermöglichen läßt. So ist es z. B. in Jena trotz relativ großer Entfernung üblich, daß die Ernährung der Säuglinge der chirurgischen Klinik von der Kinderklinik geregelt wird. Der Assistent einer Ohrenklinik z. B., der bei einem Kinde die Mandeln herausnahm oder das Trommelfell eröffnete, hält häufige und regelmäßige Rücksprachen mit dem Kinderarzt ab. Nur auf diesem Wege läßt sich feststellen, ob das postoperative Fieber von dem anfänglichen Organleiden ausgeht, oder ob eine entfernter liegende innere Komplikation hinzugetreten ist.

Im Gebäudekomplex der Charité in Berlin befindet sich die Kinderklinik in unmittelbarer Nachbarschaft mit den anderen klinischen Anstalten, und so ist es kein Zufall, daß hier das gemeinsame Werk eines Internisten und Chirurgen über die Chirurgie im Kindesalter entstand (GOHRBANDT-KARGER: Chirurgie des Kindesalters. Verlag Karger). Die für Internisten und Chirurgen gleich wichtige Schrift von DREVERMANN, Freiburg: ,,Über die Behandlung der Kinder vor und nach operativen Eingriffen" (Ergebn. d. Chirurgie u. Orthop., Verlag Julius Springer, Bd. XVIII, 1925) konnte auch nur durch engste Fühlung zwischen den Fachkliniken entstehen.

Vor allem ist die Kenntnis und der Ausbau dieser Grenzgebiete für den leitenden Arzt der Mittelstadt, der in der geschlossenen Anstalt besonders stark auf sich selbst angewiesen ist, wichtig.

Die Kinderheilkunde ist trotz der weitgehenden Spezialisierung noch heute dasjenige Fach, das wie kein zweites den ganzen Menschen umfaßt. Der Kinderarzt soll deshalb eine ausgezeichnete medizinische Allgemeinbildung haben. Er soll vor allem die innere Medizin beherrschen, und diese Forderung spricht sich schon in der Verfügung aus, daß die Tätigkeit auf einer inneren Abteilung auf die kinderärztliche Facharztausbildung mit angerechnet wird. Auf diese scheinbar nicht zum Thema gehörenden Punkte muß doch hingewiesen werden. Denn wenn heute eine Mittelstadt für das Kinderkrankenhaus einen leitenden Pädiater wählt, und es ist aus äußeren Gründen hier unmöglich, Fachärzte und Fachkliniken herbeizurufen, so muß der Kinderarzt auch die Grundlagen der Orthopädie, der Ohren- und Augenheilkunde beherrschen. Das rachitische Kind neigt zu Knochenbrüchen, das tuberkulös infizierte zu Hornhautentzündungen, das ernährungsgestörte zu Mittelohrkatarrhen.

Eine noch so gute Allgemeinausbildung des Kinderarztes wird niemals die zweckmäßige Zusammenarbeit mit den Fachkliniken ersetzen. *Der ,,Kindertrakt" im Zentralkrankenhaus ist deshalb vom ärztlichen wie auch vom wirtschaftlichen Standpunkt die günstigste Zukunftslösung für Großstädte.*

A. SCHLOSSMANN, von dem dieser wichtige Vorschlag stammt, führt aus:

„Für eine Stadt mit 1—1½ Millionen Einwohnern stellt ein großes Krankenhaus die idealste und wirtschaftlichste Anlage dar. Aber auch die Kinder kommen dabei am besten zu ihrem Recht. Alle Individuen unter 14 Jahren sind in dem Kindertrakt, soweit es sich nicht um Infektionskrankheiten handelt, unterzubringen, und diese ganze große Abteilung ist in bezug auf die hygienische und wirtschaftliche und allgemeinärztliche Leitung dem Pädiater zu unterstellen. Kinder haben auf Augenkliniken, auf Ohrenkliniken, auf sogenannten chirurgischen Tuberkulosestationen oder gar auf Hautkliniken nichts zu suchen, sie gehören alle miteinander auf die Kinderabteilungen. Dabei fällt es mir natürlich nicht ein, die spezialistische Behandlung der Organe, die Vornahme von Operationen der besseren Erkenntnis und der geschickteren Hand des in Betracht kommenden Facharztes zu entziehen, ganz im Gegenteil, aus einer Gemeinschaftsarbeit mit anderen Spezialisten erblüht für unsere Patienten das beste Heil. Wir haben gerade bei dem Anschluß der Kinderabteilungen an die großen allgemeinen Krankenhäuser die Möglichkeit, zu jeder Stunde die beste spezialärztliche Behandlung und Hilfe uns zu sichern. Dementsprechend gehören natürlich die infektionskranken Kinder auf die Infektionsabteilungen des Zentralkrankenhauses, denn gerade diese Krankheiten bringen es ja besonders oft mit sich, daß wir rasch eines Organspezialisten bedürfen."

Über die besonders wichtige Versorgung der infektionskranken Kinder in der Infektionsabteilung des „zukünftigen" Zentralkrankenhauses äußert sich SCHLOSSMANN wie folgt und stützt sich dabei auf in Düsseldorf erprobte Erfahrungen:

„Wenn z. B. die Zahl der Scharlachkranken stark ansteigt und man neben der in der Regel ausreichenden, für Scharlachkranke vorgesehenen Abteilung weitere Baracken belegen muß, so trennen wir natürlich zunächst die Erwachsenen ab und übergeben diese Abteilung völlig den Internisten. Sobald die Möglichkeit sich ergibt, die für eine Infektion in Anspruch genommenen Räume wieder einschränken zu können, so findet wieder die Zusammenziehung aller Kranken auf *einer* Abteilung statt. Möglichst geringer Leerlauf, möglichste Konzentration bestimmter Infektionen in bestimmten Abteilungen bedeuten Ersparnis und Wirtschaftlichkeit, sind aber zugleich im Interesse der Versorgung Infektionskranker anzustreben, denn dann kann man am besten alle diejenigen Trennungen vornehmen, die durch die Sachlage geboten sind, also nach Geschlecht, nach Alter, nach Komplikation oder der Möglichkeit von Sekundärinfektionen, nach Schwere der Krankheit und ihrer Dauer, zugleich aber auch wieder zusammenzulegen, was zusammengehört, wie Geschwister, Mütter mit ihren Kindern" usw.

Der Vorschlag von A. SCHLOSSMANN, infektionskranke Kinder in ein zentrales Infektionshaus, nicht mehr in die Kinderklinik zu legen, ist sehr beachtenswert. Denn dieser freilich nicht überall durchführbare Weg ist doch nun einmal der sicherste, um die Kontakt- und Luftübertragungen im Kinderkrankenhaus auf das Mindestmaß einzuschränken. Wir können doch kaum an der Tatsache vorübergehen, daß nicht nur Universitätskliniken wie Rostock und Basel bis vor wenigen Jahren *nur notgedrungen auf die Aufnahme von Infektionskranken verzichten mußten*, weil sie keine eigenen Räume hatten. *Die prachtvollsten Anstalten*, wie das fünfstöckige Kinderkrankenhaus in Cincinnati mit eigener chirurgischer Abteilung, Gymnastikräumen und Schwesternschwimmbad, *verzichten grundsätzlich auf ansteckende Krankheiten*, und ebenso verfahren viele andere amerikanische Spitäler.

Wie eine Gemeinde auch vorgeht, ob sie das Kinderkrankenhaus als ,,Kindertrakt" in den Gebäudekomplex des Zentralkrankenhauses legt oder als losgelöste Anstalt errichtet, die Aufgaben für Bau und Betrieb werden die gleichen bleiben.

B. Bau des Kinderkrankenhauses.

I. Lage.

Wenn die Errichtung einer Kinderklinik an der Peripherie der Stadt nicht möglich ist (vgl. S. 84), so muß die Lage wenigstens so gewählt werden, daß der Straßenlärm nicht zu sehr stört, und daß Fabrikgebäude mit starker Rauchentwicklung nicht in der Nachbarschaft sind. Infektionskranke Kinder sind empfindlicher gegen Lärm, als man vielfach denkt, und die Freiluftbehandlung mit wirklich guter Luft ist eine der wichtigsten Heilbedingungen. Die Front der Krankenzimmer muß so gerichtet sein, daß die Patienten einen möglichst großen Teil des Tages Sonne erhalten (*Südrichtung*), während die nicht von Kranken benutzten Räume mehr im Schatten liegen können. Vorteilhaft ist z. B. auch die resultierende Lage des Hauses nach Südwesten (z. B. in der Kinderheilstätte ,,Kindersolbad" in Dürrheim), das die Möglichkeit eines zu vielen Tageszeiten besonnten Krankenraumes bietet. Die Anlage eines großen Gartens vor dem Haus ist aus 6 Hauptgründen wünschenswert. *Erstens* ist für Beobachtungspatienten und genesende Kinder die Möglichkeit zum Spielen gegeben. Zweckmäßig ist auch ein abgegrenzter Spielplatz vor dem Scharlachpavillon, da klinisch vollkommen gesunde Kinder wegen der Gefahr der ,,Heimkehrinfektion" noch 4—5 Wochen nach der Entfieberung in der Anstalt bleiben müssen. Vorteilhaft und beliebt ist, besonders für den Sommer, die Anlage eines Planschbeckens in der Mitte des Rasenplatzes (z. B. im ,,Haus zur Sonne" der Freiburger Universitätskinderklinik; Kinderklinik Marburg a. L.).

Zweitens besteht die Möglichkeit, einzelne Betten, je nach Wetter und Windrichtung, in die Sonne oder den Baumschatten zu bringen. Entlastung der Veranden.

Drittens ergibt sich daraus die beste Gelegenheit, Kinder mit

Lungenentzündung im Freien herumtragen zu lassen, eine wichtige Heilungs- und Beruhigungsmaßnahme.

Viertens kann man in Anstalten, denen große Trocknungsvorrichtungen fehlen, die Wäsche im Freien trocknen.

Fünftens kann man für das einer Kinderklinik angegliederte Ambulatorium im Sommer den Warteraum zum Teil ins Freie

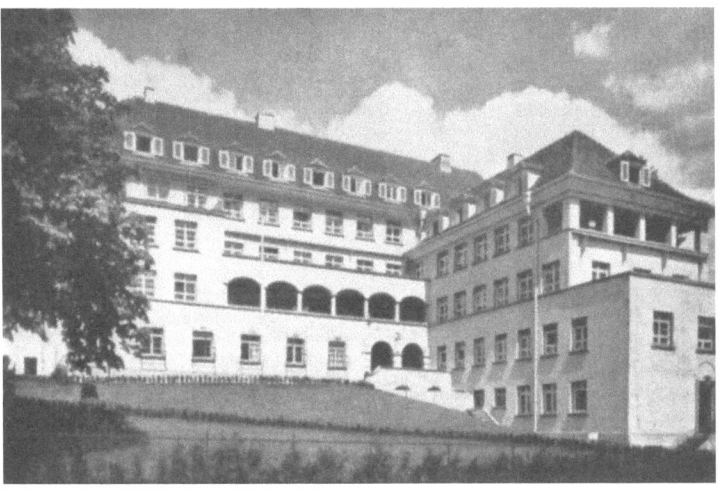

Abb. 2. Universitätskinderklinik Tübingen (Gesamtbild). (Aus BIRK: Über den Bau von Kinderkliniken.)

verlegen, eine Maßnahme, die sich im Kinderspital Karola i Marji in Warschau bewährt hat.

Sechstens steigen die Möglichkeiten für Erweiterungsbauten mit der Größe des freien Geländes.

II. Bausysteme.

1. Hochhäuser.

Hochhäuser sind für kranke Kinder besonders in Amerika erbaut worden (Kinderkrankenhaus in Chikago für 500 Patienten unter einem Dach mit 8 Stockwerken). FEER hat vor allem darauf hingewiesen, daß solche Gebäude eine nicht nachahmenswerte Folge des teuren Grund und Bodens sind. Der Vorteil dieser Bauten ist größere Wirtschaftlichkeit und Kraftersparnis (Wege von der Küche zur Station usw.). Freiluftbehandlung und Anlage

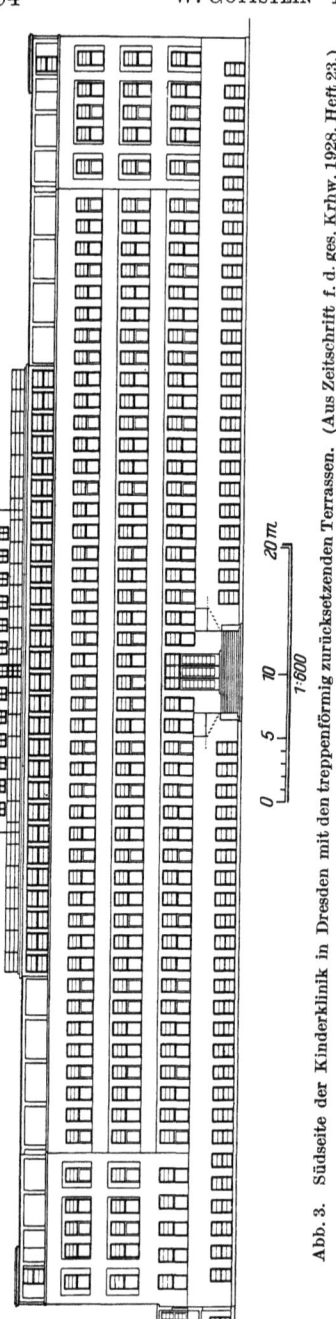

Abb. 3. Südseite der Kinderklinik in Dresden mit den treppenförmig zurücksetzenden Terrassen. (Aus Zeitschrift f. d. ges. Krhw. 1928. Heft 23.)

von Veranden ist dadurch möglich, daß man die oberen Stockwerke terrassenartig hinter den unteren zurücktreten läßt. Eine solche Anlage kann sich aus der Natur des Baugeländes von selbst ergeben. Das ist die erste Möglichkeit.

So mußte sich z. B. in Tübingen das Haus an den ansteigenden Berg anlehnen, mithin traten die oberen Stockwerke stufenförmig zurück. In dem vierstöckigen Hauptbau war von selbst Gelegenheit zur Anlage von Plattformen und Liegehallen gegeben. Die Tuberkuloseabteilung, die sich von vorn gesehen im zweiten Stock befindet, kann von hinten her zu ebener Erde betreten werden. Die baulich unbequeme Stützvorrichtung des abgegrabenen Geländes hat sich dadurch bezahlt gemacht, daß der in den Berg hineingebaute Kühlraum der Milchküche fast das ganze Jahr ohne Eis auskommt.

Aber auch, ohne daß ein Baugelände zu Terrassenanlagen zwingt, ist dieses System durchführbar, wie der Neubau der Dresdner Kinderklinik zeigt; das oberste Geschoß enthält hier über einem horizontalen Dach die Abteilung für Freiluftbehandlung.

Nur bei „Terrassenbauten" können mithin auch Hochhäuser die für Kinder unbedingt notwendige Freiluftbehandlung gewährleisten.

2. Pavillonsysteme

sind als vollkommen ungeeignet erkannt worden, weil eine der Hauptaufgaben des Kinderkrankenhauses, die Infektionsverhütung, dadurch hinfällig wird. Wenn ein Pavillon der inneren Abteilung eines städtischen Krankenhauses notgedrungen zur Kinderstation gewählt werden muß, so empfiehlt sich die Aufteilung durch eingebaute Wände mit Glastüren und außerdem Einbau offener Boxen (z. B. I. Innere Abteilung Krankenhaus Westend Charlottenburg).

Die sogenannten Infektionspavillons moderner Kinderkrankenhäuser sind nebeneinanderliegende Einzelzimmer oder mindestens halboffene Boxen; nur der Name hat sich noch erhalten.

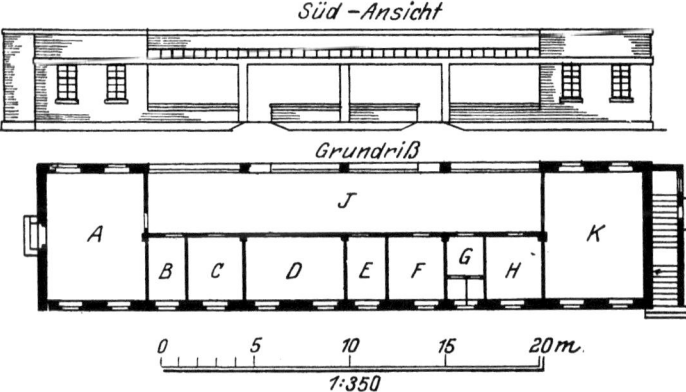

Abb. 4. Neuer Barackentyp zur Freiluftbehandlung in der Düsseldorfer Kinderklinik. Grundriß. Aus SCHLOSSMANN: Ztschr. f. d. ges. Krhw. 1928. Heft 25.
A und K = Räume zur Angewöhnung der Kinder und zum Füttern usw. B = Bad. C = Wärmküche. D = Schwester. E = Arzt-Dienstzimmer. F = Isolierzimmer. G = Klosetts. H = Schrank- und Wäschezimmer.

3. Korridorsystem.

Dieses ist für ein Kinderkrankenhaus das System der Wahl. Die einzelnen Krankenzimmer liegen nach der Sonnenseite. Gegenüber ein kleines Stationslaboratorium, Abort, Stuhlbesichtigungsraum. Die unbedingt zu jeder Station im mehrstöckigen Bau gehörigen Wirtschaftsräume, wie die Teeküche, werden möglichst an das Ende des Korridors gelegt, um Geräusche, die empfindliche Kinder stören können, zu vermeiden (Zimmergröße s. S. 99).

4. Baracken.

Da diese vor allem für die Bekämpfung der Infektionskrankheiten Bedeutung haben und ebenso von den ausgesprochenen Anhängern der Freiluftbehandlung wie von Vertretern eines möglichst wirtschaftlichen Krankenhausbetriebes unterstützt werden, müssen sie gerade für Kinderkliniken erwähnt werden. Sie haben sich in Düsseldorf nach den Erfahrungen von A. SCHLOSSMANN ausgezeichnet bewährt.

III. Bau und Einrichtung im Dienst der Infektionsverhütung.

1. Getrennte Infektionsbauten.

Es ist wohl kein Zufall, daß im 19. Jahrhundert zwei Länder führend im Ausbau von Infektionsbauten für Kinder waren: Frankreich, das Reich mit dem starken Geburtenrückgang, und Rußland mit den nie erlöschenden Seuchen. Wenn RAUCHFUSS, Petersburg, 1877 erklärte, Isolierhäuser seien eine unerläßliche Bedingung für Anstalten mit 150—200 Betten, jede Erkrankungsform (Pocken, Scharlach, Masern, Diphtherie) müßte, wie das St. Wladimir-Krankenhaus in Moskau, ein Sondergebäude und außerdem eine Station für Mischfälle einrichten, so läßt sich diese Forderung nicht auf die Jetztzeit übertragen. *Erstens* sind Epidemien seltener geworden, vor allem in Deutschland, und man müßte mit einem kostspieligen Leerlauf rechnen. *Zweitens* verteuert jede Dezentralisation durch Einzelbauten (im Gegensatz zum Hochhaus) den Betrieb, erfordert mehr Personal oder überanstrengt das vorhandene. Eine Kinderklinik ist auch bei bescheidenen Ansprüchen schon gerade genug dezentralisiert. *Drittens* kommt man zu ganz undurchführbaren Forderungen, wenn man konsequent sein will. Was wir heute mit Recht mehr fürchten als die klassischen Infektionskrankheiten, sind die Mischinfektionen. Man müßte also vor allem Isoliergebäude für Diphtherie mit Masern, für Grippe mit Keuchhusten einrichten[1].

Nun weiß jeder Kinderarzt, daß Infektionen dauernd im Kinderkrankenhaus zu befürchten sind, auch wenn man keine aufnimmt, auch wenn man die Besucher nicht zuläßt. Vor allem droht die Einschleppung durch Zugänge in der Inkubation. Deshalb ist eine Aufnahme- und Quarantänestation erforderlich.

2. Aufnahmestation.

Die vollkommenste Lösung wäre die, jede Neuaufnahme auf der Aufnahmestation in Einzelquarantäne zu geben. Dieser Weg ist aus zwei Gründen undurchführbar. Erstens wäre dann eine zu

---

[1] In jeder Millionenstadt kann und soll es natürlich eine einzige Anstalt mit für jede Hauptinfektionskrankheit getrennten Pavillons geben. [Kaiserin-Friedrich-Kinderkrankenhaus in Berlin. Infektionskinderspital in Wien].

große Quarantänestation erforderlich. Zweitens wäre die Krankenhausdauer eine viel zu lange. Denn bei der notwendigen Dauer von 3 Wochen würde diese Methode einer Verdoppelung des Krankenhausaufenthaltes gleichkommen. Eine zwangsmäßige Quarantäne aller Neuaufnahmen ist vielmehr nur in solchen Anstalten angebracht, bei denen die Gesamtverweildauer der Aufnahmen so lange ist, daß 3 Wochen keine Rolle spielen. Also vor allem in Kinderheilstätten mit chronischen Fällen (Rachitis, Tuberkulose), außerdem in Kinderübernahmestellen, da die Weiterversendung in andere Heime usw. mit Infektausbreitungen neue Ansteckherde und Kosten schafft. So hat die Kinderheilanstalt der Stadt Berlin in Buch und die Kinderübernahmestelle in Wien die Gruppen- bew. Einzelquarantäne vollständig durchgeführt.

STRAUBE hat gezeigt, daß unter 1256 in die Kinderheilanstalt Buch aufgenommenen Kindern, darunter 1082 Kleinkindern, 8,75% während der 21 tägigen *Gruppenquarantäne* an akuten Infektionskrankheiten erkrankten. Von diesen waren 4,8% der Gesamtaufnahmen mitgebracht, 3,9% der Gesamtaufnahmen infolge der Gruppenquarantäne entstanden. Prozentual am stärksten war das Kleinkindesalter befallen, hier wieder das Alter von 1—3 Jahren. Ein besonders großes Kontingent stellen die aus Waisenhäusern und ähnlichen Anstalten stammenden Kinder.

Aus diesen und ähnlichen Statistiken geht eindeutig hervor, *daß die Gruppenquarantäne (z. B. in Buch 20 nur vom Korridor aus zugängliche Einzelzimmer mit 2—8, größtenteils 6 Betten) noch recht unbefriedigende Resultate liefert.* Damit dürfen wir uns noch nicht zufriedengeben, wenn auch die vollkommene Infektverhütung bei den aus ungünstigen sozialen Verhältnissen kommenden Kindergruppen der Großstadt immer ein frommer Wunsch bleiben wird.

Notwendig und ausreichend, vor allem auch nicht zu kostspielig ist für das Kinderkrankenhaus mit 150—200 Betten eine Aufnahmestation mit 12—15 Betten. Hier aber sollen 1, höchstens 2 Betten in einem abgeschlossenen Raum untergebracht sein. *Jedes Kinderkrankenhaus braucht eine kleine Aufnahmestation mit Einzelquarantäne.*

So hat z. B. das *Kaiserin-Augusta-Viktoria-Haus* in Charlottenburg eine Aufnahmestation mit 12 Boxen für Säuglinge. Der Rauminhalt einer Boxe beträgt 1,60 m Breite, 4,10 m Höhe, 3,20 m Tiefe = 21 cbm. Die Teilungswände zwischen den einzelnen Boxen wurden aus einer Eisenkonstruktion gebildet, welche in ihrem Unterteil massiv ist, und zwar bis zur Höhe von 1 m, und die in ihrem oberen Teil aus einer Sprossenteilung mit Glas besteht. Auf die grundsätzlich wichtige Arbeit von BAHRDT sei hingewiesen. Er zeigt, daß nach Eröffnung der kleinen Boxenaufnahmestation die Zahl der erst in dem großen Krankenhaus aufgetretenen Respirationskrankheiten bedeutend herabsank.

Eine Einzelquarantäne für größere Kinder muß dementsprechend größeren Raum bieten und ebenfalls mit eigenem Inventar ausgestattet sein (am besten auch eigenes Klosett im Zweibettenzimmer).

Der Zweck einer derartigen Aufnahmestation mit 8—15 Betten, je nach der Größe der Gesamtanlage, ist ein recht vielseitiger.

Auch wenn die Säuglings- und Kinderstationen durch kleine Räume und ausreichende Isoliermöglichkeiten Infektionsschutz bieten, braucht man nie in Sorge zu sein, daß die Aufnahmestation teilweise unbelegt bleibt und deshalb unrentabel ist. Sie dient für unklare Infektionen, für Misch

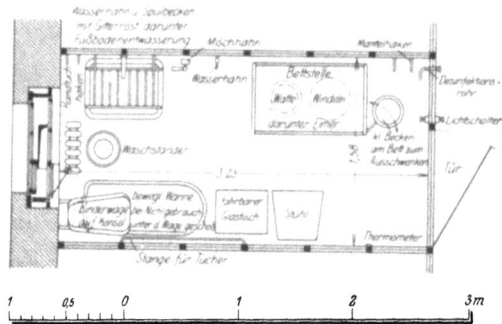

Abb. 5. Grundriß einer Boxe der Aufnahme-Beobachtungsstation des Kaiserin Auguste Viktoria-Hauses. (Aus: BAHRDT, Ztschr. f. Kinderheilkunde, Bd. 21.)

infektionen, wird belegt, wenn eine Station gesperrt wird. Auch besonders gefährdete Fälle können gelegentlich dorthin gelegt werden. Also z. B. ein Säugling mit Magenpförtnerkrampf, dessen Schicksal sich durch eine hinzutretende Infektion nach der ungünstigen Seite entscheiden würde (wenn die Säuglingsboxen belegt sind). Oder ein Kind mit Wundstarrkrampf, das unbedingt Ruhe und Einzelpflege braucht, wie jede andere seltene Infektion. Ferner Kinder mit spinaler Kinderlähmung; Übertragung ist hier zwar selten, die Folgen dann aber durch bleibendes Krüppeltum meist so traurig, daß man lieber zu vorsichtig sein soll.

Die kleine Aufnahmestation, die im Kinderkrankenhaus für vorwiegend akute innere Krankheiten dient, wird am besten in einem besonderen Gebäude, das nur diesem Zweck dient, untergebracht. Für ganz kleine Krankenhäuser wird eine solche Station mit kleinen, von einem gemeinsamen Korridor aus zugänglichen Einzelzimmern als Infektionshaus vollkommen genügen (SCHLOSSMANN).

3. Isoliersysteme im Kinderkrankenhaus.

1. Vielfache Beobachtungen zeigten, daß Anstalten mit einer Aufnahmestation weniger unter gehäuften Grippeerkrankungen litten. 2. Trotz einer selbst größeren Quarantänestation sind

Infektionskrankheiten, die das Kind sich erst im Spital holt, häufig. 3. Beobachtungspavillons mit mehrwöchentlicher Belegung für *alle* Neuaufnahmen sind undurchführbar. *Aus diesen drei Tatsachen folgt, daß das Isoliersystem vor allem in das Spital selbst verlegt werden muß.*

a) Größe und Belegstärke der Einzelzimmer.

Die Ansichten über die Größe und Belegstärke der Einzelzimmer sind heute noch geteilt. Wir haben hier ein besonders deutliches Beispiel, daß die Fragen des Baues und Betriebes in untrennbarem Zusammenhang stehen. So *klar* liegen die Dinge nicht, daß man nun einfach sagen kann, ein Achtbettenzimmer liefert unbedingt einen schlechteren Schutz gegen Infektionsübertragung als zwei nebeneinanderliegende Vierbettenzimmer. Wenn in der Mittagsfreistunde oder Nachtwache oder weil eine Pflegerin krank geworden ist, eine einzige Schwester in zwei Räumen gleichzeitig füttert und trocken legt, „mehr Lauferein" hat und übermüdet die Vorsichtsmaßnahmen vergißt, wächst die Übertragungsgefahr trotz und wegen des „besseren" Systems. FEER, Zürich, betont, man dürfe nicht mehr als vier Patienten in ein Zimmer legen. BIRK, Tübingen, hat darauf hingewiesen, daß es bei gehäuftem Auftreten von Anstaltsgrippe ziemlich gleichgültig war, ob die Kinder im Saal oder in Einzelzimmern lagen; daß es immer nur gelang, wenige durch ihren Allgemeinzustand gefährdete Fälle, die von älteren, besonders zuverlässigen Schwestern gepflegt wurden, vor katarrhalischen Infekten zu schützen. Er hält darum das gepriesene und kostspielige System der Einkapselung in Zwei- bis Dreibettenzimmern bei sonst guten Pflegebedingungen für überflüssig. Die meisten Zimmer der Stationen der Tübinger Kinderklinik, die nicht Infektionskrankheiten enthalten, fassen acht Betten. Wichtig ist es, die Zimmer mehr breit als lang zu bauen, erstens wegen der sich daraus ergebenden günstigeren Belichtungsverhältnisse (breite Fenster), zweitens, weil die Patienten von der diensttuenden Schwester leichter zu übersehen sind (Keudell-Haus des Rittberg-Krankenhauses Berlin-Lichterfelde).

Für die Zimmeranlage seien *drei grundsätzlich wichtige Forderungen* aufgestellt:

Erstens soll ein Bauherr auf den Hauptstationen eines Kinderkrankenhauses, die nicht für Infektionskrankheiten bestimmt sind (Säuglings-, Klein- und Schulkinderstationen) niemals ausschließlich Zwei- bis Dreibettenzimmer bauen, wenn der Etat nur einen kleinen Schwesternstamm zuläßt.

Zweitens soll, was jetzt auch fast allgemein durchgeführt wird,

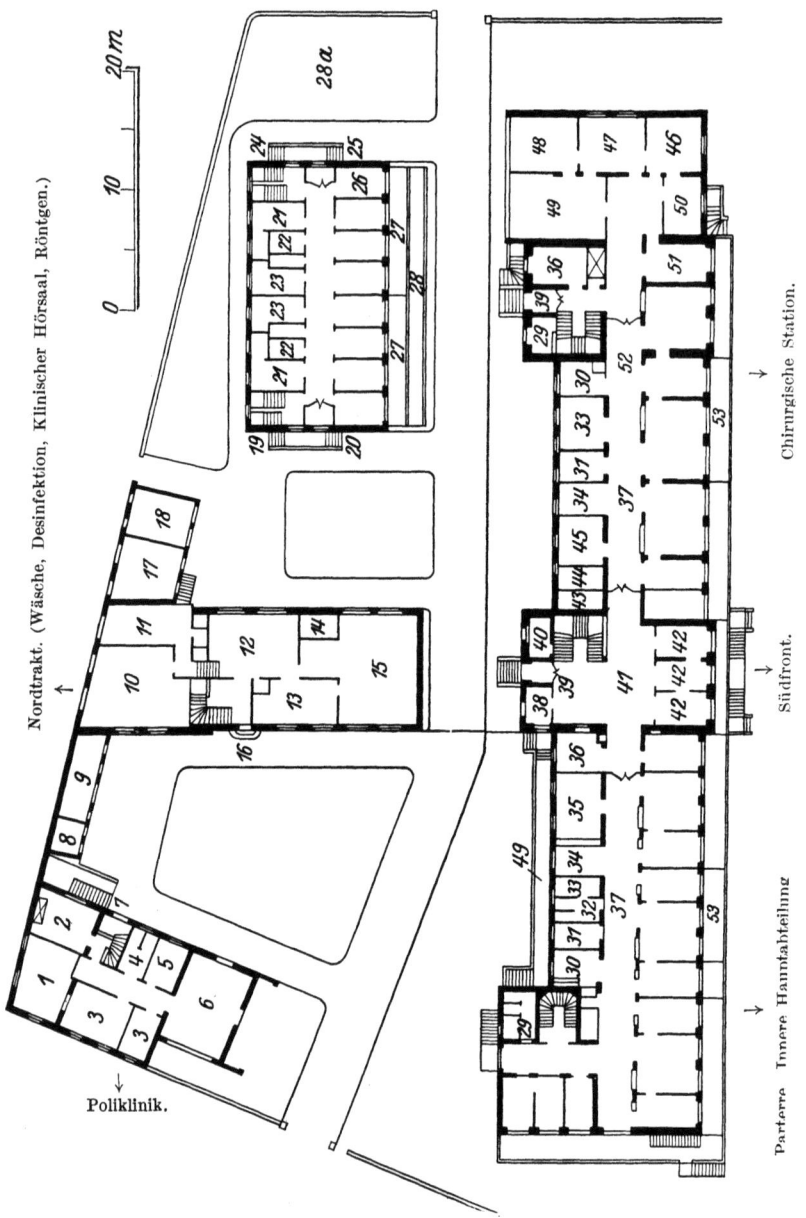

Abb. 6. Aus WIELAND: „Der Neubau der Basler Kinderklinik" (Archiv für Kinderheilkunde, Bd. 85 2/3. 4. 1928.)

1 Kinderwagenhalle. 2 Sektionsraum. 3 Warteräume. 4 Vorplatz. 5 Operationszimmer. 6 Beratungszimmer. 7 Eingang. 8 Stall für Versuchstiere. 9 Desinfektion. 10 Flick- und

Nähzimmer. 11 Aufenthaltsraum. 12 Bügelraum. 13 Vorwaschraum. 14 Trockenraum. 15 Wäscherei. 16 Eingang zum Hörsaal. 17 Kohlenraum. 18 Garage. 19 Eingang zum I. Stock. 20 Eingang zum Erdgeschoß. 21 Schwester. 22 Bad. 23 Diensträume. 24 Eingang zum I. Stock. 25 Eingang zum Erdgeschoß. 26 Operationszimmer. 27 Terrassen. 28 Trennungsgraben. 28a Infektionspavillon. Zweibettensystem. 29 Personalwohnungen. 30 Dienstraum. 31 Krankenbad. 32 Vorplatz. 33 Spülraum. 34 Wäsche. 35 Untersuchungs- Verbandzimmer. 36 Wartezimmer. 37 Korridor. 38 Pförtner. 39 Windfang. 40 Abort. 41 Eingangshalle. 42 Büroräume. 43 Wartezimmer. 44 Apotheke. 45 Reserveraum. 46 Verbandzimmer. 47 Sterilisation. 48 Aseptischer Operationsraum. 49 Septischer Operationsraum. 50 Gipszimmer. 51 Chirurg (Chefarzt). 52 Speisenaufzug. 53 Terrasse.

die Übersichtlichkeit der von einer Schwester versorgten Einzelzimmer dadurch erhöht werden, daß man sie nicht durch massive Wände abtrennt. Ganzglaswände oder besser massiver Unterbau, der von der Höhe von 75 cm an bis $2^1/_4$ m durch dickes Spiegelglas (8 mm) in Eisenrahmen ersetzt wird. So kann eine Schwester eine ganze Reihe von Zimmern übersehen. Dieses System bietet außerdem noch die Vorteile besserer Sauberhaltung und ermöglicht, daß etwas schlechter belichtete Zimmer vom Nachbarraum Licht erhalten.

Drittens erscheint es sehr angebracht, beim Bau einer Kinderstation beiden Wünschen zu genügen, dem der Isolierung und dem der Kosten- und Personalersparnis, indem man Zimmer von größerer Bettenzahl mit solchen von kleinerer umrahmt. HUTINEL hat bereits 1895 auf Infektionspavillons für jede Erkrankungsart zwei Räume zu je einem Bett und zwei zu je vier Betten eingerichtet.

Im Kinderkrankenhaus in München-Schwabing (Prof. HUSLER) ist eine recht zweckmäßige Einrichtung durchgeführt worden, die HUSLER sehr treffend als „Saalquarantäne" bezeichnet hat. Das gleiche Prinzip wird im Neubau der Baseler Kinderklinik von WIELAND angewandt und soll hier wegen der grundsätzlichen Bedeutung erwähnt werden.

„Auf der Säuglingsstation gibt es nur eine Art Zimmer. Dieses ‚*Standardzimmer*' ist 5 m lang, 2,70 m breit und 3,30 m hoch, hat also einen Kubikinhalt von 44 cbm und enthält zwei Betten. Jedes ‚Standardzimmer' mündet nach vorn mittels breiter Glastür auf eine 2,20 m breite, durch durchgehende Glaswände gegen das Nebenzimmer seitlich völlig abgetrennte, nach vorn offene gedeckte Südterrasse. Nach hinten mündet es auf einen 3 m breiten, hellen Längskorridor, auf dessen Nordseite sich helle Nebenräume befinden. Völlig rein durchgeführt ist das ‚Zweibettensystem' nur auf der Säuglings- und Kleinkinderstation wegen der größeren Infektionsgefahr. Sie besteht aus 12 nebeneinanderliegenden Standardzimmern zu je zwei Betten. Auf den drei Abteilungen für ältere Kinder sowie auf der chirurgischen Spitalabteilung sind die trennenden Glasscheidewände zwischen dem zweiten und dritten, dem sechsten und siebenten, dem zehnten und elften ‚Standardzimmer' fortgelassen. Jede dieser Abteilungen besteht daher aus drei etwas größeren Doppelzimmern zu je vier Betten, von denen jedes beiderseits von einem zweibettigen ‚Standardzimmer' flankiert ist. Die 36 m lange Südfront jeder dieser vier Abteilungen zerfällt demnach in drei dreizimmrige, voneinander getrennte Einzelsysteme zu je acht Betten mit 12 m Terrassenfront. *Eine solche betriebstechnisch in sich abgeschlossene ‚Spitaleinheit' von angemessener Größe ($2 \times 2 + 4 = 8$ Betten) kann von einer Schwester mit Schülerin versorgt werden*" (WIELAND).

Das außerordentlich wichtige Prinzip, größere Zimmer mit kleineren Zweibettenzimmern zu umrahmen, so daß ohne jede Umstände ein Kind, das infektionsverdächtig ist, innerhalb von wenigen Minuten in den kleineren Nachbarraum gelegt werden kann, ist als „Saalquarantäne" die Methode der Wahl und rentabel.

Ob man außer Vierbettenzimmern noch Sechs- oder Achtbettenzimmer baut (Kinderkliniken in Marburg a. L., Magdeburg), wenn es Betrieb und Lage nicht anders ermöglichen, ist nicht von entscheidender Bedeutung. Wir haben jedenfalls auch bei den ansteckendsten Kinderkrankheiten, wie Masern im katarrhalischen Vorstadium und Windpocken, nicht das Recht, die Infektion einfach im größeren Raum „durchgehen" zu lassen. Denn auch die leichteste Infektion kann das weniger widerstandsfähige Kind hinraffen. Vor allem kann man den Saalinfekt dadurch verhüten, *daß man im allerersten Beginn absondert,* wenn der Arzt bei der Visite oder die Schwester beim Baden nur leisen Verdacht schöpft. *Die Absonderung wird um so schneller erfolgen, je einfacher sie betriebstechnisch ist.* Mit der Verlegung in ein anderes Gebäude oder Stockwerk vergehen bei Personalmangel oder einer weniger eifrigen Schwester Stunden. Die kleineren Zimmer machen sich unter allen Umständen bezahlt.

Es sei daran erinnert, daß z. B. S. LEVY gezeigt hat, wie die Insassen eines Säuglingsheims, in dem ein grippaler Darmkatarrh ausbrach, durchschnittlich erst nach 3 Wochen ihr ursprüngliches Gewicht wieder eingeholt hatten. Da also durch eine selbst leichte Anstaltsendemie die Krankenhausdauer verdoppelt werden kann, muß im Dienst der Wirtschaftlichkeit, der Kinder und des Rufes der Anstalt jede Saalinfektion so gut als möglich verhütet werden.

b) Boxen.

Unter einer „Boxe" versteht man einen mehr oder weniger abgeschlossenen Raum zur gesonderten Unterbringung von ein bis zwei Kindern. Die Boxen sollen so groß sein, daß stets mehrere in einem Krankenzimmer untergebracht werden können. Da dies nur bei kleinen Ausmaßen möglich ist, finden sie sich vor allem im Säuglingszimmer; außerdem brauchen die Säuglinge einen größeren Infektionsschutz.

Man unterscheidet: 1. offene, 2. halboffene, 3. geschlossene Boxen und 4. Säuglingsboxen nach PIRQUET.

1. Offene Boxen. GRANCHER hat die offenen Boxen zuerst eingeführt, indem er infektionsverdächtige Kinder von den Bettnachbarn durch hohe Schirme aus Drahtnetzgewebe abtrennte. Das Prinzip erfuhr Abänderungen. Aus Sparsamkeitsgründen hat man zeitweise in einen Holzrahmen eingerahmte Mullage verwandt. Heute werden für offene Boxen, die nach oben und nach der Mitte des Saales frei sind, fast nur Glaswände mit massivem Untergestell verwandt.

Die von HEUBNER an der Universitätskinderklinik Berlin eingeführte offene Boxe hat Seitenwände aus Eisen und Glas bis zu $^2/_3$ Saalhöhe und einer breiten Öffnung nach dem Mittelgang. Seitenwände endigen 10 cm vom Boden; ihre Länge beträgt

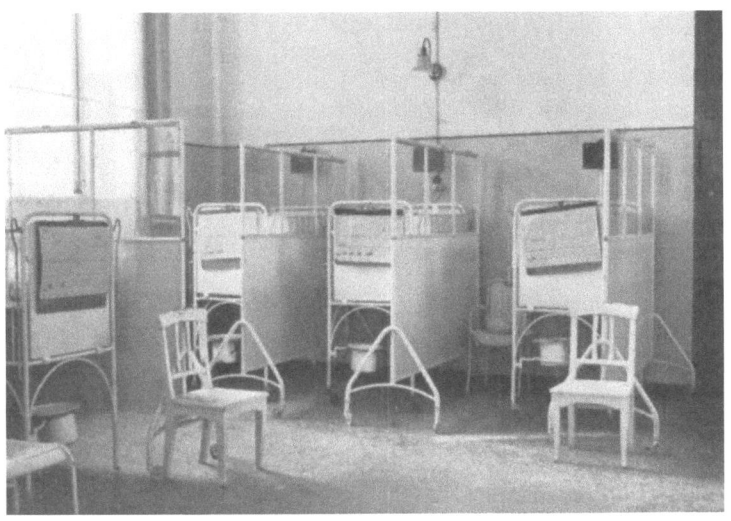

Abb. 7. Transportable Zwischenbettwände mit Glasoberbau. Einfache Form offener Boxen. (Kinderstation der I. Inneren Abt. des Krankenh. Westend-Charlottenburg. Prof. Dr. UMBER.)

1,60 m. Die durch sie abgetrennten Räume sind etwa 1,5 m breit. Eigene Durchlüftung ist nicht nötig, da die Luft im Saal frei zirkuliert. Vorteile: billig, durchführbar ohne eigene Ventilation. Nachteile: Unvollkommener Infektionsschutz.

2. Halboffene Boxen. Zwei Typen: a) Wände bis zu $^3/_4$ Saalhöhe und stets geschlossener Tür zum Mittelgang; b) Hochgeführte Trennungswände bis zur Decke und keine Mitteltür. Die halboffenen Boxen (LESAGE) verdanken ihre Entstehung der heute nicht mehr allgemeingültigen Anschauung, daß die meisten Ansteckungen nicht durch Berührung, sondern durch die Luft erfolgen. Diese Übertragungsart gilt jedoch nur für einen Teil der Infektionen (vor allem Grippe und Windpocken). Weit zweckmäßiger ist Typus 1 mit geschlossener Mitteltür, da Luftkeimübertragung über hochgeführte, aber nicht bis zur Decke reichende Wände fast nur bei Windpocken stattfindet. Die Mittelgangstür muß aber auch immer geschlossen werden. Längeres Offenbleiben bei halbgeschlossenen und auch geschlossenen Boxen ist vor allem bei Krankenvisiten zu befürchten, wenn mehrere Personen eintreten. Das muß vermieden werden. Krankenbesuche mit vielen Personen (Arzt, Hilfsarzt, Schwesternschülerin) verbieten sich zum Glück von selbst durch die Raumbewegung. Auch der Besuch durch den Stationsarzt kann unter Umständen eingeschränkt werden, indem er nicht täglich zweimal eintritt; die Schwester kann die in der Boxe aufgehängte Fieberkurve „durchzeigen" oder nach außen umdrehen. Zweckmäßig ist auch eine an verschiedenen Orten durchgeführte Doppeltür mit schmalem Zwischenraum, wodurch gleichzeitiges Eintreten mehrerer Personen und längeres Offenhalten vermieden wird (z. B. Säuglingsheim Neukölln). Vorteile: Keine eigene Ventilation nötig. Nachteile: Nicht vollkommener, aber besserer Ansteckungsschutz als in offenen Boxen.

3. **Geschlossene Boxen.** Einzelzimmer, nach allen Seiten abgetrennt. Meist massives Untergestell und Glasoberbau. Für ein bis zwei Kinder. Mit vollständigem Inventar ausgestattet, eigenem Waschbecken (fließend, für kalt und warm mit Mischhahn), eigener Badewanne und Säuglingswaage. Selbständige Ventilation notwendig. In die völlig abgeschlossenen Boxen können wahllos alle Kinder (besonders Säuglinge) aufgenommen werden, die sorgsamster Pflege und erhöhten Infektionsschutzes bedürfen. Da die Anforderungen an Heizung und Lüftung bei einer Frühgeburt entgegengesetzte sind als bei einer Lungenentzündung, müssen diese Einrichtungen, dem Einzelfall entsprechend, regulierbar sein. Besondere Methoden der sich anpassenden Luftzufuhr durch Zuluftrosetten und verschieden große Fenster finden sich z. B. in den geschlossenen Boxen der Aufnahmestation des Kaiserin-Augusta-Viktoria-Hauses. Geschlossene Boxen sind im Gegensatz zu halboffenen und offenen für jede Infektions- und Säuglingsstation eines Kinderkrankenhauses unentbehrlich. Der Vorteil liegt darin, daß man alle Infekte und schweren Fälle hineinverlegen darf.

4. **Säuglingsboxen nach Pirquet.** Diese sind erst seit einem Jahre bekannt.

Sie haben ungefähr die Gestalt von Laboratoriumsabzügen oder von auf Gestellen ruhenden Glaskästen. An der Außenseite sind Kästchen angebracht für die jedem Säugling notwendigen Utensilien. Die Matratze liegt auf einem Rost, der an vernickelten Haltern eingehängt wird. Der Rost kann aber auch am Kopfende oder Fußende gesenkt werden, um eine schräge

Lage des Säuglings zu erreichen, wie sie z. B. nach der Fütterung sehr wünschenswert ist. Unterhalb des Schiebefensters ist ein herausnehmbares Brett. Zur Reinigung kann Brett und Rost entfernt werden, wodurch das Putzen der Wände sehr erleichtert wird.

Die „Isolierbetten" von PIRQUET sind bis jetzt für viele Betriebe noch zu kostspielig. Vorteile: Ansteckung durch Personal

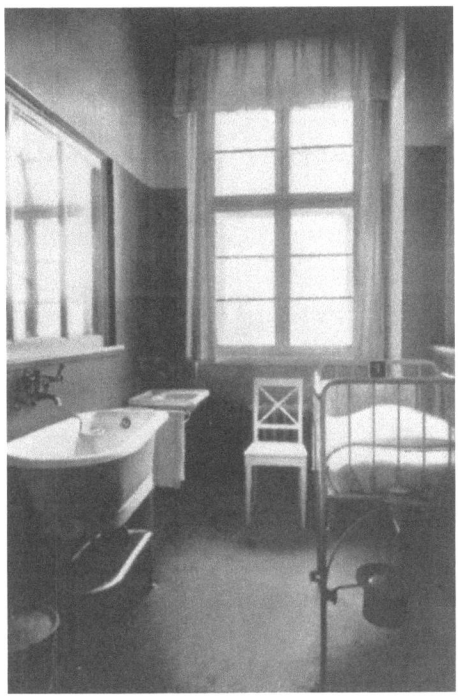

Abb. 8. Geschlossene Boxe. (Städtisches Säuglingsheim Berlin-Neukölln. Prof. Dr. ORGLER.)

und Besucher auf das erreichbare Mindestmaß eingeschränkt. Günstige Raumverwertung. In einem Raum der Wiener Kinderklinik, in dem bisher nur drei Betten standen, sind jetzt sechs untergebracht (hergestellt von Leo Ehrmann Wien IX, Albertstraße 20).

c) Das „starre" und „elastische" System.

Die Einrichtung kleiner Zimmer und die Aufstellung von gegeschlossenen Boxen ermöglichen es, daß auch die *ausgesprochenen*

Infektionsstationen nicht aus Zimmern bestehen, die immer nur, auf Jahre voraus bestimmt, der Aufnahme gleichartiger Krankheiten dienen. SCHLOSSMANN sagt mit Recht: *Die Menschen,*

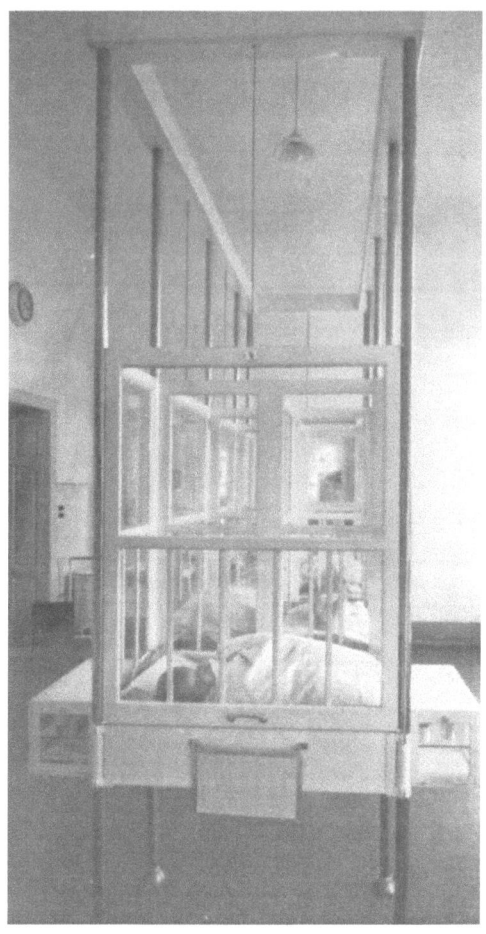

Abb. 9. Isolierbett nach PIRQUET. (Aus: Ztschr. f. d. ges. Krhw. 1928. Nr. 26.)

nicht die Mauern sind das Wesentliche" und empfiehlt auf Grund seiner Erfahrungen in Düsseldorf, das ,,starre System" der Unterbringung infektionskranker Kinder durch das ,,elastische" zu ersetzen. Wenn ein Raum, aus dem heute ein masernkrankes Kind entlassen wurde, desinfiziert ist, kann er morgen durch einen Scharlachfall belegt werden. Die Art einer Belegung des Infektionshauses oder der Station für ansteckende Krankheiten ist von jeher zwangsmäßig von zufällig auftretenden Epidemien abhängig gewesen. Im Fall einer Diphtherie- oder Scharlachepidemie sah sich ein kleines Spital stets gezwungen, die starre Masernstation aufzugeben und für augenblicklich notwendigere Isolierungsaufgaben einzuräumen. Man sollte aber an diesem elastischen System auch in normalen Zeiten festhalten. Voraussetzung ist ein ausreichendes und gut geschultes Schwesternpersonal, das selbst gesund ist und den Infekt nicht überträgt. Ferner müssen die Einzelräume leicht und schnell zu reinigen sein (fugenfreier Boden, auf Infektionsstationen am besten Terrazzo. Wandbekleidung aus Kacheln). Infektionskranke Kinder, die in einer geschlossenen Einzelboxe liegen, sollen grundsätzlich nicht mehr auf eine andere Station verlegt werden (wenn z. B. ein Kind mit Masern Windpocken bekommt). Jede Umlegung verbreitet Seuchen im Haus.

Wenn man von der Notwendigkeit einer Anzahl kleiner Räume für die Infektionsverhütung spricht, so darf man die „seelische Ansteckung" gerade bei Kindern nicht vergessen. Nicht nur nervöse Kinder neigen zur Nachahmung. Daher gehören Kinder mit Veitstanz und ähnlichen Zuständen in kleine Zimmer. Einzelne Kliniken (z. B. Tübingen) haben auf der inneren Kinderstation ein besonderes „Nervenzimmer" eingerichtet. Da solche Krankheiten nicht nur der Absonderung, sondern auch erhöhter Aufsicht bedürfen, sind auch hier Glaszwischenwände angebracht. Dem Einwand, daß alle unruhigen Patienten (Veitstanz, Gehirngrippe, Epilepsie) auf die Nervenklinik gehören, muß ganz entschieden entgegengehalten werden, daß die Behandlung des kindlichen Gesamtorganismus, auf die ein Kinderkrankenhaus eingestellt ist, im Vordergrund steht.

Das „starre System" mit den für gleichartige Infektionskrankheiten fest bestimmten Räumen ist nur in epidemiefreien Zeiten bei einem großen Infektionshaus möglich, wenn man mit einer zu allen Jahreszeiten ungefähr gleichen Zahl von Aufnahmen an Diphtherie, Scharlach, Keuchhusten usw. rechnen kann (Kaiserin-Friedrich-Kinderkrankenhaus Berlin, Virchow-Krankenhaus, Infektionskinderspital in Wien). Vorteil: Jede „starre" Station hat ein gut spezialisiertes, dem Charakter der Einzelkrankheit angemessenes Inventar für Pflege, Diagnostik und Behandlung.

d) **Absonderung der Infektionen in der Poliklinik.**

Es wurde früher erwähnt, daß zu jeder Universitätskinderklinik und in Zukunft wohl auch zu städtischen Kinderkrankenanstalten eine Poliklinik gehört. Ein recht hoher Prozentsatz der klinischen Aufnahmen wird nicht direkt vom praktischen Arzt ins Krankenhaus geschickt; die Notwendigkeit der Aufnahme ergibt sich oft auf Grund der poliklinischen Untersuchung. Wir müssen schon aus rein wirtschaftlichen Gründen den größten Wert auf die Infektionsverhütung in der Poliklinik legen, nicht vorwiegend aus Furcht vor der berechtigten Anschuldigung, daß sich das Kind dort ,,etwas geholt hat". Im poliklinischen Warteraum hat das Kind zum letzten Male vor der Aufnahme Gelegenheit, sich mit Masern oder Keuchhusten zu infizieren. Ambulant ist es vielleicht wegen Kopfschmerzen oder Blasenbeschwerden behandelt worden. Die im Wartesaal am Aufnahmetage erworbene Infektionskrankheit bricht erst nach einer Inkubationszeit von 14 Tagen bis 3 Wochen aus und verlängert die klinische Behandlungsdauer. Allgemeine Wartesäle müssen recht groß sein. Die neue *Leipziger Poliklinik* wird in der Weise eingerichtet, daß zahlreiche voneinander *getrennte Eingänge* geschaffen werden, welche in *Einzelzellen* führen, in denen eine *Infektionskontrolle* stattfindet. Die Polikliniken vieler amerikanischer Kinderkrankenhäuser haben Boxen. Im Warteraum der 5. Säuglingsfürsorge Charlottenburg ist von KETTNER das zweckmäßige und nicht teure System von *Boxtischen* eingeführt worden. Ausreichende bauliche Einrichtungen zur Infektionsverhütung sind eine der wichtigsten Vorbedingungen für ein Kinderkrankenhaus. Nur unter dieser Voraussetzung kann eine Anstalt dem Ruf entgehen, in dem sie vor noch nicht zu langer Zeit stand: daß die Kinder an den Erkrankungen am schwersten leiden oder sterben, die sie im Krankenhaus erst erworben haben.

IV. Anordnung der Stationen. — Wirtschafts- und Behandlungsräume, Inneneinrichtung.

Grundsätzlich bestehen zwei Möglichkeiten:

α) Dezentralisation.

Beispiel: a) Wirtschaftsgebäude mit allgemeiner Küche, Milchküche, Wäscherei.

b) Hauptgebäude mit Säuglings- und Kinderstationen. Personalwohnungen.

c) Infektionshaus oder mehrere Pavillons.

d) Zweistöckiger Aufnahmepavillon mit Beobachtungsstation, Poliklinik, Röntgenzimmer, Höhensonnenraum.

β) Zentralisation.

Beispiel: a) Hauptgebäude mit den im Seitenflügel untergebrachten Infektionszimmern. Seitenflügel hat besonderen Ein-

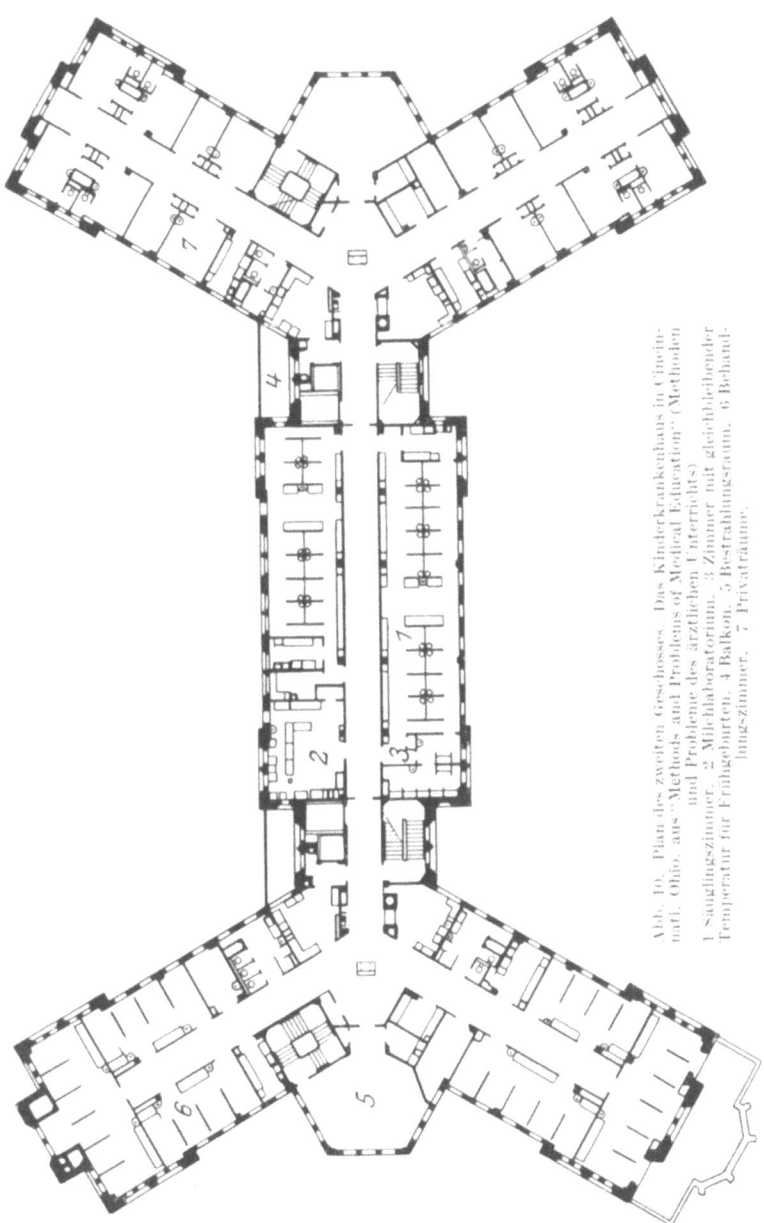

Abb. 10. Plan des zweiten Geschosses. Das Kinderkrankenhaus in Cincinnati, Ohio, aus "Methods and Problems of Medical Education" (Methoden und Probleme des ärztlichen Unterrichts) 1 Säuglingszimmer, 2 Milchlaboratorium, 3 Zimmer mit gleichbleibender Temperatur für Frühgeburten, 4 Balkon, 5 Bestrahlungsraum, 6 Behandlungszimmer, 7 Privatzimmer.

gang. Im Hauptbau (vierstöckig) alle Stationen, Wirtschaftsräume, Höhensonnen-Röntgenzimmer, Ärzte- und Personalwohnungen. Kleine Wäscherei. Ein Teil der Wäsche wird in die Waschanstalt der Kliniken gegeben.

b) Aufnahmepavillon ist ein Sonderbau.

Abstufungen zwischen beiden Systemen sind möglich. Man kann die Zentralisation noch vollkommener durchführen, indem man die Aufnahmestation in einen zweiten Seitenflügel legt oder, bei einer weitgehend durchgeführten „Saalquarantäne" und vielen kleinen Zimmern, ganz aufgibt.

Ein Beispiel vorzüglicher Zentralisation bei Erfüllung vieler Forderungen stellt das Kinderkrankenhaus in Cincinnati dar.

Man kann auch weiter dezentralisieren: Schwesternhaus; Tuberkulosehaus mit gleichzeitiger Behandlung chirurgischer Kindertuberkulose; Angliederung einer chirurgischen Kinderstation im Sonderbau.

Da viele gut erprobte Grundsätze der Inneneinrichtung bei beiden Systemen die gleichen sind, beschränken wir uns auf die Richtlinien unter möglichst einfachen Bedingungen. Stets muß das Bestreben vorhanden sein, unter diesen Verhältnissen Gutes zu leisten. Das ist auch möglich unter zwei Voraussetzungen: gute Schwesternpflege und zweckmäßige Ernährung.

Die hohe Säuglingssterblichkeit in den Anstalten ist nicht durch prachtvolle Bauten, sondern vor allem durch Fortschritte in der Ernährung zurückgegangen. Die Einführung der konzentrierten Ernährung durch AD. CZERNY hat die Bereitschaft für Infekte im früher zu wasserreich ernährten Säuglingsorganismus herabgesetzt. Dieser Fortschritt hat mehr erreicht als die ausschließliche „Einkapselung" in Boxen. Die Tuberkulosebaracke der Universitätskinderklinik Charité Berlin ist so schlecht wie möglich. Lichtlos, in unmittelbarer Nähe der geräuschvollen Stadtbahn. Die Kinder gedeihen dort bei guter Ernährung und Beschäftigungstherapie keineswegs schlechter als in einer prachtvollen Heilstätte. *Einzelmängel lassen sich eben durch Vorzüge auf anderen Gebieten ausgleichen.*

a) Wirtschaftsräume.

Diese sind am besten im Keller- oder Erdgeschoß untergebracht.

1. Küche und Milchküche.

Lage der Küche und Milchküche in den Untergeschossen wegen der Kühlräume notwendig. Die Milchküche muß von der Kochküche, die je nach Größe nur Krankenküche oder Kranken- und Personalküche sein kann, abgetrennt werden. Jede Kinderklinik sollte besonderen Wert auf den Ausbau der Milchküche legen. Der frühere Brauch, Normal- und Heilnahrungen von einer Zentralküche aus ohne Kenntnis des Kindes abzugeben, ist heute mit

Anordnung der Stationen. — Wirtschafts- und Behandlungsräume.

Recht nicht mehr üblich. Eine gute Milchküche soll aber ihren Arbeitsbereich über den Rahmen der Kinderklinik ausdehnen

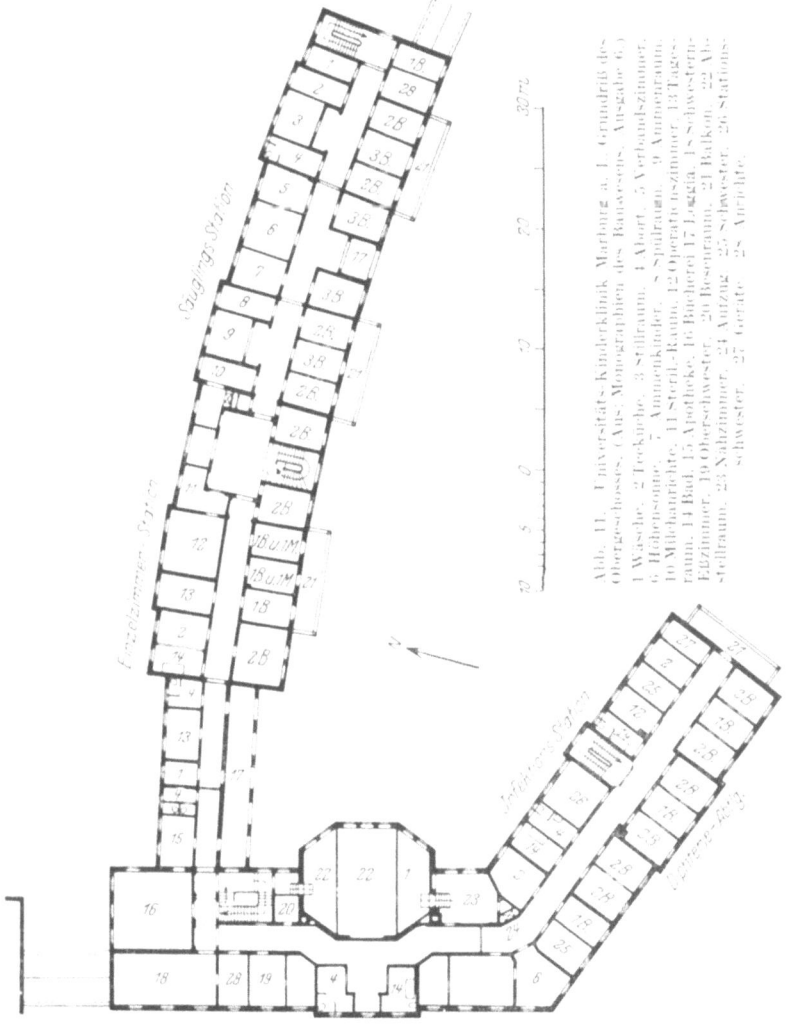

(Abgabe von Heilnahrungen und genau hergestellten Mischungen an Säuglinge, die nach der Entlassung noch weiter beobachtet werden. Versorgung der chirurgischen Nachbarklinik usw.). Die

Milchküche soll mehrere Räume enthalten: 1. Kochraum, 2. Kühlraum, 3. Flaschenreinigungsraum. Eine Lehrküche für Schwestern ist, worauf BIRK in seiner wertvollen Arbeit hingewiesen hat, sehr zu empfehlen. Für die Lage der Milchküche ist gerade die Zentralisation des Betriebes sehr wichtig. Viel unnötige Kräfte werden verbraucht, wenn die Nahrungen in Flaschen mehrmals am Tage auf weitem Wege zur Säuglingsstation geschleppt werden müssen. Wohl in keinem anderen Krankenhausbetrieb spielen die ,,Nachbestellungen" oder plötzlichen Nahrungsänderungen eine so große Rolle wie in der Säuglingsklinik. Zuweilen bedingt eintägige Verzögerung beim ,,Umsetzen" von Milch auf Schleim usw. längeren Schaden. Liegen Milchküche und Säuglingsstation beieinander oder verbindet beide der Speisenaufzug, so vollzieht sich alles auch bei Personalmangel reibungslos. Die Milchküche soll aber auch wegen der Gerüche (Fettsäuren) nicht in der Nähe der Krankenräume liegen. Kippkessel für Milch, elektrische Zentrifuge zur Herstellung von Molke sind notwendige Apparate. Flaschenspülmaschinen haben schwere Nachteile. Die Hälse der Flaschen brechen leicht ab, und die Reinigung ist oft so oberflächlich, daß mit der Hand nachgespült werden muß. Eine Duscheneinrichtung zum Milchvorkühlen hat sich bewährt (Keudell-Haus Berlin-Lichterfelde).

Die wichtige Frage, ob eine Klinik fertige Buttermilch- und Eiweißmilchkonserven benutzen oder grundsätzlich alle Heilnahrungen in der Milchküche selbst herstellen soll, kann nicht allgemein beantwortet werden. Die Herstellung von Diätmilchen für Säuglinge erfordert Zeit und zuverlässiges Personal. In vielen Betrieben ist es sicher besser, von den Konserven der Eiweißmilch und Buttermilch]HA, HS] Gebrauch zu machen, da diese fast immer einwandfrei sind.

Die Milchküche braucht einen großen Gasherd. Es ist nicht unbedingt richtig, Gemüsenahrungen für Säuglinge in der großen Kochküche zu bereiten, da die Schwesterschülerin die eigenartige Gemüsezubereitung für Säuglinge kennenlernen muß.

Bau der allgemeinen Kochküche (vgl. Wirtschaftsküche der Krankenanstalten).

2. Wäscherei.

Der Wäschebedarf einer Kinderklinik ist sehr groß. Ein Säugling braucht, um nur ein Beispiel zu nennen, innerhalb von 24 Stunden 10 Windeln. Bei Ernährungsstörungen mit Durchfällen ist der Bedarf noch weit höher. Da diese Kinder an und für sich schon zu Wundsein neigen und der Ausschlag sich häufig vom After auf den Rücken und die Oberschenkel verbreitet, ist die Wäschefrage eine der wichtigsten im Haushalt der Klinik. Einzel-

Anordnung der Stationen. — Wirtschafts- und Behandlungsräume. 113

heiten finden sich in den Ausführungen und Kostenaufstellungen von BIRK. Auch wenn man einen Teil der Wäsche in die Hauptwaschanstalt der Kliniken gibt, braucht selbst die kleine Anstalt unbedingt eine eigene Wäscherei, weil sonst unfehlbar bei selbst großem Vorrat Verzögerungen und Wäschemangel auftreten. 3 Punkte sind für das Kinderkrankenhaus besonders wichtig:

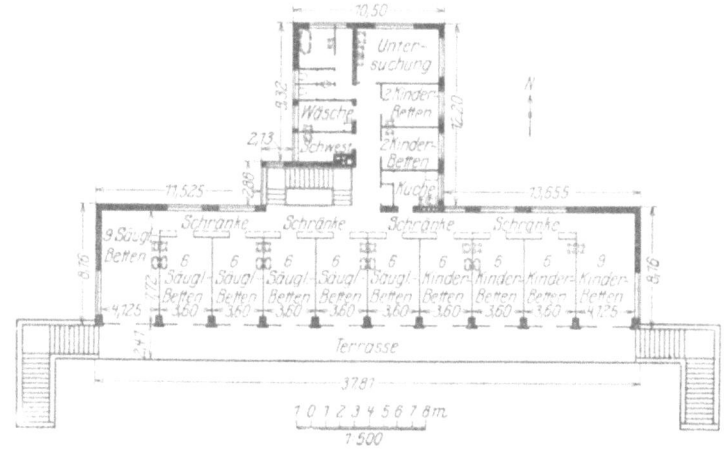

Abb. 12. Kinderklinik des Rittberghauses vom Roten Kreuz in Berlin-Lichterfelde. (DR. GÖTZKY.) Hauptgeschoß-Grundriß. 70 Kinderbetten mit Dienst- und Nebenräumen. (Aus: Ztschr. f. d. ges. Krhw. 1929. Heft 6.)

1. Behandlung der Infektionswäsche, 2. Vorreinigung der Stuhlwäsche, 3. Vorwärmung.

ad 1. Behandlung der Infektionswäsche erfolgt nach den allgemeinen Grundsätzen der Desinfektion.

ad 2. Mit Stuhl beschmutzte Wäsche muß im Betteimer bis zur Visite aufbewahrt werden; sehr zweckmäßig ist die immer mehr in Gebrauch kommende Vorreinigung der Stuhlwindeln. Die schmutzige Windel wird auf einer schiefen Ebene in einem Blechtrog mit einer Bürste gescheuert und dann erst zur übrigen Wäsche gebracht (Säuglingsheim Frankfurt a. M., Kinderkliniken Zürich und Tübingen). Das bewirkt auch, daß nicht Puderreste zu fest an der Faser haften, später schwer zu entfernen sind und reizen.

ad 3. Vorwärmung, besonders für Frühgeburten, in Wärmeschränken sehr zweckmäßig (Kinderklinik Tübingen).

Zur Reinigung von Nachtgeschirr, Stuhleimern und Stuhlbecken empfiehlt sich Spülvorrichtung mit senkrecht nach oben verlaufendem und einem zweiten schrägen Strahl (Keudell-Haus des Rittbergkrankenhauses in Berlin-Lichterfelde). Aufzubewahrende Stühle werden zweckmäßig mit Antiforminlösung geruchlos gemacht (UHLENHUTH. CZERNY).

Maschinelle Einrichtungen in der Waschküche (zum Waschen und Trocknen) sind wegen Personalersparnis recht geeignet. Trocknungsräume sind notwendig, da man nicht damit rechnen kann, immer die Wäsche im Freien zu trocknen. Ein Wäscheabwurfschacht sollte in jeder zentralisierten Kinderklinik sein. Ein eingebauter Wäscheschrank muß sich auf den Stationen selbst befinden oder (Rittbergkrankenhaus) an der Zimmeraußenwand. Vorratskammer mit größerem Lager stets außerhalb der Krankenräume. Lage der Waschküche entweder im Kellergeschoß des Seitenflügels oder im Sonderbau. Geräusch der Waschmaschinen wird, wenn sie unter Krankenräumen liegen, auch bei schalldämpfenden Decken immer etwas stören (BIRK). Flick- und Bügelräume (vgl. den Plan der Basler Kinderklinik).

b) Diagnostisch-therapeutische Räume.

1. Röntgenzimmer.

Bei einem zentralisierten Hauptbau empfiehlt sich die Lage des Röntgenzimmers im Erdgeschoß. Falls Poliklinik vorhanden, gesonderter Apparat im Ambulanzgebäude, evtl. nur für Durchleuchtungen eingerichtet. Besonderer Therapieraum heute notwendig, da die Bestrahlungsbehandlung in der Kinderheilkunde immer mehr an Bedeutung gewinnt. Vor allem muß auf die Filtereinrichtung Wert gelegt werden. Erwähnt sei, daß WIMBERGER, Salzburg, ein besonderes Durchleuchtungsgestell für Säuglinge angegeben hat, das von VIETHEN, Freiburg, in zweckmäßiger Form modifiziert ist und beim Säugling in Schwebehaltung einwandfreie Durchleuchtungen und Aufnahmen ermöglicht. Im übrigen sei auf Darstellung des Röntgenzimmers verwiesen.

2. Höhensonnenzimmer.

Auf keinem Gebiet spielt die Behandlung mit ultraviolettem Licht (künstliche Höhensonne, Quarzlampe, Quecksilberdampflampe) eine so große Rolle wie in der Kinderheilkunde. Die künstliche Höhensonne bietet die schnellste und sicherste Möglichkeit, um Kinder von Rachitis zu heilen. Außer den rein körperlichen kommen noch seelische Einwirkungen in Betracht, die nicht durch Vitaminzufuhr (Vigantol, bestrahlte Milch) zu ersetzen sind. Jede Kinderklinik braucht ein kleines Bestrahlungszimmer mit 1 bis 2 Bach-Höhensonnen. Recht zweckmäßig ist ein Höhensonnenspielzimmer mit Jesioneklampen. Auch kleinere allmählich gewöhnte Kinder können sich hier in einem erprobten Abstand von den Lampen spielend länger aufhalten (Brillen notwendig). Für die Bestrahlung kranker Säuglinge sind drei Forderungen aufzustellen: 1. Bestrahlung darf nur unter Aufsicht einer erfahrenen Schwester, die vorgeschriebene Zeit bestrahlt, erfolgen. 2. Säuglinge gehören wegen der Infektionsgefahr nie in ein Höhensonnenspielzimmer. (Von der Stationsschwester gebrachte noch wartende Säuglinge werden zweckmäßig in kleinen boxenartigen Gestellen abgesetzt. Kinderklinik Freiburg i. Br.) 3. Bei längerer Bestrahlungsdauer ist, besonders beim jüngeren Kind, Einschaltung einer Solluxlampe notwendig, die überhaupt in jedem Höhensonnenbetrieb erforderlich ist, da Ultraviolettstrahlen keine Wärme geben. Lage: Erdgeschoß. Besteht für Klinik und Poliklinik nur ein einziges Höhensonnenzimmer, so müssen die ambulanten Patienten z. B. nur nachmittags bestrahlt werden. In der letzten Zeit ist Glas, das nur Ultraviolettstrahlen durchläßt, zur Überbedeckung von Veranden empfohlen worden („Vitaglas"), ist aber kostspielig und nach dem gegenwärtigen Stand der Technik wahrscheinlich ohne Nutzen.

3. Gymnastikraum.

Dieser befindet sich in mehreren amerikanischen Spitälern. Besonders für Anstalten mit chronisch kranken Kindern, chirurgischem Betrieb. Kann mit einem Tagesraum verbunden werden. Hat nicht nur Bedeutung für körperliche Behandlung. Stets muß daran gedacht werden, daß die Kinderheilanstalt auch erzieherischen und heilpädagogischen Zwecken dient.

4. Laboratorium.

Lage des Laboratoriums hängt von dem Zweck ab. Ein Stationslaboratorium gehört im Hauptbau an die Schattenfront des Korridors, gegenüber oder in die Nähe der Stationen. Denn es dient z. B. dazu, ganz schnell durch eine Blutuntersuchung festzustellen, ob ein klinisch nur keuchhustenverdächtiges Kind tatsächlich Keuchhusten hat, oder durch eine Urinprobe zu ermitteln, ob bei einem geschwollen aussehenden Säugling eine Nierenerkrankung vorliegt, also eilgen Aufgaben. Geschlossene Einzelboxen haben am besten die notwendigsten eigenen Laboratoriumseinrichtungen, vor allem zur Urinuntersuchung. Wissenschaftliche Untersuchungen werden am günstigsten in einem größeren ruhigen Laboratorium (im Erdgeschoß oder Seitenflügel oder Aufnahmebau) gemacht. Es ist unbedingt falsch, heute zu glauben, daß ein wissenschaftliches Laboratorium nur in einer Universitätskinderklinik notwendig ist. Für die Frühdiagnose der Rachitis z. B. spielen mikrochemische Blutuntersuchungen eine große Rolle. Auf die Ausstattung der Laboratorien ist vom Verf. an anderer Stelle hingewiesen.

c) Krankenstationen.

1. Säuglingsstation.

Die klinische Behandlung der Säuglinge ist neben der Hospitalisierung der kindlichen Infektionskrankheiten die wichtigste Aufgabe eines Kinderkrankenhauses. Obwohl es im frühesten Lebensalter am bedenklichsten ist, den Zusammenhang zwischen Mutter und Kind wegen der Vorteile der natürlichen Ernährung zu trennen, spielt die Notwendigkeit der geschlossenen Behandlung teils aus sozialen, teils aus rein ärztlichen Gründen die größte Rolle. Man muß bei einem Kinderkrankenhaus von etwa 150 Betten $1/4$—$1/3$ der Bettenzahl für Säuglinge einräumen.

Die Säuglingsabteilung bedarf einer weitgehenden Unterteilung, wenn sie den klinischen und fürsorgerischen Bestrebungen gerecht werden will:

1. Infektfreie Säuglingszimmer,
2. Zimmer für Säuglinge mit Infektionen,
3. Frühgeburtenzimmer,
4. Ammenzimmer,
5. Stillraum.

ad 1 und 2. Wenn in besonders günstiger Jahreszeit keine Infektionen vorkommen, können diese Zimmer, worauf auch BIRK hinweist, unterschiedslos belegt werden. Meist aber wird eine Trennung erfolgen müssen. Jeder grippale Infekt verschlechtert bei einem ernährungsgestörten Säugling die Heilungsaussicht.

ad 3. Wohl auf keinem anderen Gebiet der Säuglingsheilkunde ist die Hospitalisierung so berechtigt wie auf dem der Frühgeburtenbehandlung. Denn hier entscheidet sachgemäße Pflege durch besonders gewissenhafte Schwestern. Brustnahrung allein bringt nicht die Rettung, weil die Kinder meist zu trinkschwach sind und mit äußerster Geduld durch die Frühgeburtenflasche, Löffel oder Pipette ernährt werden müssen. Leider ist das Schicksal der Frühgeburten noch heute allzuoft bei der Klinikaufnahme schon dadurch nach der ungünstigen Seite entschieden, daß sie nicht sachgemäß transportiert wurden und in unterkühltem Zustand ankommen.

(Die physikalisch-technische Reichsanstalt hat kürzlich Prüfungsvorschriften für Frühgeburtenthermometer erlassen; unterste Skalenstelle zwischen 28,0 und 33,0°). (Ztschr. f. Krhw. 1929. Nr. 14.)

Wenn Entbindungs- und Kinderklinik nicht zusammenliegen, muß auf diesen wichtigen Punkt in der Ausbildung der Hebammenschwestern besonders Wert gelegt werden. HESS hat einen besonderen Transportapparat für Frühgeburten angegeben. Da Frühgeburten auch in der Klinik zu Unterkühlungen neigen, bedürfen sie erhöhter Aufsicht. Es sind mehrere Versuche gemacht worden, um die Temperatur dieser besonders gefährdeten Kinder mit Sicherheit auf gleichmäßiger Höhe zu halten. So hat WENTZLER eine doppelwandige, mit Öl gefüllte Wanne angegeben, an deren Fußende sich ein Vakuumregler befindet. Ein einfacherer Apparat ist schon früher von MOLL beschrieben worden. Eine nicht mit großen Mitteln ausgestattete Klinik wird sich mehrere automatisch regulierbare Apparate kaum halten können. Die meisten Anstalten begnügen sich mit Tonkrügen zur Wärmehaltung. Die Gefahr der Überhitzung ist ebenso groß wie die der Unterkühlung. Eine Frühgeburt „durchzukriegen" ist eben ein Meisterstück für gute Schwestern, und der Anstaltsleiter soll im allgemeinen Wert darauf legen, diese Kinder in ein *mit Boxen ausgestattetes Frühgeburtenzimmer* zu legen, das klein sein kann und der besten Schwester anvertraut wird. Man kann auch eine etwas größere Boxenstation bauen und in diese nur ganz schwere Fälle aufnehmen (Magenpförtnerkrampf, „Intoxikationen", „Dekompositionen", Frühgeburten).

ad 4. Gute Ammenzimmer sind unbedingt notwendig. Nicht nur die Schlafzimmer der Ammen sollten freundlich sein, auch der Raum, in dem die Ammenkinder wohnen und die Mütter abspritzen. Eine Klinik ist auf die Ammen und ihre Launen angewiesen. Wenn sie aus Platzmangel in einem zu engen Raum zusammensitzen, leidet die Anstalt darunter. Die abgespritzte Milch geht oft zurück, wenn die Ammenkinder eine leichte Störung haben und die Mütter unruhig werden; jene müssen also vor Infekten geschützt sein.

ad 5. Auf einen Stillraum wird in Kinderkrankenhäusern meist zu wenig Wert gelegt. Während die Ammen wegen der Gefahr syphilitischer Infektion nur abgespritzte Milch liefern sollen, kommen die Mütter der in der Anstalt liegenden Kinder, um ihre Kinder anzulegen. Oft ereignet es sich, daß die Mutter morgens vor dem Gang zur Arbeit einmal zur Klinik geht, anlegt und so viel abspritzt, daß das Kind noch 1—2 natürliche Mahlzeiten erhalten kann. Ist ein kleiner Raum da, so besteht die

Möglichkeit einer Unterweisung durch die Schwester, es kann eine oft wichtige, bis dahin im Dunkeln liegende Vorgeschichte erhoben werden, die Mutter wird überredet, öfter als einmal zum Anlegen zu kommen und vielleicht so viel abzuspritzen, daß auch noch andere Kinder etwas davon haben. Das ist bei dem Ammenmangel der Klinik ein sehr wichtiger Punkt.

Die Ammenstation muß nicht unbedingt im Stockwerk der Säuglingsstation liegen.

Vorschläge: Angenommen, eine Säuglingsstation habe 40 Betten. Dann kann man 5 Zimmer zu 8 Betten einrichten (vgl. BIRK), Schwerkrankenzimmer nur mit geschlossenen Boxen. Eine andere Möglichkeit wäre z. B. 6 Zimmer zu 4, 3 zu 2 Betten. Boxstation zu 10 Betten. usw. Außerdem in jedem der vielen möglichen Fälle Stillzimmer und Ammenkindzimmer.

2. Stationen für ältere nichtinfektiöse Kinder.

Diese befinden sich, wie auch die Säuglingsstation, in einem besonderen Stockwerk. Zweckmäßig ist es, Kleinkinderstationen von Schulkinderstationen zu trennen. Auf dem Krankenzimmer für Kleinkinder können Knaben und Mädchen zusammengelegt werden. Ist innerhalb des Zeitraumes vom vollendeten 1.—14. Lebensjahr eine Alterstrennung nicht durchführbar, so soll man einen Knaben- und Mädchensaal einrichten. Das Kleinzimmersystem ist im schulpflichtigen Alter nicht so wichtig.

3. Infektionsstation.

Außer der Infektionsstation für ansteckende Krankheiten ist in jedem Kinderkrankenhaus eine Tuberkulosestation notwendig. Beobachtungsfälle und offene Tuberkulosefälle sind zu trennen.

4. Nebenräume der Stationen.

Zu jeder Station gehören ein oder mehrere Untersuchungszimmer, in dem Punktionen, kleine Operationen, Lumbalpunktionen, Ohren-Augenuntersuchungen ausgeführt werden. Viele dieser Eingriffe werden allerdings, mehr als in inneren Kliniken, am Krankenbett selbst oder auf dem Untersuchungstisch des Krankenraumes vorgenommen. Das Untersuchungszimmer kann gleichzeitig als Schreibstube dienen.

Andere notwendige Nebenräume für jede Station sind: Schwesternzimmer, Teeküche, Stationslaboratorium, Klosett mit Nebenraum zur Stuhlbesichtigung (letzteres nur auf Stationen älterer Kinder).

5. Veranden und Balkone.

Ein Kinderkrankenhaus kann nicht Licht und Luft genug haben. Die augenblicklich so gepriesene Freiluftbehandlung eignet

Anordnung der Stationen. — Wirtschafts- und Behandlungsräume. 119

sich nicht für alle Fälle. Sie muß, dem Einzelfall angemessen, dem Wetter und Wind entsprechend, wie ein Medikament dosierbar sein. Jede Station, nicht nur Infektions- und Tuberkulosezimmer, braucht Veranden.

Wir unterscheiden (vgl. FEER) gedeckte und heizbare Veranden, mit Fenstern versehen, die im Sommer fortgenommen werden, und gedeckte Veranden ohne Fenster und ohne Heizung. Offene unbedeckte Balkone sind in einem Stockwerk, auch ohne das Terrassensystem (Dresden, Tübingen), immer möglich. Dachgärten sind besonders für Tuberkulosestationen empfohlen worden (Kinderklinik Wien). Veranden müssen breit genug sein, um den Verkehr zwischen den Betten zu ermöglichen (für größere Kinder 3 m, für Säuglinge $2^1/_2$ m nach FEER). Zur Erwärmung der Kinder bei Freiluftbehandlung bestehen mehrere Möglichkeiten: Wärmekrüge, elektrisch betriebene Wärmelager (verwendet in der neuen Liegehalle des Dachgartens der Münchener Kinderklinik; Firma: Bender & Hobein, München, Lindwurmstraße), heizbare Decken (Kinderklinik Marburg a. L.). Ausgedehnte Freiluftbehandlung in Liegehallen (besonders bei tuberkulösen Kindern) scheitert, worauf NOEGGERATH hingewiesen hat, oft an der Erkältungsgefahr für das beaufsichtigende Pflegepersonal. Am Ende der Liegehalle des „Hauses zur Sonne" (Freiburg i. Br.) befindet sich ein kleines Häuschen mit heizbarem Zimmer

6. Inneneinrichtung.

Nur auf einige für das Kinderkrankenhaus besonders wichtige Punkte soll hingewiesen werden.

a) Betten. Größe und Zubehör der Kinderbetten sind vom Fachnormenausschuß geregelt worden (Z. Krk.hauswes. 1928, Nr. 17). Außerdem sei auf die Arbeiten von BIRK und SCHILLING verwiesen, in denen sich Maße, Preise und Ausstattung finden. Hier sei nur das Grundsätzliche erwähnt: breite *Säuglingsbetten* (65 cm) sind zweckmäßig, weil die Säuglinge quergelegt und gewickelt werden können. Zubehör: verstellbare Matratze (Roßhaar oder Schlaraffia), durchgeführte Längsstäbe an den Kopf- und Fußteilen. Herabgleitendes Seitengitter. Vernickelte obere Stange des Seitengitters. 115 cm hohe Kopf- und Fußteile. Handtuchhalter am Bett. Glasplatte am Fußende zum Abstellen von Puderbüchse usw. Außer *Säuglingsbetten* sind *Kinderbetten* und *Erwachsenenbetten* nötig, d. h. also im ganzen *drei ebenfalls durch den Fanok geregelte Größen*. Wichtig ist der Gitterschutz. Die Kinder dürfen nicht herausfallen. Festes Anbinden durch Leinen hat hygienische Mängel. Aufsicht ist das Wichtigste. Breite der

Gitter geregelt. (Früher mehrfach Todesfälle durch Einklemmen des Kopfes und andere Quetschwunden!) Kinder dürfen nie direkt auf wasserdichter Unterlage liegen. Auch unter dem Laken erschwert Unterlage oft Ausdünstung. Das gleiche gilt für Gesäß- wie für Kopfunterlagen. Kopfausschläge bei Ekzemkindern und schwitzenden Rachitikern werden durch wasserdichte Unterlagen begünstigt. Rollfüße erleichtern zwar Herausschieben auf Veranden, hinterlassen aber leider Eindrücke auf dem für Krankenzimmer sehr zu empfehlenden Linoleumfußboden (da es fugenlos ist, schalldämpfend und leicht zu reinigen). Empfehlenswert sind nach FEER breite Holzfüße mit eingelegtem Linoleum oder Porzellanfüße. Wichtig ist ein Holzverschlag unten an der Zimmerwand, da sonst die schnell hereingeschobenen Betten die Wandmauer abstoßen.

b) Beleuchtung. Reichliche Steckdosen. Bewegliche Untersuchungslampen für Augen-Ohrenuntersuchungen, vor allem in Boxen wichtig. (Besonders zweckmäßig in der Universitätskinderklinik Göttingen.) Nachtlichter dürfen nicht in den nur durch Glaswände abgetrennten Nachbarzimmern alle Kinder aufwecken. FEER empfiehlt das im Sinai-Hospital übliche Verfahren, die Nachtbeleuchtung zwei Fuß über dem Boden an der Wand in Metallhülsen anzubringen.

c) Fußboden, Wände. In Krankenräumen Linoleum. In Badezimmern, Aborten, Teeküchen, Laboratorien, Wirtschaftsräumen, Infektionsräumen, Operationssaal Terrazzo. Dieses ist keine immer einheitliche Masse, auf seine Herstellung muß gerade in der Kinderklinik besonderer Wert gelegt werden. Die Hauptmängel vieler Terrazzoarten sind, daß sie zu stark stauben oder zu hart sind und dadurch Fußbeschwerden verursachen. Schalldämpfende Zwischenböden besonders wichtig. Wände aus gut zu reinigendem Material. Auf Infektionsabteilungen Kacheln unbedingt notwendig, machen sich auch bezahlt. Auch bunte Kacheln sind verwertbar, wirken freundlich.

d) Heizung, Lüftung. Warmwasserheizung ist der billigeren Niederdruckdampfheizung wegen der besseren, keine Katarrhe erzeugenden Luft vorzuziehen. Doppelfenster z. B. mit Kippflügel. Keine Luftschächte.

e) Inventar. A. Säuglingszimmer:
Bett mit Abstellbrett am Fußende für Puderbüchse, Thermometer usw. Fieberkurve, neuerdings durch den Fanok genormt (Z. Krk.hauswes. 1928, H. 18). Windeleimer.

Waschbecken für kaltes und warmes fließendes Wasser mit Mischhahn.

Wickeltisch, gleichzeitig als Untersuchungstisch.
Eingebauter Wäscheschrank. Sehr zweckmäßig sind die niedrigen, in die ganze Korridorwand an der Zimmeraußenseite eingebauten Wäscheschränke im Keudell-Haus des Rittbergkrankenhauses (Berlin-Lichterfelde).
Instrumentenschrank.
Waage.
Wanduhr.
Kleiner Apothekenschrank (Arznei- und Salbenvorrat wird am besten nicht im Krankenzimmer aufbewahrt).
Fest montierte Badewanne.
Fahrbare Badewanne (kann für mehrere Zimmer dienen).

Zimmer für ältere Kinder:
Betten von entsprechender Größe (vgl. Fanok).
Nachttische.
Laufboxe.
Epsteins Schaukelsessel (für rachitische Kleinkinder).
Waschbecken.
Untersuchungstisch.
Die übrigen Gegenstände wie auf der Säuglingsstation.

Badewanne befindet sich zweckmäßig in einem neben der Station liegenden Raum.

Auf der Kinderstation soll kein Sublimatwaschbecken stehen; es sind mehrfach Vergiftungsfälle vorgekommen.

Auf die Ausstattung der Stationen mit Instrumenten kann hier nicht eingegangen werden. Die Anschaffung der geeignetsten Instrumente für Lumbal-Pleurapunktionen, Intubations- und Tracheotomiebestecke, für Ohrenuntersuchungen, der Säuglingskatheter (Glas!) usw. verlangt sehr große Sorgfalt und soll unter allen Umständen durch gemeinsame Arbeit erfahrener Anstaltsärzte und Schwestern geregelt werden. Rostfreier Stahl macht sich bezahlt, ist aber nicht immer nötig. Auf das knappe und sehr brauchbare Buch von de Rudder: „Technischer Wegweiser für die Kinderpflege" (Springer 1926) sei in diesem Zusammenhang besonders hingewiesen.

C. Betrieb des Kinderkrankenhauses.

Da viele Fragen des Betriebes im Abschnitt B bereits besprochen wurden, sollen hier nur zwei grundsätzlich wichtige Punkte erörtert werden, die im Kinderspital von noch größerer Bedeutung sind als in anderen Krankenhäusern.

1. Die Bekämpfung des „Hospitalismus" der Säuglinge.

Der Name „Hospitalismus" stammt aus der Zeit vor etwa 50 Jahren. Damals starben von allen aufgenommenen Säuglingen 70—100% ohne vollkommen erklärte Ursachen. Erst allmählich wurde der unklare Begriff in seinen Einzelursachen aufgeklärt. Es kamen erstens eine Reihe organisatorischer Mängel in Betracht, die SCHLOSSMANN in Unzulänglichkeiten des Arztes, der Pflege, der Einrichtungen, der Nahrung einteilte. Die von ihm eingeführte „Gefährdungsziffer", d. h. die Zahl, wieviel Todesfälle auf je 10 000 Lebenstage der Kinder in den einzelnen Lebensmonaten kamen, gibt ein gutes Maß von der Güte einer Anstaltsversorgung. Ferner spielen die Wechselbeziehungen zwischen Ernährung und Infektion eine Rolle; auf diese Zusammenhänge ist von CZERNY, FREUND, FINKELSTEIN, L. F. MEYER u. a. hingewiesen worden. Der schwere Hospitalismus, der einst dem gewissenhaften Praktiker die Einweisung ins Säuglingsspital verbot und vor allem die meisten Klinikleiter veranlaßte, Säuglinge überhaupt nicht aufzunehmen, ist zwar verschwunden. Trotzdem gedeihen Anstaltskinder fast niemals so gut wie Kinder einer geordneten Familie (Lit. ERIKSSON). Das liegt nicht an Pflegemangel und Fehlen von Muttermilch. Jede Hospitalisierung bedeutet für das Kind einer vollbelegten Anstalt eine Unterbrechung seiner geistigen Entwicklung. In der letzten Zeit wächst die Erkenntnis, daß das Kinderkrankenhaus auch erzieherische Aufgaben hat. So hat die Säuglingsgymnastik nicht nur Wert als Behandlungsmethode für rachitische Kinder, sondern erreicht auch, daß das Kind seelisch angeregt wird. Die Anstellung von Kindergärtnerinnen in Anstalten ist eine wichtige Zukunftsaufgabe. Das St. Charles Hospital (Brooklyn) für verkrüppelte Kinder besitzt eine 8 klassige Schule mit angegliederter Handelsschule.

2. Ausbildung und Tätigkeit von Säuglings- und Kinderschwestern.

Die reichseinheitliche Ausbildungsregelung steht bevor. Bis jetzt wird in Preußen, Thüringen, Oldenburg, Braunschweig, Hamburg, Lübeck (78 Schulen) die zweijährige, in Bayern, Sachsen, Württemberg, Baden, Mecklenburg, Anhalt und Bremen (41 Schulen) die einjährige Ausbildung mit abschließendem Staatsexamen verlangt. Viele Kinderkrankenhäuser haben eine staatlich anerkannte Pflegerinnenschule. Nur ein Teil der ausgebildeten Schülerinnen erwählt den Lebensberuf der Anstaltsschwester. Aber auch die jungen Mädchen, die später in Familienpflege übergehen, Fürsorgerinnen werden oder heiraten, verbreiten Kenntnisse. So gewinnt das Kinderkrankenhaus eine Bedeutung für die gesamte Volksaufzucht. CZERNY hat hervorgehoben, daß die Aufgaben einer Kinderpflegerin in der Familie andere sind als die einer Anstaltsschwester. Es liegt ein Antrag vor, für die Säuglings- und Kleinkinderpflegerin in der Familie nur die reichseinheitlich zu regelnde einjährige Ausbildung zu verlangen. Für die Anstaltsschwester gibt es schwerste Aufgaben und höchste Pflichten. Zunächst sind Kinderpflegerinnen der Infektion besonders stark ausgesetzt, wie z. B. die statistischen Untersuchungen von KÜNZIG zeigen. Schülerinnen sollen nicht auf der Scharlachstation beschäftigt werden, weil Infektionsübertragung auch bei leichterer eigener Erkrankung vorkommt, wenn sie auch nicht mehr auf dieser Station arbeiten. Ferner müssen Kinderschwestern mehr als andere Pflegerinnen zwei Fähigkeiten vereinigen: Vortreffliche Ökonomie der Arbeit, die so wichtig ist, daß PIRQUET und NOBEL den Versuch gemacht haben, den Pflegedienst zu taylorisieren. Das geschieht, obwohl man allgemein eine Pflegerin auf vier Säuglinge rechnet. Ferner seelisches Verständnis. Die Beobachtungsfähigkeit für Kleinigkeiten (die Art des Schreiens, das erste Lachen nach einer Ernährungsstörung) gibt dem Arzt die wichtigsten Hinweise. Das Berichtsystem der Säuglingsschwester ist z. B. von MOLL vortrefflich dargestellt worden. Besonders bedeutungsvoll ist die Frage der Nachtwachenschwester. Sie wird meistens überlastet. Es ist vollkommen falsch, von der Nachtwache bei allen Fällen Puls und Atemzählungen zu verlangen. Dann kommt es dazu, daß wichtigere Aufgaben wie das Füttern schwerer Fälle nicht mit der nötigen Geduld erfolgen. Das muß sehr sorgfältig bedacht werden, weil in der Nachtwache eine Schwester oder Schülerin oft mehr Kinder zu versorgen hat. Infektionsübertragung geschieht nicht selten durch Schwesternschülerinnen während der Nachtwache. Auch die Anstaltsträger haben Pflichten gegenüber der Säuglings- und Kinderschwester. Auf die Bedeutung der Wohnungen für Schwestern und Schülerinnen sei besonders hingewiesen. Frau v. ABENDROTH hat aus reicher Erfahrung schöpfend gezeigt, daß die Wohnungsfrage der Schwestern eines Kinderkrankenhauses eng mit dem Gedeihen der Anstalt verknüpft ist.

Die Aufgaben eines Kinderkrankenhauses sind so vielseitig, daß wir mit den Worten von FEER schließen möchten: „Ein gut eingerichtetes Kinderkrankenhaus ist, volkswirtschaftlich betrachtet, die beste Kapitalanlage der Gemeinden und des Staates."

Richtlinien für den Neubau des Kinderkrankenhauses.

Herausgegeben vom
Gutachterausschuß für das öffentliche Krankenhauswesen
im Februar 1926.

I. Vorbemerkung.

Die Richtlinien für den Neubau von Kinderkrankenhäusern (R. K.) sind eine Ergänzung der Richtlinien für den Neubau von Krankenanstalten, herausgegeben vom Gutachterausschuß für das öffentliche Krankenhauswesen im November 1925 (R. A.). Diese R. A. gelten auch für das Kinderkrankenhaus, soweit im folgenden nicht Abweichungen angegeben sind.

Das Kinderkrankenhaus ist ein allgemeines Krankenhaus für kranke Säuglinge und Kinder, also für alle Kranken, die das 14. Lebensjahr noch nicht vollendet haben; es bezweckt ihre grundsätzliche Trennung von erwachsenen Kranken; seine Notwendigkeit begründet sich aus den sittlichen Gefahren und den ungünstigen Einwirkungen, denen Kinder in Krankenhausgemeinschaft mit Erwachsenen ausgesetzt sind, und aus den besonderen Bedürfnissen der Krankenhauspflege kranker Kinder. Die ärztliche, heilpädagogische und ernährungs-physiologische Oberleitung des Kinderkrankenhauses ist einem erfahrenen Pädiater zu übertragen, dem Fachärzte für alle Spezialgebiete zur Seite stehen sollen. Auch beim Neubau kleinerer Krankenhäuser ist dem Begriff des Kinderkrankenhauses Rechnung zu tragen, zum mindesten durch Errichtung vollkommen gesonderter Bauten oder Abteilungen für kranke Kinder.

Diese Absonderung soll selbst dann erfolgen, wenn ein neues Krankenhaus in einem einzigen Korridorblock gebaut wird; es ist dann ein vertikal abgesetzter Flügel für alle Kranken vorzusehen, die das 14. Lebensjahr noch nicht vollendet haben.

Bestehen in einem Ort mehrere Krankenhäuser einer Verwaltung, so ist die Absonderung der kranken Kinder in einem eigenen Krankenhaus jeder anderen Vermehrung der Bettenzahl voranzustellen.

II. Beratung.

Zur Planung von Kinderkrankenhäusern ist der Rat von Pädiatern und von Oberinnen oder Schwestern, die in der Kinder- und Säuglingspflege im Krankenhaus erfahren sind, von vornherein zu hören und zu berücksichtigen.

III. Lage.

Neubauten von Kinderkrankenhäusern gehören grundsätzlich und ausnahmslos in Außenbezirke, die günstigste Besonnungsverhältnisse gewährleisten und aus jeder Windrichtung gute Luft erhalten; sie beanspruchen besonders ausgedehnte Freiflächen.

Kinderkrankenhäuser sollen tunlichst in Gelände- und Wirtschaftsgemeinschaft mit günstig gelegenen allgemeinen Krankenanstalten errichtet werden, weil dadurch neben den wirtschaftlichen Vorteilen eine nachhaltige Minderung des Aufwandes für die ärztliche, insbesondere die fachärztliche Leistung, und die Ausgaben zur allgemeinen Krankenpflege gewährleistet bleibt.

In Großstädten oder in Groß-Wohnbezirken wird es sich empfehlen, dem peripher gelegenen Kinderkrankenhaus eine im Zentrum des Wohnbezirkes gelegene Poliklinik anzugliedern, auch zur poliklinischen Weiterbehandlung der aus dem Kinderkrankenhaus entlassenen Kinder. Diese Poliklinik wird dann zweckmäßig mit einer Milchversorgungsanstalt für Säuglinge verbunden, in der auch alle Heilnahrungen hergestellt und ausgegeben werden; auch konservierte Frauenmilch soll dort verfügbar gehalten werden (Einrichtung zur Tiefkühlung). Auch Beratungsstellen für Mütter, für Tuberkulose und neuropathische Kinder und andere Fürsorgestellen für Kinder lassen sich mit den Polikliniken vereinigen.

IV. Größe des Anstaltsgeländes.

R. A. IV.

V. Größenausmaß.

R. A. V.

VI. Bauplan und Gliederung.

Das Kinderkrankenhaus muß in Bauplan und Gliederung von vornherein allen Anforderungen gerecht werden; es muß vorsehen: gesonderte Abteilungen *oder Räume* für innerlich kranke Kinder, für innerlich tuberkulöse Kinder, für Chirurgie und Orthopädie, für Knochen- und Gelenktuberkulose, für Augenkrankheiten, für ohren-, nasen- und halskranke Kinder, für Hautkranke, für geschlechtskranke Kinder (mit sicherer Untertrennung von Gonorrhöe und Syphilis), für Scharlach, Masern, Diphtherie, Ruhr, Keuchhusten und andere Infektionskrankheiten.

Möglichkeiten zur Absonderung der Säuglinge von größeren Kindern, älterer, frühreifer oder sittlich nicht einwandfreier Knaben und Mädchen von Kranken des anderen Geschlechts sind vorzusehen. Unbedingt notwendig sind besondere Räume oder Abteilungen für die Aufnahmen (Quarantänestation). Zweckmäßig sind Abteilungen zur Aufnahme von Kindern, insbesondere von Säuglingen in Begleitung von Müttern (Stationen „Mutter und Kind"). Der Umfang der Abteilungen muß dem nach langjährigen Erfahrungen genau geprüften Bedürfnis entsprechen. Sämtliche Abteilungen sollen so angeordnet werden, daß ein Teil der Räume nach wechselndem Bedürfnis durch zweiseitige Zugänge von verschiedenen Stationen benutzt werden kann und daß spätere Erweiterungen mit tunlichst geringen Aufwendungen und ohne Störungen oder Durchkreuzungen der ursprünglichen Gliederung möglich bleiben.

Wegen des großen Personalbedarfes eines Kinderkrankenhauses müssen Bauplan und Gliederung jede Möglichkeit zur Personalersparnis berücksichtigen und ausnutzen.

VII. Krankenhaustypen.

Das Kinderkrankenhaus soll im wesentlichen dem Typ eines allgemeinen Krankenhauses entsprechen. Für Kinderkrankheiten, die eine langwierige orthopädische und pädagogische Einwirkung erfordern, können bauliche Sondertypen in Frage kommen.

VIII. Bauformen.

Im allgemeinen gelten R. A. VIII. Große Infektionsabteilungen können ohne die Gefahr einer Infektionsübertragung in Korridorbauten übereinander gehalten werden; solche Bauten müssen durch Zwischentreppen, mit getrennt durchgehenden Fahrstühlen so gegliedert werden, daß nach Bedarf große und kleine Abteilungen mit getrennten Zugängen gebildet werden können (Typ Düsseldorf!). Im Kleinbetrieb empfehlen sich Baracken, die von zwei Seiten betreten und belegt werden können und ein beliebig verschiebbares Mittelstück besitzen; sie müssen an beiden Seiten die notwendigen Betriebs- und Wirtschaftsräume enthalten.

Für tuberkulöse Kinder empfiehlt sich ein Barackenbau, der um einen nach Süden wandlosen Raum die notwendigen Nebenräume (Speiseraum, Einzelzimmer, Wirtschaftsräume) anordnet; er wird zweckmäßig auf Fußbodenheizung gestellt.

IX. Bauart.

R. A. IX.

X. Baugestaltung.

Jedes Kinderkrankenhaus soll in der Baugestaltung den Verpflegten das Höchstmaß von Licht und Sonne gewährleisten; es sind Einrichtungen erwünscht, die es ermöglichen, daß sämtliche Kinder täglich ins Freie gebracht und daß diejenigen Kranken, deren Zustand das erfordert, Tag und Nacht im Freien gehalten werden können. Das Dosquetsche System, ausgedehnte gedeckte Veranden und Dachabteilungen zur Freiluftbehandlung, sind besonders zu empfehlen.

Die Treppenanlagen sind ohne durchgehende Schächte, Wange an Wange, auszuführen.

Bei hochgelegenen Räumen sind die Fenster durch niedrige Korbgitter zu schützen. Die Türklinken werden zweckmäßig so hoch angebracht, daß die Türen von Kleinkindern nicht geöffnet werden können.

XI. Krankenabteilungen.

Jede Krankenabteilung soll vom Treppenhaus durch einen Abschluß getrennt sein.

In Krankenräumen für Kinder ist die Boxenteilung besonders angezeigt.

Auf den Abteilungen für Säuglinge sind besondere Räume für die Aufbewahrung und Fertigstellung von Milchmischungen und Säuglingsdiät erwünscht.

Hartfußböden und Wandunterteile aus Kacheln sind für Kinderabteilungen jeder anderen Ausstattung vorzuziehen.

In Räumen für Säuglinge und Kleinkinder sind wandfest angebrachte Kleinwannen aus Steingut oder Feuerton zweckmäßig.

Auf Säuglingsabteilungen ist ein besonderer Raum für die Ammen vorzusehen.

Säuglings- und Infektionsabteilungen dürfen, Kinderabteilungen sollen von Besuchern nicht betreten werden. Es sind daher auf allen Kinderabteilungen Besichtigungsräume herzustellen, die durch eine Glaswand in zwei Hälften zerfallen, von denen die eine von der Abteilung zugängig, für die vorzuzeigenden Kinder, die andere, vom Eingang oder Treppenhaus zugängig, für die Angehörigen bestimmt ist.

XII. Installationen.

Bei Installationen auf Kinderabteilungen sind Vorkehrungen zur Vermeidung mißbräuchlicher Benutzung vorzusehen.

XIII. Wärmewirtschaft.

Für Kinderabteilungen ist Fußbodenheizung besonders zu empfehlen. Sämtliche Räume für Kleinkinder müssen rasch erwärmt werden können, auch in den Übergangsjahreszeiten und an kalten Sommertagen.

An geeigneter Stelle ist statt der früher gebauten Couveusen, die überflüssig sind, ein besonderer Raum für Frühgeburten heiztechnisch so zu installieren, daß er jederzeit schnellstens auf Temperatur von 18—24° C einreguliert werden kann.

XIV. Beleuchtung.
R. A. XIV.

XV. Sonstige technische Anlagen.
R. A. XV.

XVI. Aufnahme.
Für Säuglinge, Kleinkinder und größere Kinder sind je getrennte Aufnahmeräume unbedingt erforderlich. Für Kinder mit ansteckenden Krankheiten sind besondere Aufnahmeräume mit eigenem Eingang notwendig.

XVII. Operationssäle.
Operationssäle sind in großen Verhältnissen nur dann erforderlich, wenn das Kinderkrankenhaus nicht in Geländegemeinschaft mit einem allgemeinen Krankenhaus oder einem chirurgischen Vollinstitut errichtet ist. Sonst genügen zu Eingriffen jeder Art nutzbare Behandlungszimmer mit kleinem Nebenraum zum Fertigstellen und Aufbewahren der Instrumente. Solche Räume werden im Kinderkrankenhaus auf jeder Abteilung benötigt. Auf den orthopädischen und Infektionsabteilungen ist ihre Grundfläche besonders ausgiebig zu bemessen.

XVIII. Laboratorien.
Dem Kinderkrankenhaus müssen wegen der Vielseitigkeit der erforderlichen Untersuchungen (Stoffwechselprüfungen, Milchuntersuchungen!) besondere ausgiebig bemessene und gut eingerichtete Laboratorien zur Verfügung stehen.

XIX. Tierstall.
R. A. XIX.

XX. Röntgenanlagen und XXI. Therapeutikum.
Wegen der besonderen Gefahr einer Infektionsübertragung ist im Kinderkrankenhaus eine vollkommene Zentralisierung der Röntgen- und therapeutischen Anlagen nicht angebracht. Einrichtungen und Räume zur Lichtbehandlung, Elektrotherapie, Hydrotherapie, sind auf verschiedenen Abteilungen vorzusehen; auf Infektionsabteilungen sind sie jedenfalls gesondert herzustellen. Zentralanlagen können daneben angebracht und nützlich sein; sie werden zweckmäßig im räumlichen Zusammenhang mit den Polikliniken hergestellt, wenn sie nicht in nahegelegenen allgemeinen Krankenhäusern zur Mitbenutzung zur Verfügung stehen. Räume für Körperübungen (Turnsaal, Raum für Kriechübungen) sind im Kinderkrankenhaus unentbehrlich.

XXII. Seelsorge.
R. A. XXII.

XXIII. Unterhaltungsräume.
Neben den Unterhaltungsräumen sind im Kinderkrankenhaus bei den Abteilungen für langwierige Verpflegungen Räume für den Unterricht und zur Beschäftigungsbehandlung vorzusehen. Sie werden zweckmäßig außerhalb der Abteilungen angeordnet.

XXIV. *Räume für das Personal.*

Auf den Abteilungen für schwerkranke Kinder, insbesondere auf den Infektionsabteilungen, sind neben den Räumen für das diensttuende Personal (Ziffer XI R. A.) Schlaf- oder Ruheräume für Ärzte und Schwestern im Bereitschaftsdienst vorzusehen.

XXV. *Räume für die Verwaltung.*
R. A. XXV.

XXVI. *Wirtschaftsanlagen.*

Die Milchküche ist für das Kinderkrankenhaus besonders wichtig und bestens auszugestalten. Erforderlich sind neben dem eigentlichen Küchen- (Zubereitungs-) Raum ein Aufbewahrungsraum mit zuverlässig arbeitenden Kühlanlagen, die auch Tiefkühlung (Eineisen von Muttermilch) gestatten, ein Spülraum und ein Ausgaberaum. Erwünscht ist die Anlage der Milchküche in guter Verkehrslage zur Poliklinik.

XXVII. *Desinfektionsanlagen.*

Neben der zentralen Desinfektionsanlage sind im Kinderkrankenhaus besondere Einrichtungen zur Wäschedesinfektion erforderlich bei der Aufnahmeabteilung und den Infektionsabteilungen.

XVIII. *Werkstätten.*
R. A. XXVIII.

XXIX. *Apotheke.*
R. A. XXIX.

XXX. *Leichenhaus. Prosektur.*

Bei den Säuglingsabteilungen sind Räume zum vorübergehenden Abstellen von Leichen zweckmäßig.

XXXI. *Gartenanlagen.*

Gartenanlagen bei Kinderabteilungen müssen Spielplätze und Grasflächen zu Kriechübungen vorsehen.

Richtlinien für den Neubau von Infektionsabteilungen an Kinderkrankenhäuser (R. Inf. K).

Herausgegeben vom
Gutachterausschuß für das öffentliche Krankenhauswesen
im Dezember 1926.

I. *Vorbemerkung.*

Die nachfolgenden Richtlinien sind eine Ergänzung der Richtlinien für Infektionskrankenhäuser (R. Inf.) und für Kinderkrankenhäuser (R. K.). Die dort festgelegten Grundsätze über Bau, Betrieb und Inneneinrichtung gelten in analoger Weise für die Infektionsabteilungen an Kinderkrankenhäusern; insbesondere sind alle Maßnahmen zur Verhütung der Übertragung von Infektionskrankheiten, die Schulung der Ärzte und des Personals, die Einrichtungen zur Desinfektion wegen der erhöhten Empfänglichkeit der

Richtlinien für den Neubau von Infektionsabteilungen. 129

Kinder für die meisten Infektionskrankheiten mit größter Sorgfalt zu beachten.

Die Richtlinien für Infektionsabteilungen an Kinderkrankenhäusern sind festgesetzt für große Anstalten, können aber mit den jeweils gebotenen Einschränkungen auch für kleine Anstalten Verwendung finden.

II. Beobachtungsstation.

Eine eigene Beobachtungsstation ist notwendig für die Unterbringung der Kinder mit unklaren Erkrankungen, mit Misch- und Doppelinfektionen, mit Verdacht auf Infektionskrankheiten. Sie muß aus Einzelräumen bestehen, deren jeder einen eigenen Zugang von außen oder von einem vorgelagerten Flur, eigenes Bad und eigenes Klosett besitzt, so daß jeder Raum wie eine geschlossene Abteilung benutzt werden kann. Die Zimmer münden zweckmäßig auf einen Lichthof oder einen durchgehenden Korridor, von dem aus eine gute Übersicht über die Zimmer und eine sichere Beobachtung der Kranken gewährleistet sein muß. Zu dem Zweck sind sämtliche Wandoberteile in Glaskonstruktion herzustellen. Die Inneneinrichtung jedes Zimmers muß alles enthalten, was zur Pflege und Behandlung der Kranken notwendig ist. Bei Wechsel der Belegung müssen alle Gegenstände frisch desinfiziert, der Raum muß desinfizierend bereinigt werden. Zur Beobachtungsstation gehören ferner ein Raum für den Arzt mit einfacher Laboratoriumseinrichtung, eine eigene Teeküche, ein Schwesternzimmer, ein Schwesternbad, Wäscheräume und ein Abstellraum.

III. Grundsätzliches für die einzelnen Abteilungen.

Auf jeder Infektionsabteilung an Kinderkrankenhäusern sind — unbeschadet der eigentlichen Beobachtungsstation — zahlreiche Isolierungsmöglichkeiten für die unter II genannten Zwecke, ferner für schwerkranke oder sterbende Kinder zu schaffen. Die Isolierung kann durch Einzelzimmer oder geschlossene Boxen erfolgen. Halboffene Boxen erfordern beste Personalschulung, genügen dann aber zur Verhütung der Infektionsübertragung und gewährleisten bessere Überwachung und Lüftung.

Jede Infektionsabteilung wird ferner zweckmäßig untergeteilt in mehrere Räume zur Trennung:
1. der neu aufgenommenen Kinder;
2. der Kinder, die sich auf der Höhe ihrer Erkrankung befinden;
3. der rekonvaleszenten Kinder.

Das Verschieben der Kinder von einer in die andere dieser Unterabteilungen geschieht nach einem Bade und unter Wäschewechsel; diese fortlaufende „fraktionierte" Desinfektion der Kinder ist notwendig zur Vermeidung von Reinfektionen durch die Neuaufgenommenen. Auf Scharlachabteilungen ist sie besonders erwünscht zur Verhütung der Heimkehrfälle durch das von den Rekonvaleszenten frisch aufgenommene und nach Hause verschleppte Virus der neu aufgenommenen Scharlachkranken; auf Keuchhustenabteilungen ist die Unterteilung außerdem geeignet, die psychische Infektion der Rekonvaleszenten durch die heftigen Hustanfälle der Frischkranken zu verhüten. Hier ist auch ein abgetrennter, optisch und akustisch gut überwachbarer Raum für keuchhustenverdächtige Kinder dringend erforderlich.

Erwünscht ist die Möglichkeit zur Trennung von Säuglingen, Kleinkindern und Schulkindern.

Auf allen Abteilungen, besonders auf den für die infektiösen Erkrankungen der Luftwege bestimmten, sind ausreichende Einrichtungen für die

Freiluftbehandlung notwendig. Die dafür vorgesehenen Veranden und Dachgärten sollen gleichfalls die getrennte Unterbringung von Gruppen von Kindern oder einzelnen Kranken ermöglichen.

Jede Infektionsabteilung braucht ein besonderes Behandlungszimmer mit vollständigem Instrumentarium für Untersuchung, Behandlung, Sterilisation der Instrumente usw. Wünschenswert sind auf jeder Abteilung Räume und Einrichtungen für Lichtbehandlung und Röntgendurchleuchtung. Für die letztere genügt ein kleiner, vom Arzt selbst zu bedienender Apparat. Ein fahrbarer Röntgenapparat ist wegen der Übertragungsgefahr bei Verbringung von einer zur anderen Abteilung nicht ratsam, weil Erfahrungen über die Verschleppung von Infektionskrankheiten durch wechselweise Benutzung des Apparates vorliegen.

Die Zimmer für infektionskranke Säuglinge und Kleinkinder müssen je eine eigene Badegelegenheit enthalten, am besten eine wandfest angebrachte Kleinwanne aus Feuerton oder Steingut.

Für stillende Mütter ist ein Raum außerhalb der Abteilung notwendig, der durch nur von innen zu öffnendes Fenster oder eine in gleicher Weise eingerichtete Tür von der Abteilung aus zu erreichen ist.

Die Teeküche jeder Infektionsabteilung soll nach Möglichkeit untergeteilt werden in 2 Räume, von denen einer für die frisch eingelieferten Speisen, der andere für die Reinigung und etwa notwendige Desinfektion des benutzten Eßgeschirrs dienen soll.

Für die Diphtherieabteilung ist ein besonders helles, großes Behandlungszimmer für Tracheotomien oder Intubationen erforderlich. Kinder mit Kehlkopfdiphtherie werden am besten in einem ruhig gelegenen, von den übrigen Diphtheriekrankenräumen getrennten Zimmer untergebracht, das mit Dampfzuleitungsrohr, Wasserstrahlpumpe (zur Absaugung des Sekrets aus Rachen und Kehlkopf) und Veranda zur Freiluftbehandlung versehen ist.

Literatur.

v. ABENDROTH: Die Dresdner Kranken- und Säuglingspflegeausbildung auf neuer Grundlage. Z. Krk.hauswes. 1928, H. 22. — BAHRDT: Die Aufnahme-Beobachtungsstation des Kaiserin-Auguste-Viktoriahauses. Z. f. Kinderheilk. 21. — BESSAU: Das Ambulanzproblem. Verhandlungen d. Dtsch. Ges. f. Kinderhlk. 1928. — BIRK: Über den Bau von Kinderkliniken. Mschr. Kinderheilk. 42. — Department of Pediatrics, College of Medicine, Cincinnati. Methods and Problems of Med. Education Rockefeller Foundation 1928. — DUKEN: Zum Problem der langdauernden Anstaltsbehandlung von älteren Kindern. Arch. Kinderheilk. 84, H. 2. — Derselbe: Gedanken über den Aufgabenkreis der geschlossenen Kinderfürsorge. Arch. Kinderheilk. 84, H. 2. — ERIKSSON: Über Anstaltsschäden der Kinder. Act. paed. 4, Suppl. 1925. — FEER: Bau und Einrichtung des Kinderkrankenhauses. Verhandlungen d. Dtsch. Ges. f. Kinderhlk. 1928. — FREUND: Über den Hospitalismus der Säuglinge. Ergebn. inn. Med. 6 (1910). — W. GOTTSTEIN, Richtlinien für die Einrichtung klinischer Laboratorien. (Ztschr. f. Krkhwesen 1926. Heft 15.) — GULDEN: Bau und Betrieb der Kinderheilstätte Bad Dürrheim. Z. Krk.-hauswes. 1926, H. 15. — GRÜNEISEN: Die Kinderklinik des Rittberghauses vom Roten Kreuz in Berlin-Lichterfelde. Z. Krk.hauswes. 1929, H. 6. — HESS: Ambulance for transportation of premature infants. J. amer. med. Assoc. 90, Nr 7 (1928). — R. HESS: Über die Eingliederung von Säuglings- und Mütterheimen in die ärztliche und verwaltungstechnische Versorgung bei den Gemeinden. Z. Krk.hauswes. 1927, H. 9. — HORNEMANN und MÜLLER: Einrichtungen zur Verhütung der Übertragungen von Infektionskrankheiten in Kinderspitälern. Erg. inn. Med. 11 (1913). — KETTNER: Der Neubau der Charlottenburger Säuglings- und Kleinkinderfürsorgestelle V. Z. Krk.hauswes. 1928, H. 20. — Kinder-Übernahmestelle der Gemeinde Wien. Wiener Magistrat. — KNOEPFELMACHER: Die Boxstation für Infektionskranke im Karolinen-Kinderspital der Gemeinde Wien. Seuchenbekämpfg 1926, H. 1. — KÜNZIG: Über die Gefährdung von Ärzten, Schwestern und Personal in Infektionskliniken. Z. Kinderheilk. 45, 1, 2 (1927). — LEVY, S.: Der Einfluß von Infekten auf das Gedeihen von Säuglingen in geschlossenen Anstalten. Arch. Kinderheilk. 84, H. 1 (1928). — MEYER, L. F.: Über den Hospitalismus der Säuglinge. Karger 1913. — MOLL: Zehn Jahre Kinderfürsorge der Reichsanstalt für Mütter- und Säuglingsfürsorge in Wien. 1926, eigener Verlag. — Derselbe: Wärmeschirm für frühgeborene Säuglinge. Med. Klin. 1925, Nr. 46. — NAUNYN: Erinnerungen, Gedanken und Meinungen, S. 378. — Neubau der Universitäts-Kinderklinik Marburg. Monographien des Bauwesens, Ausg. 6. — NOBEL: Betriebsorganisation des Kinderkrankenhauses. Verh. dtsch. Ges. Kinderheilk. 1928. — NOEGGERATH-LORENZ: Der Erweiterungsbau der Freiburger Universitätskinderklinik. Z. Krk.hauswes. 1928, H. 16. — ORGLER: Über die Zusammenarbeit von Entbindungsanstalt und Mutterheim. Z. Krk.hauswes. 1926, H. 13. — PIRQUET: Isolierbetten. Z. Krk.hauswes. 1928, H. 26. — Derselbe: Die Boxstation der neuen Wiener Kinderklinik. Z. Kinderheilk. 5, H. 3 (1912). — RAUCHFUSS: Die Kinderheilanstalten. Handbuch der Kinderkrankheiten v. GERHARDT. 1, Tübingen 1877. — DE RUDDER: Technischer Wegweiser für die Kinderpflege. Springer 1926. — SCHIFF, E.: Warum brauchen wir besondere, von Pädiatern geleitete Kinderkrankenhäuser? Z. Krk.hauswes. 1926, H. 2. — SCHILLING: Kinderkrankenhäuser. Z. Krk.hauswes. 1926, H. 14. — SCHLOSSMANN: Die Entwicklung der Versorgung kranker Säuglinge in Anstalten. Erg. inn. Med. 24 (1923). — Derselbe: Erfahrungen und Gedanken über Anstaltsbehandlung der Säuglinge. Mschr. Kinderheilk. 11 Orig. (1913). — Derselbe: Über die Versorgung infektionskranker Kinder. Z. Krk.hauswes. 1928, H. 25. — Derselbe: Die Anstaltsversorgung von Kindern. Z. Krk.hauswes. 1927, H. 11/12. — STRAUBE: Über Quarantäne in Kinderkrankenanstalten. Z. Kinderheilk. 45, H. 3 (1928). — SZPIDTAL un. Karola i Marji 1913—1923. Warszawa 1926. — TRENDTEL: Das neue Kinderkrankenhaus in Cincinnati. Z. Krk.hauswes. 1928, H. 18. — UFFENHEIMER: Städtische Kinderklinik im Altstädter Krankenhaus zu Magdeburg. Aus: „Das Gesundheitswesen der Stadt Magdeburg". Rhenania-Verlag 1929. — WENTZLER: Bequeme und gefahrenfreie Frühgeburtenerwärmung. Verh. dtsch. Ges. Kinderheilk. 1928. — WIELAND: Die neue Beobachtungsstation im Basler Kinderspital und ihre Lehren. Schweiz. med. Wschr. 55 Nr. 43 (1925). — Derselbe: Der Neubau der Basler Kinderklinik. Arch. Kinderheilk. 85, 3, 4 (1928). — WOLF: Die Neubauten der Pflegerschule, Kinderabteilung und Ausbildungszentrale in Dresden. Z. Krk.hauswes. 1928, H. 23. — Zur reichseinheitlichen Regelung der Ausbildung in der Säuglingspflege. Veröff. Med.verw. 26, H. 4.

Tuberkulosekrankenhäuser.
Von H. ULRICI, Sommerfeld.
Mit 21 Abbildungen.

Die Idee der Tuberkulose-Spezialanstalten entspringt dem Prinzip der Aufgaben- und Arbeitsteilung und ist insofern ganz modern. Aber das Tuberkulosekrankenhaus seinerseits stellt wieder eine Summierung eines Aufgabenkreises dar und hat in den ihm zugrunde liegenden grundsätzlichen Anschauungen doch schon weiter zurückliegende Vorläufer. Das Tuberkulosekrankenhaus hat nicht nur den Zweck, der *Behandlung* aller Formen und Grade der sich in allen Organsystemen ausbreitenden Tuberkulose zu dienen, sondern mit seiner Erfassung der schwerkranken Tuberkulösen, und zwar gerade der eminent ansteckungsfähigen Formen soll es zu einem Teil dazu beitragen, fließende *Infektionsquellen* unschädlich zu machen. Es wird also mit diesem Teil seiner Aufgabe in den Dienst der eigentlichen Seuchenbekämpfung gestellt.

In diesem Sinne hat das Tuberkulosekrankenhaus Vorläufer sogar schon im Altertum in den Isolieranstalten für Leprakranke, die zugleich für die Isolierung von Kranken mit anderen ansteckenden Hautkrankheiten benutzt wurden. Solchen Leproserien begegnen wir dann weiterhin im 6. Jahrhundert in *Gallien* und in größerer Anzahl und systematischer Anordnung im 11. Jahrhundert in *Frankreich* und *Spanien*, Isolierhäusern einfachster Art für Pestkranke um die Wende des Mittelalters. Ähnliche Einrichtungen finden wir auch bei den großen Seuchenzügen der Cholera im 19. Jahrhundert. Wenn in der Geschichte der Medizin der korrekte Nachweis der Ansteckungsfähigkeit VILLEMIN (1868) ganz richtig zugeschrieben wird, so darf doch nicht übersehen werden, daß der Glaube an die Ansteckungsfähigkeit der Tuberkulose sehr viel älter ist. So finden wir in der ersten Hälfte des 18. Jahrhunderts sowohl in *Florenz* wie in *Neapel* nicht nur behördliche Anordnungen über die Verhütung der Ansteckung durch zweckentsprechende Isolierung der Lungenkranken, die zeitweise recht drakonisch gehandhabt zu sein scheint, sondern auch die Einrichtung besonderer Häuser für die Absonderung solcher Kranken, deren Unschädlichmachung in der gewohnten Umgebung aus irgendwelchen Gründen nicht möglich war. Ob diese Häuser die Bezeichnung Krankenhäuser verdienen, entzieht sich allerdings unserer Kenntnis.

Die Teilung der ärztlichen Aufgaben macht sich im Krankenhausbau erst sehr viel später geltend. Die Hebammenschule „*Maternité*" des *Hotel-Dieu* in *Paris*, die um 1720 eingerichtet wurde, ist die erste Spezialabteilung, der erst am Anfang des 19. Jahrhunderts die Gründung der ersten chirurgischen Abteilungen zur Zeit DUPUYTREN's folgte, während gleichzeitig auf die Initiative PINELS mit der Gründung der ersten Irrenanstalten der

Anfang gemacht wurde, diese unglücklichen Kranken aus den Ketten der Gefängnisse zu befreien.

Die erste Spezialanstalt für die Behandlung Tuberkulöser gründete 1859 HERMANN BREHMER in *Görbersdorf* in Schlesien. Von dem Gedanken ausgehend, daß die Lungentuberkulose nicht nur, wie der Augenschein ihn lehrte, besserungsfähig, sondern unter günstigen Bedingungen auch heilbar sein müsse, glaubte er, die Voraussetzung für solche Heilungen unter bestimmten klimatischen und miasmatischen Verhältnissen finden zu sollen. In dem schlesischen Gebirgsdörfchen meinte er sie zu erkennen, weil er in der dortigen Gegend keine Tuberkulose beobachtete. Es sei hier gleich eingeflochten, daß BREHMER, begreiflicherweise übrigens, unberührt war von den Forderungen, die moderne Hygiene an die Heilanstalten stellt. Sein letzter stolzer Bau in *Görbersdorf* ist in gotischem Backsteinstil errichtet, der Licht und Luft geradezu den Eintritt versperrt und in seiner gotisch gehaltenen Inneneinrichtung und Möblierung klösterlich düster anmutete. BREHMERS unvergängliche Verdienste um die Allgemeinbehandlung der Tuberkulösen, deren noch heute gültige Grundlagen er schuf, werden natürlich durch solche kleinen Absonderlichkeiten nicht geschmälert, und es berührt den vom Dank der Nachwelt nicht verwöhnten Mediziner sehr sympathisch, daß ihm unlängst sein Geburtsort das dritte Denkmal in Deutschland errichtete. Der noch heute bestehenden BREHMERschen Heilanstalt folgte die Gründung der zweiten berühmten deutschen Anstalt in *Falkenstein* im Taunus durch seinen Meisterschüler DETTWEILER, die in der wilhelminischen Ära in ein Offiziers-Genesungsheim umgebaut wurde.

Während für die Behandlung der Lungenkranken aus wohlhabenden Kreisen immer der klimatische Faktor als wesentlich im Vordergrund blieb, ganz besonders nachdem man gewisse klimatische Vorzüge des Hochgebirges hochschätzen gelernt hatte und *Davos* sowie *Arosa* zu kleinen Sanatorienstädten wurden, hat sich die Behandlung der Lungenkranken weiter erwerbstätiger Kreise von diesem Gedanken völlig emanzipiert. Von Klinikern, wie LEYDEN, ZIEMSSEN, B. FRÄNKEL u. a. propagiert und gefördert, von dem Direktor der Landesversicherungsanstalt Hannover, GEBHARDT, auf den Paragraphen 12 des alten Invalidenversicherungsgesetzes, der die vorbeugende Heilbehandlung freigibt, gestützt und vom Deutschen Zentralkomitee zur Errichtung von Volksheilstätten namentlich auf dem ersten Internationalen Tuberkulosekongreß in *Berlin* mit größtem Eifer ins Leben gerufen, hat sie in den letzten 3 Jahrzehnten einen Umfang angenommen, der den Bettenbedarf für reine Heilbehandlungszwecke annähernd deckt. Es gibt im Deutschen Reich heute ein Netz von etwa 170 Heilanstalten für erwachsene Lungenkranke mit rund 17000 Betten, dazu eine Anzahl Heilanstalten für tuberkulöse und tuberkulosegefährdete Kinder.

Der Typus der *Lungenheilanstalten*, der sich im Laufe der Jahrzehnte entwickelte, sei ganz kurz skizziert. Die Heilanstalt dient im wesentlichen der Allgemeinbehandlung der Tuberkulose, deren hauptsächlichstes Mittel die Kräftigung des Organismus durch beste Ernährung und die richtige Verteilung von Schonung und Ruhe ist, beides angewendet unter den hygienisch einwandfreien Bedingungen der klimatisch günstigen Lage, fern vom Rauch und Dunst der Städte und der Industrie, dafür des ausgiebigen Zutritts von Licht und Luft zur Durchführung der Freiluftbehandlung. Dementsprechend sind die Heilanstalten fern von Ortschaften im Walde, vielfach im Gebirge errichtet, mit der Hauptfront der Krankenräume nach Süden orientiert, mit ausgedehntem eigenen Terrain und reichlicher Einrichtung zur Freiluftliegekur ausgestattet. Zur ungestörten Durchführung der Kur hat man ganz allgemein von großen Krankensälen abgesehen, vielmehr die Kranken auf kleine Räume von 2—6 Betten verteilt, was durch das Korridorsystem im Verein mit der durch die Anstekkungsfähigkeit bedingten Hygiene der Bauweise den Baupreis je Bett recht in die Höhe schraubte. Die Mehrzahl der deutschen Lungenheilanstalten, von den vor dem Kriege bekanntlich recht wohlhabenden Versicherungsträgern errichtet, sind musterhafte Spezialkrankenhäuser und der seinerzeit gestellten Aufgabe in bester Weise gewachsen. Sie haben auch den Nachweis erbracht, daß BREHMERS Gedanke der Heilbarkeit der Tuberkulose nicht nur vollkommen richtig war, sondern es bewährten sich auch die von ihm und DETTWEILER gegebenen Grundprinzipien der Therapie. Freilich darf die rückschauende Kritik nicht verschweigen, daß die in diesen Heilanstalten geübte Art der Tuberkulosebekämpfung doch nur einen Teil der Aufgabe löste, ja, daß sie sich von der herrschenden Lehrmeinung geführt, sogar von der Grundidee in einem gewissen Grade abdrängen ließ. Denn wenn man mit der Durchführung des Heilverfahrens in solchem Ausmaß Tuberkulosebekämpfung zu treiben meinte, so war die Voraussetzung doch, daß man Infektionsquellen verstopfte und damit Neuansteckungen in großem Umfang verhütete. Die Politik der Heilanstalten und der Versicherungsträger ging aber immer mehr dahin, zur Erzielung günstiger Ergebnisse die Frühformen der Lungentuberkulose der Behandlung zuzuführen. Da man unter den Frühformen die mit minutiösen physikalischen Methoden aufzufindenden Lungenspitzenkatarrhe verstand, die klinisch meist noch gar keine oder doch sehr problematische Erscheinungen machten, so gelangte man allmählich dahin, den Heilanstalten zu etwa 70—80% sogenannte geschlossene Lungentuberkulosen zuzuführen. Die moderne Auffassung des Beginns der Lungentuberkulose sieht diesen „Lungenspitzenkatarrh" auf Grund umfangreicher Statistiken von BRÄUNING, LYDTIN, KAYSER-PETERSEN u. a. nur in 7% der Fälle progredient, während die weit überwiegende Mehrzahl der Lungentuberkulosen akut und nicht in der Spitze beginnt.

Die geschilderte Heilanstaltspolitik verdrängte also sozusagen die offenen Tuberkulösen aus ihrem Bereich und je länger je mehr wurde die Frage der Versorgung dieser offen Tuberkulösen, insbesondere auch der Kranken mit vorgeschrittenen Formen zum Zentralproblem der geschlossenen Fürsorge. Von Klinikern und Sozialhygienikern ist die Heilbehandlung der Tuberkulose und das hier geschilderte Prinzip dieser Heilbehandlung oft und scharf unter die Lupe der Kritik genommen und stürmisch Abänderung verlangt worden, namentlich die bevorzugte Berücksichtigung der offen Tuberkulösen, so von CORNET, GROTJAHN, A. FRAENKEL, HAMMER und vielen anderen, doch ist hier nicht der Ort, auf diesen Streit näher einzugehen.

Mit der Frage der Anstaltsversorgung der Schwertuberkulösen und dem damit zusammenhängenden Problem der Seuchenbekämpfung durch Sanierung der Infektionsquellen hat man sich seither eingehend beschäftigt. 1907 empfahl RABNOW auf der Tagung des Ausschusses des Deutschen Zentralkomitees zur Bekämpfung der Tuberkulose die Einrichtung von Heimstätten für periodenweise Arbeitsfähige und von Pflegeheimen für dauernd Sieche; die Anstalten sollten in ländlicher Umgebung errichtet werden. Man hat auch versucht, die Aufgabe auf diesem Wege zu lösen, aber sowohl ein Siechenhaus der Landesversicherungsanstalt *Hannover* wie das Invalidenhaus der Landesversicherungsanstalt *Berlin* in *Lichtenberg* mußten nach kurzer Zeit wieder geschlossen werden, weil die Kranken aus verschiedenen Gründen, hauptsächlich wegen des Sterbehauscharakters der Heime, in den Anstalten nicht dauernd zu halten waren. Die Anstalt *Rathenow* des Volksheilstättenvereins der Provinz Brandenburg hat sich als solches Heim länger halten können, mußte aber aus ähnlichen Gründen schließlich doch dazu übergehen, ein gemischtes Krankenmaterial aufzunehmen.

RABNOW selbst hat durch den Verein zur Bekämpfung der Tuberkulose in *Schöneberg* in der Heilstätte *Sternberg* eine Anstalt ins Leben gerufen, die auch der Aufnahme Schwerkranker dient, aber er ist mit dieser Anstalt dem Prinzip der Pflegeheime nur für Schwertuberkulöse nicht treu geblieben, indem diese Anstalt auch leichtere Kranke aufnimmt.

1908 forderte RUMPF die Unterbringung der Schwertuberkulösen in besonderen Abteilungen der allgemeinen Krankenhäuser.

In der Tat wird noch heute die große Mehrzahl der Schwertuberkulösen in dieser Art der geschlossenen Fürsorge zugeführt. Der Bericht des Zentralkomitees führt etwa 325 solcher Krankenabteilungen auf mit einem Bestand von durchschnittlich 25 Betten, wonach für diese Zwecke also etwa 8000 Betten zur Verfügung stehen. Die Krankheitsdauer des offenen, also ansteckungsfähigen Stadiums der Lungentuberkulose wird in neueren Errechnungen auf 4 Jahre geschätzt (BLÜMEL, POCHINGER, JÖTTEN, BRÄUNING, ULRICI). Multipliziert man die Jahreszahl der Todesfälle an Lungentuberkulose im Deutschen Reich, die zur Zeit etwa 60000 beträgt, mit 4, so kommt man auf rund $^1/_4$ Million offen Tuberkulöser, welcher Ziffer gegenüber die genannten 8000 Betten unter allen Umständen als unzulänglich bezeichnet werden müssen, als unzulänglich auch dann, wenn man nur an die Notwendigkeit der Anstaltsversorgung und gar nicht einmal an die Seuchenbekämpfung durch die Internierung der Schwertuberkulösen denkt. Wäre die Einrichtung dieser Abteilungen so, daß die Kranken gern ihnen zuströmten und sich dauernd in ihnen halten ließen, so würde sich diese Unzulänglichkeit in stärkstem Maße geltend machen. Man hat sich aber im allgemeinen damit begnügt, einen Krankensaal, evtl. noch mit ein oder zwei mehrbettigen Absonderungszimmern, für diese Zwecke bereitzustellen und damit einem wesentlichen Moment nicht Rechnung getragen, nämlich der besonderen psychologischen Einstellung dieser Kranken, die die gegenseitige Störung im großen Krankensaal und den Anblick des Leidens anderer Kranker um so stärker empfinden, als sie meist von früheren Heilstättenkuren her an die Unterbringung in kleineren Zimmern gewöhnt waren. Vor allem aber suchen und erhoffen auch die Schwerkranken immer noch Besserung oder gar Heilung ihres Leidens, die beim Fehlen der fachärztlichen Versorgung und der Spezialbehandlung, namentlich in Form der Freiluftliegekur, in diesen Abteilungen in der Regel nicht gewährleistet ist.

Der Versuch der Landesversicherungsanstalt Rheinprovinz, die Unterbringung der Schwertuberkulösen durch Förderung der Angliederung von Tuberkuloseabteilungen an kleine ländliche Krankenhäuser zu erreichen, hat zwar im allgemeinen ganz befriedigende Erfolge gehabt, aber es wurde die Beobachtung gemacht, daß diejenigen Kranken am leichtesten in den Abteilungen zu halten waren, die keine Angehörigen hatten, welche für sie sorgten. Es wurden also Kranke erfaßt, die in der Familie Angehörige nicht gefährdet hätten. Die Rentenempfänger aber, die eigene Familie hatten, waren in den Anstalten schwer zu halten, weil ihre restliche Arbeitskraft wie auch ihre bescheidene Rente im Haushalt doch noch eine gewisse Bedeutung hatten, sie sich zudem von ihrer Familie auf die Dauer nicht trennen wollten; auch mußte man die Erfahrung machen, daß nicht wenige der längere Zeit internierten Kranken schließlich und endlich oft kurz vor ihrem Tode doch noch die Anstalt verließen und damit die Idee der Seuchenbekämpfung illusorisch machten. — Besser waren die Ergebnisse großzügiger Bekämpfung der Tuberkulose in *Norwegen*. Hier hat man eine große Anzahl über das Land verstreuter kleiner Anstalten für Tuberkulöse errichtet, aber insofern einen etwas anderen Weg beschritten, als es sich hier um Krankenhäuser handelte, die speziell der Behandlung Tuberkulöser dienten, und man hat auch von vornherein davon abgesehen, die Häuser nur für Schwerkranke zu benutzen, vielmehr leichter Kranke wenigstens auf eine Zeit in ihnen untergebracht, so daß eine gewisse Fluktuation des Krankenmaterials gegeben und den Kranken die Hoffnung belassen wurde, schließlich doch noch der eigentlichen Heilstätte zur weiteren Heilbehandlung zugeführt zu werden. Diese Häuser nähern sich also schon weitgehend der Lösung des hier vorliegenden psychologischen Problems.

Man hat auch versucht, Abteilungen für Schwertuberkulöse den Siechenhäusern anzugliedern. So hat die Stadt *Berlin* in dem neuen Hospital *Buch-West* eine Abteilung von 250 Betten für sieche Tuberkulöse. Von den speziellen Siechenhäusern für Tuberkulöse allein unterscheiden sich solche Einrichtungen vorteilhaft dadurch, daß die Kranken diese Unterbringung nicht als Verbannung empfinden, weil sie doch immerhin in der Gemeinschaft mit anderen Kranken leben. Aber die Tuberkulösen, von früheren Aufenthalten in den zum großen Teil glänzend eingerichteten Lungenheilanstalten verwöhnt, empfinden doch die weit einfachere Form der Hospitalpflege als Zurücksetzung und als eine Notversorgung, die eintritt, weil höherer Aufwand nicht mehr lohnt. „Wenn sich ein siebzigjähriger Gichtiker oder Gelähmter mit solchem Invalidendasein abfindet, von dem Phthisiker im dritten Lebensjahrzehnt, der sich vom Leben um das meiste betrogen fühlt, kann man das nicht erwarten" (ULRICI). Wie ich aus eigener Erfahrung weiß, macht das Einweisen und das Festhalten Tuberkulöser bei diesen Siechenabteilungen oft die größten Schwierigkeiten.

Einen neuen positiven Vorschlag zu dieser vielbearbeiteten Frage der geschlossenen Fürsorge der Tuberkulösen machte 1903 NEISSER in *Stettin*. Neu insofern, als dieser Vorschlag der psychologischen Einstellung der Schwertuberkulösen weitgehend Rechnung trug. Das war gedanklich ein großer Fortschritt, weil es uns bekanntlich gesetzlich an Zwangsmitteln fehlt, die Kranken der Anstaltspflege unter Anwendung irgendwelchen Druckes zuzuführen und weil es gerade die Eigenart dieser Kranken ist, auf alles, was irgendwie nach Zwang aussieht, mit einer ihrem Wesen und ihrem Krankheitsgefühl entspringenden lebhaften Abwehr zu begegnen. NEISSERs Idee trug gerade dieser seelischen Besonderheit Rechnung und nutzte das Verlangen der Kranken nach Heilung und Behandlung sozusagen geschäftlich aus. Sein Vorschlag ging dahin, Tuberkulosekrankenhäuser für alle Formen und Grade der Lungentuberkulose zu errichten, und es gelang ihm, diesen Vorschlag in *Stettin* durch die Erbauung des Tuberkulosekrankenhauses *Hohenkrug* durchzusetzen. Gleichzeitig mit ihm verwirklichten SAMTER und GOTTSTEIN den schon lange von ihnen verfochtenen Gedanken: die Stadt *Charlottenburg* begann zur gleichen Zeit wie *Stettin* den Bau des Tuberkulosekrankenhauses *Waldhaus Charlottenburg*; beide Häuser wurden kurz vor dem Kriege ihrer Bestimmung übergeben.

Die Grundidee des Tuberkulosekrankenhauses ist also die, Schwertuberkulöse dadurch ans Haus zu fesseln, daß man sie in derselben Anstalt, die der Heilbehandlung Leichttuberkulöser dient, in der gleichen Weise unterbringt und auch für diese Schwerkranken die Behandlung zum Hauptprinzip macht. Später hat man diese Idee noch erweitert, indem man die Aufgabe des Tuberkulosekrankenhauses auch auf die Behandlung Knochentuberkulöser und tuberkulöser Kinder ausdehnte; ein Gedanke, der zunächst rein praktischen Zwecken entsprang, indem der Kostenträger in vieler Hinsicht ähnliche Aufgaben der geschlossenen Fürsorge einheitlich behandeln und in der Hand des idealen Tuberkulosearztes konzentrieren konnte. Ideell, namentlich für die Heranbildung der Ärzte, die der Bekämpfung der Tuberkulose als Seuche und als Organismuskrankheit dienen sollen, bietet diese Zusammenfassung bedeutsame Vorteile. Abseits dieses Aufgabenkreises sind, bisher wenigstens, doch noch eine Anzahl tuberkulöser Erkrankungen geblieben, und zwar in der Hauptsache die Urogenitaltuberkulose, die Augen- und Ohrentuberkulose und die Hauttuberkulose. Diese Abtrennung ist gleichsam historisch begründet, denn wir haben im Tuberkulosearzt erstmalig einen Arzttyp zu verzeichnen, dessen Arbeitsgebiet ätiologisch abgegrenzt ist, während die sonstige Differenzierung in der Medizin den Arzt teils auf ein bestimmtes Organ (Augen, Ohren, Haut und Genitalsystem der Frauen) oder auf eine bestimmte Technik (Chirurgie) beschränken. Diese Entwicklung hat gerade die obengenannten Tuberkuloseformen so sehr zum Spezialgebiet der einschlägigen Fächer gemacht, daß ihre Behandlung die Spezialausbildung zur Voraussetzung hat und dem Tuberkulosearzt nicht ohne weiteres übertragen werden kann. Immerhin umfaßt das moderne Tuberkulosekrankenhaus den überwiegenden und wichtigsten Teil aller Tuberkuloseformen; und neben der rein praktischen Bedeutung dieser Häuser dürfen wir es als ihre wichtige ideale Aufgabe bewerten, mit ihrem Krankheitsmaterial und der Reichhaltigkeit ihrer diagnostischen und therapeutischen Methoden der Heranbildung vielseitiger Tuberkuloseärzte und eines speziell geschulten Pflegepersonals zu dienen und dürfen fordern, daß dieser Nebenaufgabe in der Organisation und Ausstattung des Hauses weitgehend Rechnung getragen wird. Mit diesem Ziel verbindet sich ohne weiteres die Notwendigkeit, der klinischen und experimentellen Forschung in diesen Häusern die Wege zu ebnen, da nur der wissenschaftlich selbst arbeitende Arzt am Ausbau neuer diagnostischer und therapeutischer Erkenntnisse beteiligt sein und den Nachwuchs zu wissenschaftlicher Erfassung und Durchdenkung des Tuberkuloseproblems heranbilden kann.

Im gesamten Fragenkreis der Tuberkulosebekämpfung konzentriert sich die Forderung des Tages im fachgemäßen Ausbau der Zentralstellung der Tuberkulosefürsorge einerseits, der Errichtung von Tuberkulosekrankenhäusern andererseits. Die letztere Forderung bedarf aber einer kritischen Beleuchtung. Die Idee des Tuberkulosekrankenhauses verlangt ein gemischtes Krankenmaterial; das bedeutet, daß die Schwerkranken immer nur einen gewissen Prozentsatz der Pfleglinge ausmachen dürfen, soll anders der gedachte Charakter des Hauses nicht verwischt und das Haus doch wieder zum Sterbehaus und deshalb gefürchtet und gemieden werden. Nach unseren 15jährigen Erfahrungen kann eine Anstalt nicht mehr als höchstens $1/3$ Schwertuberkulöse sozusagen psychologisch ertragen. Es entfallen sonach bei einem Haus von 300 Betten nur rund 100 Betten für die Schwertuberkulösen, um deren Anstaltsversorgung es sich in erster Linie handelt. Um mit der Errichtung von Tuberkulosekrankenhäusern wirksam eigentliche Seuchenbekämpfung zu betreiben, würden wir im Reiche eine so große Anzahl solcher Anstalten benötigen, daß an ihre Errichtung in der heutigen Zeit, die unter dem wirtschaftlichen Druck der Siegermächte stöhnt, gar nicht zu denken ist. Dazu kommt ein weiteres. In den Tuberkulosekrankenhäusern sind nach allseitigen Erfahrungen die Schwerkranken gerade infolge der Rücksichtnahme auf ihre seelische Einstellung zwar sehr leicht dauernd zu halten, aber diese Lösung der Aufgabe hat den außerordentlichen Nachteil, daß sie sehr teuer ist. Nicht nur wegen der Baukosten, die bei der Vielfältigkeit der Aufgaben und der Höhe der Anforderungen, namentlich bezüglich der Unterbringungsart, sehr hoch sind, sondern vor allem auch wegen der großen Betriebsausgaben. Stellt sich doch der Aufwand für einen Schwerkranken in der Anstalt, der zwar volkshygienisch nicht bedeutungslos, aber volkswirtschaftlich — unmittelbar wenigstens — nutzlos ist, auf etwa 3000 M. je Jahr und darüber. Die geschlossene Fürsorge im Tuberkulosekrankenhaus ist an sich individuell ideal, sozial geradezu eine Verschwendung.

Die Gesichtspunkte, die bei der *Auswahl des Platzes* für die Erbauung von Anstalten für Tuberkulöse maßgebend sein sollen, sind viel umstritten worden. Die Klimafrage ist bis in die neueste

Zeit nicht nur von den Kranken, ihren Angehörigen und ihren öffentlichen Anwalten als wichtigster Faktor bei der Behandlung und Heilung der Tuberkulose angesehen, sondern auch von vielen Ärzten in ihrer Bedeutung überschätzt worden. Es soll hier auf die Klimawirkung, auf die Heilung der Tuberkulose nicht eingegangen werden, zumal die vorzüglichen Resultate der Heilbehandlung in den Heilstätten der norddeutschen Tiefebene eine solche Erörterung mindestens nicht dringlich erscheinen lassen, vielmehr darauf hingewiesen werden, daß für die Auswahl des Platzes für Tuberkulosekrankenhäuser ganz andere Faktoren überragende Bedeutung haben. HENIUS hat vollkommen recht, wenn er neuerdings fordert, daß man Heilstätten für leicht Erkrankte zwar in klimatisch bevorzugter Lage und in erheblicher Entfernung vom Wohnsitz der Kranken errichten, Tuberkulosekrankenhäuser aber in die Nähe der Städte legen soll. Maßgebend für diese Differenzierungen sind folgende Erwägungen. Die leicht Erkrankten sind nur ausnahmsweise bettlägerig, es gehört vielmehr zur Behandlung, daß sie zwecks Kräftigung des Körpers zunehmend Bewegung haben, wofür ihnen in ländlicher Umgebung die beste Gelegenheit geboten ist. Dazu ist es wünschenswert, daß durch Bergsteigen diese Kräftigung des Herzens und der Muskeln weitergetrieben werden kann. Diese leicht Erkrankten neigen außerdem mit sich bessernder Gesundheit zu allerhand Übermut und Exzessen, und man baut die Anstalten deshalb zweckmäßig getrennt für Männer und Frauen und legt mindestens die für Männer so, daß Gastwirtschaften möglichst schwer zu erreichen sind. Die Besucherfrage spielt für die Psyche der leichter Kranken keine wesentliche Rolle, und es ist deshalb eine angenehme Zugabe für den Leiter des Hauses, daß durch die einsame und entfernte Lage der Anstalt die leidige Überschwemmung durch Besucher entfällt.

Ganz anders liegen die Verhältnisse beim *Tuberkulosekrankenhaus*. Da es aus den oben ausführlich dargelegten Gründen der Krankenpsychologie auch leichter Kranke aufnehmen muß, für die es eine gewisse Bewegungsmöglichkeit braucht, benötigt es zwar ein großes Terrain; das hat zugleich den Vorteil, daß das Haus besonders gut der Unruhe der Straße entzogen werden kann. Aber es ist notwendig, in der Nähe der Stadt zu bleiben, da ein weiter Transport entweder für die Schwerkranken sehr angreifend oder aber sehr kostspielig ist. Ein zweiter Grund ist der, daß diese Kranken begreiflicherweise oft und dringend und auch plötzlich nach ihren Angehörigen verlangen und man diesen Wünschen Rechnung tragen muß. Ist das Haus mit der Elektrischen oder

Vorortbahn zu erreichen, so kann man die Besuchsfrage so regeln, wie die allgemeinen Krankenhäuser sie zu handhaben pflegen, nämlich mit der Einrichtung häufiger, aber kurzer Besuchszeiten, die streng eingehalten werden müssen. Liegt die Anstalt, wie die unserige, in einiger Entfernung von der Stadt, so können die Angehörigen wegen der Höhe der Fahrkosten nicht häufig kommen, verlangen aber als Entgelt für ihren Aufwand eine Ausdehnung der Besuchszeit für den ganzen Tag, und damit wird die Besucherfrage zu einem ewigen, erbitterten Kampf zwischen der Leitung des Hauses einerseits, den Besuchern und den Kranken andererseits, welch letztere schließlich mit schädlichen gesundheitlichen Reaktionen auf zu ausgedehnte Besuche bezahlen müssen.

Im Tuberkulosekrankenhaus sind Komplikationen mannigfachster Art häufige Vorkommnisse, Komplikationen, welche teils die Zuziehung eines Fachberaters, teils die Verlegung der Kranken auf eine andere Spezialabteilung notwendig machen. Diesen Erfordernissen kann nur entsprochen werden, wenn das Haus leicht zu erreichen ist. Es sind auch, wie HENIUS mit Recht hervorhebt, nicht alle Tuberkulosekrankenhäuser in der Lage, durch ihre Ärzte die großen Brustoperationen selbst auszuführen, und es ist in diesen Fällen für den Kranken am vorteilhaftesten, die Operation unter den günstigsten Bedingungen der Spezialanstalt von einem herbeigeholten Chirurgen ausführen zu lassen. Schließlich entfällt bei den nicht seltenen Todesfällen der von den Angehörigen oft gewünschte kostspielige Rücktransport der Leiche. Daß Ärzte und Angestellte von der Nähe der Stadt in der Frage der Kindererziehung, der Fortbildung, des Verkehrs usw. erhebliche Vorteile haben, sei nur deshalb ausdrücklich erwähnt, weil die Stellenbesetzung in den einsam gelegenen Anstalten oft außerordentlich große Schwierigkeiten macht.

Über die zweckmäßige *Größe* der Tuberkulosekrankenhäuser gehen die Ansichten recht weit auseinander. SCHRÖDER macht den Vorschlag, in jedem Kreis ein Tuberkulosekrankenhaus von 50 Betten zu errichten und mit einem tüchtigen Tuberkulosefacharzt als Leiter zu besetzen. Dieses Haus und sein Leiter soll zugleich der Mittelpunkt der Tuberkuloseorganisation für den Kreis sein. Ein Krankenhaus dieser Größe kann den oben diskutierten Aufgaben eines Tuberkulosekrankenhauses niemals gerecht werden. Selbst wenn man mit sehr kleinen Abteilungen von 25 Betten rechnet und nur das Allernötigste vorsehen will, so benötigt man je 25 Betten für leichter kranke Männer und Frauen und ebenso je 25 für schwerer Kranke, das würde schon 100 Betten machen. Soll das Haus aber die wesentlichen Aufgaben erfüllen, so ist dort die operative Behandlung der Lungentuberkulose, die von Jahr zu Jahr eine größere Bedeutung gewinnt, vorzunehmen, und dafür ist die Einrichtung einer Operationsabteilung für je 25 Männer und Frauen notwendig; ein solches Haus müßte also einen Mindestumfang von 150 Betten haben. Dazu ist aber zu bemerken, daß bei einem Haus von 150 Betten für Lungentuberkulose die Operationseinrichtung für große Chirurgie mit ihren Anforderungen an bestausgestattete Räume, kostspielige Apparaturen sowie geschultes Arzt- und Pflegepersonal einem höchst unwirtschaftlichen Leerlauf unterliegt und daß von der Zweckmäßigkeit einer solchen Einrichtung nur bei einer erheblich größeren Bettenzahl die Rede sein kann. Wird schließlich noch die Frage der Einbeziehung Knochentuberkulöser herangezogen, deren Versorgung in den allgemeinen Krankenhäusern vielfach Not leidet, so benötigt man wiederum je 25 Betten für Männer und Frauen, und wenn man gar tuberkulöse Kinder mit unterbringen will, so wäre es unzweckmäßig und unwirtschaftlich, die Abteilungen zu klein zu nehmen, da man mit der notwendigen Trennung der Formen, und zwar der sogenannten Infiltrierungsformen, der offenen Lungentuberkulosen und der Knochentuberkulosen sowie der mindestens für die größeren Kinder notwendigen Trennung der Knaben und Mädchen andernfalls auf Liliputabteilungen käme. Organisatorisch richtig ist es deshalb, Tuberkulosekrankenhäuser für 250—350 Betten zu bauen und hinsichtlich der eben besprochenen Krankenkategorien so zu organisieren, wie die örtlichen Verhältnisse es erfordern. Ein solches Haus kann mit allen Einrichtungen versehen werden, die moderne Diagnostik und Therapie bei der Tuberkulose aller Formen benötigen, ohne daß dadurch der Preis je Bett ins Phantastische hinauf geschraubt wird und jener unwirtschaftliche Leerlauf im Betrieb entsteht, was beides ein Haus von 50 Betten notwendig zur Folge haben würde. Über die genannte Bettenzahl, die übrigens bei den vorhandenen Häusern und den neuen Bauvorhaben allgemein zugrunde gelegt ist, besteht nach der inneren Organisation einer solchen Anstalt keine Notwendigkeit. Wenn man aber in großen Tuberkulosekrankenhäusern wie dem unsrigen, das demnächst 600 Betten umfassen wird, hypertrophische Gebilde sieht, die unzweckmäßig und unwirtschaftlich sein müßten, so ist dem entgegenzuhalten, daß man bei den anderen großen Anstalten, vielleicht von den Riesenanstalten mit mehreren 1000 Betten abgesehen, solche Erfahrungen keineswegs gemacht hat und daß es nur eine Frage der ärztlichen und wirtschaftlichen Organisation ist, alle Abteilungen und vor allem die Kranken selbst vollkommen zu ihrem Recht kommen zu lassen. Darüber hinaus gibt das große

Haus die Chance, mit seiner großen Krankenzahl eine erstklassige Stätte der wissenschaftlichen Forschung und Fortbildung zu werden.

Was die allgemeinen Aufgaben bei der Einrichtung des Hauses betrifft, so ist in erster Linie im Auge zu behalten, daß es sich bei der Tuberkulose um eine *ansteckende Krankheit* handelt und daß deshalb die allgemeine Hygiene den Erfordernissen der Infektionsabteilungen Rechnung tragen muß. Es soll das heißen, daß alle der Unterbringung und der Behandlung der Kranken dienenden Räume die vollkommene und leichteste Reinigung gestatten müssen und daß besondere Einrichtungen erforderlich sind, die der Vernichtung der Infektionskeime dienen. Dazu gehört der fugenlose Fußboden, die Ausrundung der Ecken, die Abwaschbarkeit der Wände in mindestens 2 m Höhe und die Abwaschbarkeit der Türen, Betten und Möbel, desinfizierbare Liegestuhl- und Bettausstattung, desinfizierbare Eßgeräte u. a. m. In den Heilstätten für Tuberkulöse hat sich wohl allgemein für die Schlaf- und Wohnräume der Kranken und die Korridore das Linoleum auf Beton, besser noch auf Gips-Estrich verlegt, eingebürgert und bestens bewährt; es ist nicht zu glatt, angenehm zu begehen und wirkt — ein recht wichtiger Punkt — schalldämpfend. Die Ausrundung der Ecken am Fußboden erreicht man entweder durch Hochziehen des Linoleums oder wie bei uns durch Herstellung halbmeterbreiter Randstreifen aus Steinholzfußboden, der sich in dieser kleinen Ausdehnung und an Stellen, wo er kaum begangen wird, gut bewährt, während er an vielbenutzten Stellen leicht schadhaft wird. Dies Material gestattet die Ausrundung der Ecken in bester Weise. Die Fläche erfährt übrigens durch seine Verwendung eine gut wirkende Teilung. Daß die Wasch- und Baderäume ebenso wie auch die ärztlichen Untersuchungszimmer am besten mit Fußboden- und Wandfliesen ausgestattet werden, bedarf kaum der Erwähnung. Der Terrazzofußboden bekommt, wenn er in großen Flächen nicht durch nicht ganz hygienische Metallstreifen unterteilt wird, infolge der Bewegung des Materials bei Temperaturwechsel bekanntlich immer wieder Risse. Der Verwendung von Wandfliesen in Treppenhäusern und Korridoren würde sehr das Wort zu reden sein, wenn nicht der Kostenpunkt dem entgegenstände. Daß Wandfliesen kalt und unwohnlich wirken müßten, ist für farbige Fliesen durchaus unzutreffend. In dem schönen Sanatorium von Dr. SZONTAGH in *Schmecks* in der Tatra wirkt die Verwendung orangefarbener Wandfliesen in allen Treppenhäusern und Korridoren außerordentlich angenehm. Ich kann mir ersparen, auf andere Punkte der Krankenhaushygiene hier näher einzugehen, da sie in dem Kapitel „Krankenhausbau" weitgehend berücksichtigt sind. Nur zweierlei möchte ich noch hervorheben, einmal, daß es notwendig ist, Doppelfenster in den Krankenzimmern anzubringen, die zweckmäßig zusammengeschraubt werden, so daß sie mit einem Griff geöffnet werden können, und zweitens die Entbehrlichkeit der künstlichen Ventilation, die bei der ausgiebigen natürlichen Belüftung aller Krankenzimmer nur für die Bade-, Wasch-, Röntgen- und Bestrahlungsräume erforderlich ist.

Für die speziellen Bauaufgaben bei der Einrichtung der Tuberkulosekrankenhäuser ist die Dringlichkeit, die Kranken in kleineren Räumen unterzubringen, bereits ausführlich dargelegt. Das zwingt zum *Korridorsystem* und macht den Bau erheblich teurer als die Einteilung in große Krankensäle, weil der Rauminhalt der weiten Gänge zu dem umbauten Raum hinzutritt und zudem die Einzelzimmer, von denen eine Anzahl für Schwerstkranke benötigt werden, den Bauvorschriften entsprechend einen größeren Kubikinhalt für das Bett erfordern. Die Kranken haben den dringenden Wunsch, möglichst in Zweibettenzimmern zu liegen, und nur mit Rücksicht auf die Herabsetzung der Baukosten sind Vier-, allenfalls Sechsbettenzimmer zu empfehlen. Es sei bemerkt, daß im Gegensatz zu Lungenkranken die Knochentuberkulösen recht gern in größerer Gemeinschaft liegen, wo sie sich die Langeweile besser vertreiben können. Man hat in den älteren Tuberkulosekrankenhäusern Krankenstationen mit 50—60 Betten eingerichtet, die von einem Assistenzarzt und einer Stationsoberschwester gut versorgt werden können. BRAEUNING in *Hohenkrug* bei Stettin hat dagegen sehr gute Erfahrungen gemacht mit kleineren Stationen zu 25 Betten, auf denen sich bei richtiger Gruppierung so eine Art Familienleben der Kranken und eine genauere Gewöhnung an die Schwester und das Personal herausbildet, auch die Unruhe durch den Verkehr, vor allem das Türenschlagen geringer ist. Ich kann diese Erfahrungen aus Beobachtungen in dem Neubau unserer Frauenabteilung bestätigen und möchte solcher Teilung der großen Stationen durchaus das Wort reden. Bei richtiger Raumdisposition braucht ein Mehrbedarf an Nebenräumen dabei nicht herauszukommen, zumal man recht wohl die zwischen zwei Stationen gelegenen Arzt- und Schwesternzimmer sowie auch die Baderäume für beide benutzen kann. Sehr entschieden muß ich mich gegen die bei uns in den alten Pavillons noch vorhandenen großen Speisesäle wenden. Das gemeinsame Essen von 80 bis 100 Kranken in einem großen Saal gibt unter allen Umständen dem Essen den Charakter der Abfütterung. Dazu kommt eine unvermeidliche zeitliche Ungleichheit in der Versorgung der Kranken mit den Speisen, ferner eine sehr große Unruhe im Saal und eine sehr unerwünschte Verschlechterung der Atmosphäre schon in kurzer Zeit. Vor allem aber sind solche Speisesäle geradezu Brutstätten oder Kanäle für die Unzufriedenheit mit der Verpflegung, die viel mehr ansteckend ist als die Tuberkulose. Wir haben in unseren neuen Pavillons auf jeder Station einen Speisesaal für etwa 30 Kranke, wo die Patienten von der ihr wohlbekannten Stationsschwester betreut werden, und sind mit dieser Neuerung sehr zufrieden.

In den großen Krankenanstalten sind Zentralküchen allgemein üblich und aus technischen und wirtschaftlichen Gründen nicht zu entbehren. Wo die Mittel es irgend zulassen, sollte man aber auch auf den Krankenabteilungen nicht nur Anrichten und Spülküchen vorsehen, sondern richtige Zubereitungsküchen, die gewisse Speisen halbfertig von der Zentralküche bekommen und erst ganz kurz vor der Mahlzeit fertigstellen. Nur so kann man es erreichen, auch Speisen aus der Bratpfanne ganz frisch und somit appetitanregend auf den Krankentisch zu bringen. Eine eigentliche Diätküche benötigt das Tuberkulosekrankenhaus nicht. Die in dieser Beziehung zu stellenden Anforderungen bei der Verpflegung von Zuckerkranken, Nieren- und Darmkranken usw., die immerhin verhältnismäßig einfach sind, können recht wohl von der Zubereitungsküche übernommen werden. Zweckmäßig ist es allerdings im großen Betriebe, solche Kranken auf einer Diätstation zu vereinigen, wo sich die Küchen dann auf die Diät einarbeiten.

In unserem Hause war die ärztliche Disposition ursprünglich nur von dem Wunsche diktiert, den Schwerkranken das Verbleiben im Hause wünschenswert zu machen. Wir haben deshalb die Kranken auf die Abteilungen nicht nach dem Krankheitsgrad verteilt, sondern auf derselben Abteilung Leicht- und Schwerkranke gehabt. Wir haben natürlich dem Empfinden der Kranken Rechnung getragen, indem wir sie innerhalb der Abteilung nach dem Krankheitsgrad gruppiert und vor allem die offen Tuberkulösen von den sogenannten geschlossenen in den Krankenzimmern, in Liegehallen, in Waschräumen und an den Speisetischen getrennt hielten. Es kommt ja auch immer vor, daß Kranke eingewiesen werden, die keine aktive Tuberkulose haben und bei solchen Personen müßte man an die Möglichkeit einer Superinfektion denken. Auch aus diesem Grunde ist es daher notwendig, die offen Tuberkulösen und die geschlossenen getrennt zu halten. Es sei hier bemerkt, daß wir im Laufe der Jahre wohl einzelne Superinfektionen bei unserem Pflegepersonal gesehen haben, nicht aber bei jenen nicht aktiv tuberkulösen Kranken. — Wir sind von diesem Prinzip der Mischung des Krankenmaterials abgekommen, denn wir mußten die Erfahrung machen, daß zwar nicht die Schwerkranken, wohl aber die leicht Erkrankten in nicht ganz geringer Zahl vorzeitig, vereinzelt gleich nach der Aufnahme, die Anstalt verließen, weil sie das Zusammentreffen mit Schwerkranken nicht ertragen zu können vermeinten. Wir haben deshalb heute besondere Abteilungen für Schwerkranke und für Leichtkranke und sind mit dieser Umänderung sehr zufrieden. Es ist wahr, daß die Todesfälle sich auf den Schwerkrankenabteilungen häufen, daß diese Abteilungen somit gleichsam zu Sterbeabteilungen werden. Aber die Befürchtung, daß diese geistige Atmosphäre der Hoffnungslosigkeit und die nicht leicht zu vermeidende Kenntnis der Todesfälle nun die Schwerkranken aus dem Hause treiben würde, hat sich nicht bewahrheitet. Die Stationen verfügen allerdings über zahlreiche Zweibetten- und auch Einzelzimmer und über dieselben Einrichtungen wie die anderen Stationen. Die Unterbringung, Behandlung und Verpflegung der Kranken ist also, und das dürfte das Wesentliche sein, auf allen Abteilungen prinzipiell die gleiche. — Es empfiehlt sich aus Gründen der besonderen psychischen Atmosphäre wie auch der Krankenpflege außerdem, die zu operierenden Kranken auf besonderen Krankenabteilungen zusammenzulegen, das besonders, wo wie heute wohl überall, die operative Behandlung der Lungentuberkulose eine große Rolle spielt und die Zahl der großen Operationen, also der Plastiken, Plombierungen usw., im Zunehmen ist. Auch diese Methode hat sich bei uns bestens bewährt. Daß die Knochentuberkulösen ebenso wie natürlich auch die Kinder auf besonderen Abteilungen versammelt werden, versteht sich von selbst. Bei den Knochentuberkulösen, die durchweg obligat bettlägerig sind, da es sich ja bei den Knochentuberkulosen in den Krankenanstalten ganz überwiegend um Tuberkulosen der unteren Extremitäten, des Beckens und der Wirbelsäule handelt, sind zur Durchführung der Sonnen- und der künstlichen Bestrahlung besondere Einrichtungen erforderlich. Die Kinder auf Erwachsenenstationen zu legen, muß wegen der ungünstigen Beeinflussung der ersteren durch die letzteren unter allen Umständen vermieden werden.

Man hat auch in Erwägung gezogen, eine weitere Kategorie von Kranken räumlich von den anderen abzusondern und eine besondere Kehlkopfstation einzurichten. Ich kann dem Vorschlag nicht beipflichten, denn nichts fürchtet der Lungenkranke so sehr mit Recht, wie das Hinzutreten einer Kehlkopftuberkulose. Und während ich sonst aus hier nicht näher zu erörternden triftigen Gründen das Verheimlichen des Krankheitscharakters nur ausnahmsweise für richtig, dafür aber oft für einen nicht zu verantwortenden Fehler halte, pflege ich doch den Kehlkopfkranken die spezifische Art ihres Halsleidens zu unterschlagen. Das aber ist mit der Errichtung einer Kehlkopfstation nicht mehr möglich. Dazu kommt, daß leider recht viele Kehlkopftuberkulöse viel zu spät in Spezialbehandlung kommen und deshalb kaum noch zu bessern, geschweige denn zu heilen sind und daß weiter die Kehlkopftuberkulose allzuoft eine Komplikation des letzten Stadiums der Lungentuberkulose ist. Solche Kehlkopfkranken bieten ein bejammernswertes Bild, und die Kehlkopfstation müßte eine Atmosphäre der Hoffnungslosigkeit ausstrahlen, die man den Patienten unter allen Umständen ersparen muß. Ganz abgesehen davon, daß mir die Wichtigkeit des völligen Schweigens der Kehlkopfkranken oft stark übertrieben scheint, rechtfertigt die Durchführung dieses Verbotes nicht, den Kranken seelische Qualen aufzuerlegen. Organisatorisch läßt sich aber ein weiterer Grund für diese Stationen nicht erkennen, denn ihre Pflege erfordert keine Spezialeinrichtung oder Kenntnisse, und zur Behandlung kann man sie in der Anstalt stets versammeln, wo man will.

Die zweckmäßige Verteilung der Patienten auf die einzelnen Stationen ist eine nicht ganz einfache ärztliche Aufgabe. Sie wird am besten dem Oberarzt übertragen, der ja schon über größere Erfahrungen verfügt. Besondere Aufnahmeabteilungen sind nicht erforderlich, doch ist es wünschenswert, einige Durchgangszimmer für die vorläufige Unterbringung solcher Kranken bereit zu halten, bei denen die Entscheidung, wohin sie gehören, nicht ohne weiteres zu treffen ist. Es gelten bei solchen Dispositionen folgende Grundregeln: 1. Kranke mit geschlossener Tuberkulose gehören nur auf die Leichtkrankenabteilung, 2. ersichtlich Schwerkranke nur auf die Schwerkrankenabteilung, 3. knochentuberkulöse Kinder und Kranke mit Komplikationen, die Diätpflege erfordern, auf die Sonderabteilungen. Wir sind auf diese Frage der Krankenverteilung ausführlicher eingegangen, weil sie im Betriebe eine große Rolle spielt und wir nach mancherlei Nackenschlägen zu einer zweckmäßigen und bewährten Lösung gekommen zu sein glauben.

Was nun die Erfordernisse der einzelnen hier skizzierten Abteilungen anlangt, so sind sie nach der Krankheitsform, deren Behandlung sie dienen, doch in solchem Grade verschieden, daß ihre Berücksichtigung in der Bauanlage zu empfehlen ist.

Die *Leichtkrankenabteilungen* haben dieselben Ziele wie die

Lungenheilstätten. Sie können die Kranken in der Hauptsache in größeren Zimmern unterbringen und benötigen nur für empfindliche Kranke eine Anzahl Zweibettenzimmer und besser wie einen großen zwei kleinere Tagesräume, einen „lauten" für Musik und Spiel, einen „ruhigen" für Schreiben und Lesen. Eine gemeinsame Liegehalle genügt, doch soll sie direkt vom Haus aus zugänglich sein. Wir haben es für richtig gehalten, die leichtkranken Männer im Obergeschoß mit anschließender Liegehalle unterzubringen, weil sie hier sehr viel leichter unter der nötigen Kontrolle gehalten werden können. Ich möchte an dieser Stelle einflechten, daß ich statt der geschlossenen Schwesterndienstzimmer für die Schreibarbeiten der Schwestern oben offene Logen mit Glaswänden an geeigneter Stelle der Korridore empfehle, weil die Schwester hier alles sieht und hört, auch selbst immer gesehen wird.

Die *Schwerkrankenabteilungen* benötigen nur Zweibetten- und Einzelzimmer; da ein großer Teil der Kranken dauernd bettlägerig ist, genügt ein Tagesraum, und auch die Größe der Speisesäle soll diesen Umstand berücksichtigen. Sehr wünschenswert ist es, mindestens vor einer größeren Zahl der Krankenzimmer gedeckte Liegebalkons anzuordnen, damit man die bettlägerigen Kranken leicht ins Freie bringen kann. Die Betten sollen auf soliden, nicht zu kleinen Rollen mit Gummibelag stehen; die unbequemen Bettfahrer können dann entbehrt werden. Der Transport der Betten über den Korridor zur seitlich angebauten Liegehalle erfordert viel Personal, das überdem noch die Gelegenheit benutzt, mit den Betten wo irgendmöglich anzustoßen. Für die Abteilungen ist vermehrtes Pflegepersonal erforderlich; Stechbeckenspülungen dürfen nicht vergessen werden!

Die *Operationsabteilung* braucht dieselben Einrichtungen wie die Schwerkrankenabteilungen. Der vielen Verbände wegen ist das Untersuchungszimmer so zu halten, daß die Betten hineingefahren werden können. Auch auf diesen Abteilungen sollen die Betten auf Rollen stehen.

Die Stationen für Knochentuberkulöse haben es mit Kranken zu tun, die fast durchweg bettlägerig sind. Wie schon erwähnt, liegen diese Kranken der Unterhaltung wegen ganz gern zu etwa 6 in einem Zimmer. Für empfindliche Kranke sind einige Zweibettenzimmer, auch einige Einzelzimmer erforderlich. Da die Patienten möglichst viel im Freien sein, auch großenteils besonnt werden sollen, ist zur Vermeidung unnützer Personalarbeit hier unbedingt notwendig, eine gedeckte Liegehalle oder Liegebalkons vor den Krankenzimmern anzuordnen. Die Terrasse muß so breit sein, daß die Krankenbetten in die Sonne gefahren werden können. Ein kleiner Speiseraum und ein kleiner Tagesraum reichen aus. Das Untersuchungszimmer entspricht dem der Operationsstation. Ein größerer Raum für künstliche Bestrahlung ist erforderlich.

In jüngster Zeit hat die Erörterung über DOSQUETS Bauvorschläge für Krankenhäuser, insbesondere Tuberkuloseanstalten, in der medizinischen Literatur, namentlich in der „Zeitschrift für das gesamte Krankenhauswesen" einen breiten Raum eingenommen. An der Besprechung haben sich außer DOSQUET selbst Verwaltungsmediziner und Bausachverständige beteiligt, kaum aber Krankenhaus- und Heilanstaltsärzte. Es hat dies sicherlich darin seinen Grund, daß das System außer in dem von ihm geleiteten Krankenhaus *Nordend* in Berlin nur auf der chirurgischen Abteilung der Staatskrankenanstalt in *Zwickau* (Prof. BRAUN) und in einem Pavillon des Kölner Krankenhauses *Lindenburg* (Prof. MORITZ) ausgeführt ist; die beiden letztgenannten Ärzte haben sich durchaus anerkennend geäußert und sich für diese Bauweise eingesetzt. Es kann den entsprechenden Kapiteln über allgemeine Krankenanstalten und besonders die inneren und chirurgischen Abteilungen überlassen werden, die Frage zu ventilieren, ob die von DOSQUET vorgeschlagene Form des Krankensaalbaues für diese Zwecke namhafte Vorteile bietet und allgemein zu empfehlen ist (siehe WINTERSTEIN Bd. I). Hier aber muß die aktuelle Frage erörtert werden, ob sich das DOSQUET-Prinzip für Tuberkuloseanstalten eignet.

DOSQUETS Grundidee ist einmal die bessere Belüftung des Krankensaales, sodann eine gewisse Unterteilung. Für Tuberkuloseanstalten soll sie außerdem den Vorteil haben, die Liegehallen, die ja einen gewissen Kostenaufwand erfordern, entbehrlich zu machen.

Den ersten Teil der Aufgabe, nämlich die bessere Belüftung des Krankensaales, löst DOSQUET dadurch, daß er die Krankensäle nicht wie üblich zweireihig mit breitem Mittelgang mit Betten bestellt, sondern nur einreihig mit einem hinter den Betten liegenden, zum Saal gehörigen Gang. Er orientiert den Krankensaal mit der Hauptfensterfront nach Süden und löst die ganze Südfront in eine große Fensterfläche mit schmalen Mauerpfeilern von etwa 40 cm Breite auf. Das eingelassene Fenster reicht bis zum Fußboden herunter, ist 3,4 m hoch und 2,5 m breit. Die Fenster sind derart dreigeteilt, daß jeweils zwei Fensterteile hinter den dritten geschoben werden können. Man ist dann in der Lage, $1/3$ der Fensteröffnung nach Wahl oben, in der Mitte oder unten oder auch $2/3$ nach Wahl oben oder unten oder im oberen und unteren Drittel zu öffnen. Die Fensterteile sind durch Gegengewichte ausbalanciert, deshalb leicht zu bewegen und im geschlossenen Zustand durch Schraubvorrichtungen vollkommen fest zu stellen, so daß ein zuverlässiger Fensterschluß zu erreichen ist und das Klappern der Fenster vermieden wird. Liegt der Krankensaal im Obergeschoß, so befindet sich vor dem unteren Teil der Fensteröffnung ein eisernes Gitter von etwa 1 m Höhe, das man durch ein sogenanntes Bostwickgitter ergänzt, im Falle solche Räume auch für unruhige Kranke benutzt werden sollen. Nicht ganz einfach steht es mit dem Problem der Beheizung dieser Säle. DOSQUET hat in seinem Krankenhaus *Nordend* z. T. noch eiserne Öfen verwendet, die vollkommen ausreichende Erwärmung gestatten sollen, teils hat er auch Warmwasser-Zentralheizung. Die Öfen stellt er in den hinteren Teil des Saales und beschickt sie mit Anthrazit. Bei Verwendung von Warmwasserheizung stellt er die Heizkörper an das Fußende des Bettes in der Breite desselben. Die Betten sind in seinem Krankensaal so aufgestellt, daß sie mit dem Fußende dem Fenster zugekehrt und etwa $^3/_4$ m davon entfernt sind. Vor jede Fensteröffnung kommen zwei Betten zu stehen.

Die zweite Aufgabe der Unterteilung des großen Saales erreicht DosQUET durch Verwendung von Kojen. Diese Kojen sind für je ein Bett eingerichtet, haben abwaschbare Zwischenwände von 2,20 m Länge und etwa 2 m Höhe; sie stehen 20 cm vom Fußboden ab. Bei einer Breite der Fenster von 2,50 m plus einer Pfeilerbreite von 40 cm entfällt auf jede Koje ein Raum von etwa 1,40 m Breite, der also neben dem 90 cm breiten Bett nur einen Gang von 50 cm Breite läßt. Nach dem Gang zu werden die Kojen durch einen Leinenvorhang abgeschlossen. DOSQUET erreicht mit diesen Kojen eine optische, nicht aber eine akustische Trennung der Kranken.

Es ist nicht zu bezweifeln, daß DOSQUETS Bauweise eine ausgiebige Belüftung des Krankensaales gestattet, welche der des üblichen Krankensaalbaues weit überlegen ist. Ein weiterer Vorteil besteht darin, daß die großen Fensteröffnungen dem Licht in durchaus erwünschter Weise den Zutritt zum Bett des Kranken gestatten, ein dritter in der optischen Trennung der Kranken und in der Orientierung seiner Blickrichtung ins Freie. Es wird von den örtlichen Verhältnissen abhängen, ob dieser Blick ins Freie so erfreulich gestaltet werden kann, wie es in DOSQUETS Krankenhaus *Nordend* mit seinem alten Park möglich war. Ob DOSQUETS Bauart, wie er behauptet, auch bei der im Krankenhauswesen üblichen soliden Bau- und Ausstattungsweise eine Verbilligung bedeutet, mögen Bausachverständige entscheiden. Zweifelhaft erscheint mir das mindestens für den Bau, auch den Betrieb der Zentralheizung, auf die man nicht wohl zugunsten der als allgemein veraltet geltenden Öfenheizung verzichten kann. Will man mit Warmwasserheizkörpern einen im Winter stark ausgekühlten Krankensaal in kurzer Zeit auf die für die Beköstigung, für Untersuchungen und therapeutische Maßnahmen bei den Kranken notwendige Temperatur bringen, so braucht man ganz anders dimensionierte Heizkörper und eine andere Aufstellung, als sie bisher bei Krankensälen üblich war.

Bei der Beurteilung von DOSQUETS Vorschlag, Tuberkuloseanstalten in seiner Bauweise auszuführen, ist der wichtigste Umstand, daß man bei solchen Anstalten mit Rücksicht auf die ausführlich erörterte psychische Einstellung der Kranken seit Jahrzehnten von der Verwendung großer Krankensäle überhaupt abgesehen hat, und daß die Freiluftbehandlung, die DOSQUET seinem Krankenhaustyp allein nachrühmt, ebenfalls seit Jahrzehnten der Hauptgrundsatz der Therapie unserer Tuberkulosehäuser ist. In dieser Beziehung können wir wirklich von DOSQUET nichts zulernen. Bedeutet DOSQUETS Baustil gegenüber dem allgemeinüblichen Korridorsystem der Lungenheilanstalten wirklich eine erhebliche Verbilligung, woran wohl nicht zu zweifeln ist, so bringt sie andererseits mit der nur optischen, aber nicht akustischen Trennung zahlreicher, in einem Saal vereinter Personen unzweifelhaft eine erhebliche Verschlechterung für die Unterbringung der Kranken, eine Verschlechterung, welcher der Anstaltsarzt nur unter dem äußersten Druck wirtschaftlicher Verhältnisse zustimmen wird. Es ist sehr wichtig im Auge zu behalten, daß gerade die Schwertuberkulösen durch ihre stundenlang anhaltenden Hustenattacken sich akustisch nicht nur stören, sondern geradezu seelisch aufs schwerste in Mitleidenschaft ziehen können. Der tuberkulöse Kranke, der viele Monate an das Anstaltsleben gebunden werden muß, sucht aber in erster Linie Ruhe, hat den dringenden Wunsch, sich, auch gerade akustisch, allen Eindrücken des Krankenhauslebens und -betriebes möglichst ausgiebig zu entziehen, ein Wunsch, der nur zu begreiflich und dem nach Möglichkeit Rechnung zu tragen ist.

Die Verwendung von Dosquet-Fenstern bei den kleineren Zimmern scheint mir Vorteile zu bieten. Wenn aber DOSQUET der Meinung ist, diese Auflösung der Hausfront mache die *Liegehallen* entbehrlich, so kann dem nur *sehr bedingt* zugestimmt werden, vielmehr bedeutet solche Art der Freiluftbehandlung wiederum eine nicht unerhebliche Verschlechterung gegenüber den Liegehallen. Aus mehreren Gründen. Einmal ist der Kranke genötigt, zur Freiluftliegekur sein Bett zu benutzen. Das ist für den bettlägerigen Kranken zwar selbstverständlich, bedeutet aber für den nicht bettlägerigen, daß er sich jedesmal auskleiden muß, eine Prozedur, die einmal unbequem und zweitens bei geöffneten Fenstern im Winter nicht gerade angenehm, unter Umständen auch nachteilig ist. Sodann kann der Kranke im Liegestuhl viel bequemer lesen und sich beschäftigen als im Bett. Vor allem aber erreicht die Belüftung des Saales mit seinen Zwischenwänden oder die des Dosquet-Zimmers nicht entfernt die Wirkung der freien Luftbewegung in der offenen Liegehalle. Man hat in einigen Lungenheilanstalten Liegehallen errichtet, in denen die Liegestühle zweireihig angeordnet sind. Man hat diese Bauweise gewählt, um die baulich unschönen langen Liegehallen zu verkürzen, deren Enden auch unbequem zu erreichen und zu überwachen sind. Ich weiß aus eigener Erfahrung, daß sich diese Liegehallen nicht bewähren, weil an windstillen, schwülen Tagen die Luft über der hinteren Stuhlreihe so stagniert, daß man bei besetzten Hallen nach einiger Zeit von schlechter Luft sprechen kann. Für den Dosquet-Saal dürfte das in erhöhtem Maße zutreffen. Dazu kommt noch ein sehr Wichtiges. Die übliche Orientierung der Liegehallen nach Süden hat zum mindesten in der norddeutschen Tiefebene den großen Nachteil, daß sich in ihnen in heißen, drückenden Sommertagen eine schier unerträgliche Hitze entwickelt, unter deren Wirkung die Kranken, trotzdem sie alle Decken und Kleidungsstücke abwerfen, dauernd transpirieren. Man hat deshalb in nicht wenigen Anstalten neben den Südliegehallen in gewissem Umfang auch Nordliegehallen vorgesehen, um wenigstens die empfindlichen Schwerkranken dieser unerwünschten Hitzewirkung entziehen und ihnen dafür die Wohltat angenehmer Kühle angedeihen lassen zu können. BRÄUNING in *Hohenkrug* hat erst neuerdings, nachdem er die Vorteile der Nordliegehallen bei uns kennengelernt hatte, an den Tuberkuloseabteilungen seines Tuberkulosekrankenhauses solche Nordliegehallen anbauen lassen. In heißen Sommermonaten sehen wir uns nicht selten genötigt, in den nach Süden gelegenen Krankenzimmern, die mit Schwerkranken belegt sind, zur Ausschließung der Überhitzung die Fenster geschlossen zu halten, die Vorhänge zuzuziehen und dafür die Türen nach den ausgiebig gelüfteten Nordkorridoren offen stehen zu lassen.

Auf Grund dieser Erwägungen und Beobachtungen kann ich den Dosquet-Saal als vollgültigen Ersatz für das Korridorsystem und insbesondere für die Liegehallen keineswegs anerkennen. Ich muß allerdings bemerken, daß mir eigene Erfahrungen über den Dosquet-Saal bisher nicht zur Verfügung stehen.

Anders liegen die Verhältnisse bei Abteilungen für Knochentuberkulöse und tuberkulöse Kinder. Bei den ersteren Kranken spielt die akustische Trennung nicht dieselbe Rolle wie bei Lungenkranken; auch liegen diese Kranken, wie schon erwähnt, ganz gern in größeren Räumen zusammen. Dazu handelt es sich bei diesen Patienten durchweg um obligat Bettlägerige, die an ihre Streck- und Lagerungsverbände gefesselt sind. Hier ist die wesentliche Aufgabe, die Kranken auf die einfachste Weise der Freiluftbehandlung und der Besonnung zuzuführen. Für diese Patienten möchte ich den Dosquet-Typ vorbehaltlos empfehlen, halte es aber für notwendig, daß die Betten auf Rollen stehen, damit sie leicht durch die Fensteröffnung auf eine Terrasse vor dem Krankensaal in die Sonne geschoben werden können. Ein neuer Krankenhauspavillon im Waldhaus, hauptsächlich für Knochentuberkulöse bestimmt, wird im Dosquet-Stil aufgeführt werden.

Auch bei den tuberkulösen Kindern liegen die Verhältnisse so, daß der Dosquet-Typ unbedenklich Verwendung finden kann. Kinder bringt man der Beaufsichtigung wegen zweckmäßig in größeren Räumen unter, am besten etwa zu je zehn für einen Krankensaal. Auch können die Kinder und nicht nur die Knochentuberkulösen ihre Liegekur im Bett machen. Eine Terrasse vor dem Krankensaal halte ich auch hier für notwendig, damit die Kinderbetten ins Freie und in die Sonne geschoben werden können. Auch bei der Erweiterung der Kinderabteilung des Waldhauses wird zum Teil der Dosquet-Stil ausgeführt werden. Es wird später Gelegenheit sein, über unsere Erfahrungen in diesen Sonderabteilungen zu berichten.

An Nebenräumen für Speisung und Aufenthalt, für Behandlung und Reinigung der Kranken sowie für Desinfektions- und Wirtschaftszwecke kann bei dem Dosquet-Typ nichts gespart werden, denn die Aufgaben bleiben natürlich dieselben.

Wird dem Tuberkulosekrankenhaus eine *Abteilung* für *tuberkulöse Kinder* angegliedert, so schafft man zweckmäßig eine völlige Isolierung dieser Abteilung, damit die Kinder mit den Erwachsenen gar nicht in Berührung kommen. Einmal der Superinfektion wegen, die nach der heutigen Auffassung auch den tuberkuloseinfizierten und tuberkulosekranken Kindern unbedingt ferngehalten werden muß, weil sie vielleicht neue Herde setzen kann, jedenfalls aber dem kindlichen, mit der Infektion kämpfenden Organismus durch Zuführung spezifischer Reizstoffe die Lage erschwert. Es kommt hinzu, daß der Einfluß erwachsener Kranker auf das kranke Kind überwiegend ungünstig und deshalb unerwünscht ist. Die Kinderabteilung erhält daher an geeigneter Stelle einen genügend großen Teil des Terrains als Garten für sich eingezäunt, am hübschesten mit Hecke, zu dem die erwachsenen Kranken keinen Zutritt haben. Soll die Kinderabteilung der Behandlung aller Formen und Grade der Kindertuberkulose dienen, so darf sie nicht zu klein bemessen werden, weil sie zu der notwendigen Trennung der Formen etwa 6 Stationen benötigt, bei denen die Aufgaben der Therapie recht verschieden sind. Es kommen in Frage die sogenannten Infiltrierungsformen, d. h. die frischen Infektionen im entzündlichen Stadium und die Bronchialdrüsentuberkulose, die ihre Kampfphase durch die perihiläre Infiltrierung verrät. Kinder mit diesen Tuberkulosen brauchen eine Schonungstherapie, die in ausgiebigster körperlicher Ruhe und Fernhaltung aller Reize spezifischer und unspezifischer Art besteht. Die Freiluftbehandlung muß im temperierten Krankensaal und der schattigen Liegehalle durchgeführt werden.

Die zweite Gruppe umfaßt die sogenannten chirurgischen Tuberkulosen der Drüsen, der Knochen und Gelenke sowie des Peritoneums. Diese Kinder brauchen eine chirurgisch-orthopädische Behandlung und viel Bestrahlung mit Sonne, Quarz- und Bogenlampe, auch Röntgenstrahlen. Es ist also ein Solarium und ein Bestrahlungsraum erforderlich, wohin die Betten auf kürzestem Wege gefahren werden können.

Bei der dritten Art der Kinder schließlich handelt es sich um offene Lungentuberkulosen, die im allgemeinen nach den Grundsätzen, die für die Lungentuberkulose der Erwachsenen gelten, von der Schonung zur Übung hinüberzuleiten sind; auch spielt die Kollapstherapie eine große Rolle. Diese Kinder dürfen wiederum der Superinfektionsgefahr wegen mit den andern Kindern nicht in Berührung kommen, weshalb diese Abteilung wirtschaftlich und therapeutisch selbständig sein muß und von den übrigen Abteilungen räumlich zu trennen ist; sie erhält auch einen eigenen abgeteilten Garten.

Für die Kinder sind Krankensäle von 10—12 Betten zu empfehlen. Die Trennung der Knaben und Mädchen ist durchweg wünschenswert, da man auf allen Abteilungen immer auch größere Kinder haben wird.

Was die Frage der Quarantänestation anbelangt, so ist sie nach den örtlichen Verhältnissen verschieden zu beantworten. Kommen die Kinder direkt aus ihrer Großstadtumwelt in das Tuberkulosekrankenhaus, so ist die Quarantänestation nicht zu entbehren, weil die Einschleppung einer Infektionskrankheit den tuberkulösen Kindern durch die Möglichkeit der Mobilisierung ihrer Tuberkulose doppelte Gefahr bringt. Ist man, wie z. B. WIESE in Landeshut, in der Lage, die Kinder in das Tuberkulosekrankenhaus von Kinderkrankenabteilungen oder aber unter Berücksichtigung des kreisärztlich kontrollierten Seuchenstandes aufzunehmen, so hat man eine Sperre gelegt, die, wie WIESEs und anderer Erfahrungen lehrten, genügenden Schutz bietet und den Umstand sowie die Qual der Quarantäne entbehrlich macht.

Es sei schließlich eindringlich betont, daß der oft über Jahre sich erstreckende Aufenthalt der Kinder in der Anstalt es unabweislich macht, auf ihre seelische Entwicklung und ihre Fortbildung bedacht zu sein. Sind doch die in den Kreisen der Kinderärzte allgemein bekannten und gefürchteten, aber auch gewürdigten Hospitalisierungsschäden der Kinder wesentlich psychischer Art. Es ist deshalb unbedingt notwendig, den Spiel- und Beschäftigungstrieb der kleineren Kinder durch Hortnerinnen und die Fortbildung der größeren Kinder durch Lehrer zu fördern.

Das Tuberkulosekrankenhaus kann bei dem heutigen Stande der Therapie ein *Operationshaus* nicht entbehren. Die Erfahrung der letzten Jahre hat gelehrt, daß der Kavernenbildung bei der Lungentuberkulose die überragende Bedeutung für den Verlauf des Organleidens zukommt. Als GRÄFF auf dem Tuberkulosekongreß in Bad *Elster* 1922 aussprach, daß die Kaverne, wenn nicht die Behandlung in Form der chirurgischen Therapie ihr die Hauptaufmerksamkeit zuwende, für den Lungenkranken das Todesurteil bedeute, daß in mehr oder minder kurzer Zeit vollstreckt werde, fand er noch lebhaftesten Widerspruch auf seiten der Kliniker. Inzwischen haben sich die Anschauungen aber wesentlich geändert. Die Kavernendiagnostik wurde, hauptsächlich durch die Verbesserung der Röntgentechnik, aus der wesentlich akustischen eine in der Hauptsache optische Methode. Wir fanden bei unserem Material offen Tuberkulöser im Jahre 1924 40%, 1925 50%, 1926 60% und 1927 80% Kavernenträger. Dazu kommt, daß ebenfalls die Röntgendiagnostik und speziell die serienmäßige Verfolgung des Tuberkuloseablaufes im Röntgenbild erkennen ließ, daß die Gefahr, die für die Lungentuberkulösen die Kaverne bedeutet, nicht einmal so sehr in der fortschreitenden Einschmelzung und der Blutung als vor allem in der von ihr ausgehenden bronchogenen Nachbarschafts- und Fernstreuung besteht. Dazu kommt, daß die Beobachtungen des sogenannten Frühinfiltrates und seiner Verlaufstendenz die rapide Gewebsverkäsung und Erweichung, also die Kavernenbildung erkennen ließ. Andererseits zeigt die zunehmende Erfahrung die exquisite Heilungstendenz, die nicht nur der Lungentuberkulose im allgemeinen, sondern speziell auch der Kaverne, gibt man ihr nur die Schrumpfungsmöglichkeit, eignet. Gerade bei den Frühkavernen, die aus dem Frühinfiltrat entstehen, ist die Rückbildungsneigung so groß, daß es der Kollapstherapie fast ausnahmslos gelingt, den deletären Prozeß zu kupieren. Mit anderen Worten, die Kaverne ist im letzten Jahrzehnt zu einer chirurgischen Krankheit geworden. Nun stellt zwar die einfachste Art der Kollapsbehandlung, der Pneumothorax nämlich, einen Eingriff vor, der eines großen chirurgischen Apparates entraten kann. Da aber ein großer Teil der Kranken erst in einem etwas vorgeschrittenerem Stadium zur Behandlung kommt, gelingt der komplette Pneumothorax nur in einem geringen Prozentsatz der anzugehenden Fälle, und es setzt nunmehr die Aufgabe der Verbesserung des Pneumothorax durch Strangdurchbrennung nach JACOBAEUS, und Oleothorax, des Ersatzes des Pneumothorax, durch anderweite Eingriffe, nämlich die künstliche Zwerchfellähmung durch Phrenikusexairese, die thorakoplastischen Operationen und die Plombierung der extrapleuralen Thoraxhöhle ein. Damit sind wir im Gebiet der großen Chirurgie und bei der Forderung der großen chirurgischen Apparatur. Es ist notwendig, den Vorschlag zu diskutieren, die Einrichtung der Operationsabteilung im

Tuberkulosekrankenhaus durch Verlegung in die chirurgische Abteilung eines Krankenhauses zu vermeiden. Einmal sind aber die genannten Eingriffe zum Teil (Strangdurchbrennung, Oleothorax) Spezialoperationen, die in den chirurgischen Kliniken bisher nicht ausgeführt werden, zum andern ist der tuberkulöse Kranke, mag er politisch noch so radikal sein, in bezug auf seine Behandlung regelmäßig sehr konservativ. Das soll heißen, daß er an seinem Arzt, an seiner Pflegerin und an seiner Umgebung hängt und jede Verlegung haßt. In der Tat hat auch die Teilung der Aufgaben nach äußerlichen Gesichtspunkten in der Krankenpsychologie verankerte Nachteile, und die moderne Strömung in der Medizin, die Krankheit nicht nur als Organleiden, sondern als Abwandlung der Organismusfunktion und Reaktion zu deuten und zu erfassen, wird für die Zusammenfassung der Aufgaben und das Vermeiden der Zersplitterung Verständnis haben.

Es kann aber auch nicht zweifelhaft sein, daß die besonders günstigen allgemeinen hygienischen Verhältnisse, insbesondere die Freiluftbehandlung im Tuberkulosekrankenhaus, die vor und nach der Operation dem Kranken zuteil wird, geeignet sind, Operationsschock und Narkoseschäden bestens entgegenzuwirken und die Operationsmortalität herabzusetzen. Die beste technische Ausführung der Operationen und der Nachbehandlung zu gewährleisten, ist nur eine Frage der Organisation.

Die *Operationsabteilung* eines Tuberkulosekrankenhauses benötigt die übliche Einrichtung mittlerer Krankenhäuser, auf deren Darstellung in dem Kapitel „Operationsanlage" verwiesen sei. Der Raumbedarf einer solchen Abteilung und die Forderungen bezüglich Raumgruppierung und ungestörten Operationsbetrieb machen besondere bauliche Dispositionen nötig. Die beste Lösung ist unzweifelhaft das besondere Operationshaus, durch geschlossene Gänge mit den Operationsabteilungen verbunden; in dem Operationshaus kann aber sehr wohl noch die Röntgenabteilung untergebracht werden, auch die ärztliche Direktion und notfalls Verwaltungsräume und Personalwohnungen.

Die *Röntgenabteilung* benötigt eine moderne Apparatur, die kurzfristige Fernaufnahmen gestattet. Die Röntgentherapie scheint bei der Tuberkulose immer mehr an Boden zu gewinnen, doch benötigt sie nicht die größte Leistung der Karzinomdosis. Der Raumbedarf der Röntgenabteilung richtet sich nach der Größe des Hauses, vor allem nach der Frage, ob mit einem Apparat auszukommen ist. Der Universalapparat ist freilich meist weder ein idealer Therapie- noch ein idealer Diagnostikapparat. Die Röntgen-Stereoskopie bietet für manche Spezialaufgaben wesentliche Vorteile. Die Röntgenabteilung soll mindestens mit den Operations- und den Knochenstationen durch gedeckte Gänge verbunden sein.

Eine große Rolle spielt im Tuberkulosekrankenhaus, in unserem Klima namentlich, die *künstliche Bestrahlung*. Die Knochenabteilungen benötigen eigene Bestrahlungsräume, damit der Bettentransport kurze Wege hat. Für die Kinderabteilung gilt das gleiche, während die Bestrahlungsräume, je für Männer und Frauen getrennt, für die Lungenkranken nur einmal vorhanden zu sein brauchen, da man sich bei bettlägerigen Kranken dieser Art, bei denen die Bestrahlung nur mehr eine symptomatische und psychologische Bedeutung hat, mit transportablem Gerät behelfen kann.

Während man die *Sputumdesinfektion* zweckmäßig dezentralisiert, um den unappetitlichen und nicht leicht unbedenklich zu gestaltenden weiten Transport der verschiedenen Sputumgefäße zu vermeiden, kann die große Desinfektion zentral im Waschhaus stattfinden; bei großen Anlagen und Entfernungen schafft der Elektrokarren den Transport spielend.

Auch bei den *Laboratorien* empfiehlt sich, mindestens für große Anlagen, die Dezentralisierung durch Einrichtung von Stationslaboratorien, durch die man wiederum die unerfreuliche und zeitraubende weite Beförderung der Sputa, Uringläser usw. vermeidet. Ein gut eingerichtetes Hauptlaboratorium für die schwierigeren klinischen, histologischen, bakteriologischen und chemisch-physiologischen sowie die wissenschaftlichen Arbeiten ist freilich außerdem unbedingt erforderlich. PAGEL betont ganz mit Recht, daß die großen Häuser eine Prosektur haben sollen, damit die Zuverlässigkeit aller Untersuchungen sowie die Auswertung der anfallenden Sektionen für die klinische Erfahrung gewährleistet ist. Außerdem aber bieten das reiche Material und die enge Zusammenarbeit mit der Klinik ungewöhnlich günstige Gelegenheit für die wissenschaftliche Bearbeitung wichtigster Tuberkuloseprobleme.

Eine eigene *Anstaltsapotheke* kann nur für sehr große Krankenanstalten wirtschaftlich sein. Sie hat immerhin einen großen Raumbedarf, zu dem die Notwendigkeit der Personalunterbringung hinzutritt. Trotz der Größe unseres Hauses haben wir von der Einrichtung einer Apotheke abgesehen. In mittleren Anstalten sollte man Apotheken nur dann vorsehen, wenn die große Entfernung zur nächsten Apotheke es unabweisbar macht.

Die *Arbeitstherapie* sollte von jeher in den Lungenheilanstalten eine große Rolle spielen, denn es ist allseitig als eine außerordentlich wichtige Aufgabe anerkannt, Kranke, die 3—6 Monate und länger auf Schonung und Heilung ihres Leidens bedacht waren, körperlich, und vor allem psychisch wieder an die Arbeit zu gewöhnen. Die Notwendigkeit, die neu eintreffenden Kranken mit dem strengen Regime der Heilanstalten vertraut zu machen, zwingt dazu, ihnen die Art ihres Leidens klarzumachen und die Durchführung einer strengen Kur einzuprägen. Da gibt es nun nicht wenige Patienten, bei denen, von begreiflichen Wunschvorstellungen bestimmt, die Idee der Schonung und Ruhebedürftigkeit nachher gar zu fest sitzt und zum hemmenden Komplex wird, der sie nicht in das wirkliche Leben zurückfinden läßt. In Wirklichkeit spielt im großen und ganzen aber die so wichtige Arbeitstherapie in unseren Lungenheilanstalten eine ziemlich unglückliche Rolle, indem ihrer Durchführung Schwierigkeiten von seiten der Kranken, aber auch der Ärzte und Verwaltungen entgegentreten. Wohl gibt es eine Reihe von Anstalten, in denen sie seit einer Reihe von Jahren in musterhafter Weise organisiert ist. Ich nenne als Beispiel die Heilstätte *Ambrock* in Westfalen (Chefarzt Dr. MEINICKE) und das Sanatorium *Berg en Bosch Apeldoorn* in Holland (Chefarzt Dr. BRONKHORST); auch in England und den Vereinigten Staaten ist man zum Teil zu guten Resultaten gekommen. Bei uns ist die systematische Durchführung der Arbeitstherapie erst möglich, seitdem es uns gelungen ist, die Behörden von der Notwendigkeit des *Entgeltes* für die Arbeitsleistung zu überzeugen. Dieser Entgelt erfolgt bei uns aber nicht in Bargeld, sondern in einer Verpflegungszulage, die bei den Männern mehr in Wurst und Eiern, bei den Frauen mehr in Schokolade und Kuchen besteht. Für die Arbeitstherapie hat man zu unterscheiden die Arbeit im Garten, zu der man nur kräftige, an körperliche Arbeit gewöhnte und weitgehend gebesserte Kranke heranziehen kann. Es sei bemerkt, daß die Patienten nach unseren Erfahrungen für ihre Arbeitsgruppe gern eine besondere Aufgabe haben, also z. B. die gärtnerische Ausgestaltung des Frauengartens oder die Anlage einer Allee oder den selbständigen Betrieb eines Gemüsegartens. Der zweite Teil dieser Therapie spielt sich in den Werkstätten ab, in denen man bei Tätigkeit im Sitzen auch schwächliche und körperlich noch nicht ganz leistungsfähige Kranke beschäftigen kann. Soll diese so wichtige Heilbehandlung ihr Ziel erreichen können, so braucht man je 4—6 geräumige helle Werkstätten für Männer und Frauen. In Frage kommen Tischlerei, Buchbinderei, Korb- und Mattenflechterei, Weißnähen und Schneiderei, Kontorarbeiten.

Zur *Bewirtschaftung* eines Tuberkulosekrankenhauses einige wenige Bemerkungen. Sie ist ganz und gar abhängig von der

Lage des Hauses; wird die Anstalt wie das vorstehend als richtig empfohlen wurde, im Bannkreis der Städte errichtet, so gelten für die Bewirtschaftung ohne weiteres die Grundsätze der allgemeinen Krankenhäuser, über die hier zu handeln sich erübrigt. Ganz anders aber und je nach der Örtlichkeit verschieden gestaltet sich die Bewirtschaftung bei isolierter Lage. Zwar wird es heute wohl überall möglich sein, die Anstalt an ein elektrisches Licht- und Kraftwerk anzuschließen, so daß der Bau einer eigenen Licht- und Kraftstation nicht notwendig wird. Es sei aber bemerkt, daß die Freileitungen der Überlandzentrale durch Witterungseinflüsse gar nicht selten zu höchst unliebsamen Störungen führen, die beim Operationsbetrieb unmittelbare Gefahren bringen können. Es ist deshalb mindestens für das Operationshaus eine Akkumulatorenbatterie zu fordern, die durch Herabfallen eines elektromagnetisch festgehaltenen Schalters automatisch eintritt, wenn im Netz der Strom für den Lichtbetrieb und damit auch für den Magneten eine Unterbrechung erfährt. Anders steht es bei einsam gelegenen Anstalten mit der Be- und Entwässerung, und diese Frage ist bei der Wahl des Grundstückes auf das sorgfältigste zu prüfen. Was die Versorgung mit Lebensmitteln anlangt, so können die örtlichen Verhältnisse zum eigenen Betrieb zwingen, wenn Einkauf oder Anfuhr in frischem Zustand und bester Qualität benötigten Materials auf unüberwindliche Schwierigkeiten stoßen. So kann es notwendig werden, eigene Milchversorgung, Fleischerei, Bäckerei oder Gartenbau vorzusehen. Es sei aber zu diesen Eigenbewirtschaftungen, die dem Wesen des Krankenhausbetriebes fremd sind, bemerkt, daß sie namentlich unter den heutigen sozialen und Arbeitsverhältnissen keineswegs eine Verbilligung, sondern im Gegenteil in der Regel eine Komplizierung und Verteuerung bringen, das insbesondere, weil man wiederum das nötige Personal dafür unterbringen muß. Die Haltung einer eigenen Schweinezucht- und Mastanstalt zur Verwertung der Abfälle dürfte sich aber für alle solche Anstalten empfehlen, da sie aus begreiflichen Gründen immer rentabel ist. Hühnerzucht empfiehlt sich nur in geringem Umfang zur Deckung momentanen Bedarfes an Geflügel und Eiern.

Es wird bei einsamer Lage der Anstalten nicht selten vorkommen, daß Tuberkulosekrankenhäuser einen eigenen *Friedhof* benötigen, weil die erreichbaren Friedhöfe nicht genügend aufnahmefähig sind. Daran soll man bei der Aufteilung des Grundstückes denken, da der Friedhof möglichst so liegen soll, daß er nicht in Erscheinung tritt; die Kranken sollen zum Betreten des Friedhofes besonderer Erlaubnis bedürfen.

Die Tuberkulosekrankenhäuser erhalten ihre Kranken wohl fast ausschließlich durch die Tuberkulosefürsorgestellen, und die weitere Betreuung der Kranken nach ihrer Entlassung sowie ihrer Familien während des Krankenhausaufenthaltes fällt sinngemäß diesen Stellen zu. Dieser Organisation etwas hinzuzufügen, ist dann überflüssig, wenn wie in *Stettin*, eine Personalunion in der Leitung des Tuberkulosekrankenhauses und der mit ihm arbeitenden Tuberkulosefürsorge besteht und dadurch die Zusammenarbeit beider Stellen in idealer Weise garantiert ist. Wo aber, wie z. B. bei uns, die Anstalt mit einer großen Zahl von Fürsorgestellen zusammenarbeitet und sich der schriftliche Verkehr als umständlich und unzulänglich erweist, ist die Einrichtung besonderer sozialer Krankenhausfürsorge, wie sie, von Amerika zuerst eingerichtet und auf breiteste Basis gestellt, heute in unserm Krankenhauswesen hochgeschätzt wird und immer mehr an Boden gewinnt, auch beim Tuberkulosekrankenhaus trotz des Bestehens der Spezialfürsorge unentbehrlich. Wir haben mit unserer Fürsorgerin, die zwei Tage in der Woche bei uns, im übrigen in der Stadt arbeitet, in der engeren Verknüpfung mit der Tuberkulosefürsorge und mit den verschiedensten sozialen Behörden die besten Erfahrungen gemacht, und unsere Kranken sind glücklich, daß sich jemand ihrer häuslichen und wirtschaftlichen Sorgen annimmt.

Für die *Lungenheilanstalten* hat sich im Laufe der Jahrzehnte ein bestimmter Bautyp herausgebildet, von dem nur unter besonderen Bedingungen und bei besonders großen Anstalten abgewichen wird. Die geschlossene Bauweise hat natürlich verwaltungsmäßig und wirtschaftlich große Vorteile und ist für die Anstalten bis etwa 200 Betten die ideale Lösung der Bauaufgabe. Man nimmt zweckmäßig die Behandlungsräume aller Art und die Laboratorien in ein Mittelgebäude, ebenso die nötigen Räume für die Verwaltung, schließt in einem nach Norden gelegenen Anbau die Speisesäle und weiter die Koch- und schließlich die Waschküche an, welch letztere von den Stationen auf dem Weg durchs Freie erreicht wird. Die Krankenpavillons werden dreigeschossig beiderseits dem Mittelbau angegliedert. Im Mittelgebäude können in den Obergeschossen Wohnräume für unverheiratetes Personal aller Art untergebracht werden. Das benötigte Maschinenhaus nebst Garage liegt nördlich von der Waschküche, den Hauptbedarfsstellen für Licht und Kraft also besonders nahe. An geeignetem Platz, nicht zu dicht bei der Anstalt, befinden sich die Wohnhäuser für verheiratete Angestellte, die Kapelle und Stallungen für Nutzvieh.

Bei Tuberkulosekrankenhäusern kann man einen ähnlichen

Bautyp verwenden, wenn die Anstalt nicht über eine Bettenzahl von 200—250 hinausgeht, während für größere Anstalten nur das Pavillonsystem in Frage kommen dürfte. Das Problem dieser Bauweise unterscheidet sich für Lungenheilanstalten im wesentlichen durch die stärkere Betonung des Krankenhauscharakters, insbesondere durch den größeren Raumbedarf für die Therapie. Während die Lungenheilanstalt mit kleineren Operationsräumen auskommt, muß hier im Mitteltrakt die Operationsabteilung Platz finden, außerdem genügend Räumlichkeiten für die Durchführung der Röntgen- und der künstlichen Bestrahlung. Es ist weiter zu berücksichtigen, daß die Tuberkulosekrankenhäuser einen größeren Bedarf an Personal haben, und zwar vor allem an Pflegepersonal, das untergebracht werden muß.

Als Muster für solche Disposition sei der Grundriß des Tuberkulosekrankenhauses *Hohenkrug* (ärztl. Direktor Dr. BRÄUNING) wiedergegeben, das aus einem Mittelbau mit zwei angegliederten Pavillons für Männer und Frauen besteht, von denen aber bisher nur der eine ausgeführt ist. Nördlich von dem Mittelbau sind in einem besonderen Gebäude Koch- und Waschküche und nördlich von diesem in einem kleineren Haus Desinfektion und Stallungen untergebracht. Die Behandlungsabteilung des bereits 1914 eröffneten Hauses ist für die große Chirurgie noch nicht eingerichtet, für die aber demnächst in einem Erweiterungsbau Platz geschaffen werden soll. Ein Hauptvorzug der Einrichtungen in *Hohenkrug* besteht in der Schaffung kleiner Abteilungen zu je 25 Betten, die ärztlich und wirtschaftlich selbständig sind, auch je einen kleinen Speiseraum für sich haben. Das Terrain ist durch die bauliche Anordnung in Männer- und Frauengärten geteilt; unerwünschte Zusammenkünfte werden sozusagen automatisch vermieden. Recht zweckmäßig ist auch die seitliche Anordnung der mehretagigen Liegehallen und die Einrichtung einer weiteren Liegehalle vor einem Teil der Krankenräume. Die Kranken sind in der Hauptsache in Sechsbettenzimmern, zum kleineren Teil in Dreibetten- und Einzelzimmern untergebracht, was sicherlich wirtschaftlich zweckmäßig ist, aber den Wünschen der Kranken nicht überall gerecht werden dürfte.

Ein weiteres Beispiel für den Einheitsbau sei im Grundriß des Tuberkulosekrankenhauses *Treuenbrietzen* der Provinz Brandenburg (Chefarzt Dr. WOHLFAHRT), einer im Vorjahr eröffneten Anstalt, wiedergegeben. Der Architekt hat in diesem Haus die Krankenräume zum Teil in einem nach Süden orientierten Mittelbau, zum größeren Teil in stark rückwärts gebogenen Flügeln untergebracht, deren Krankenzimmerfronten demzufolge nach

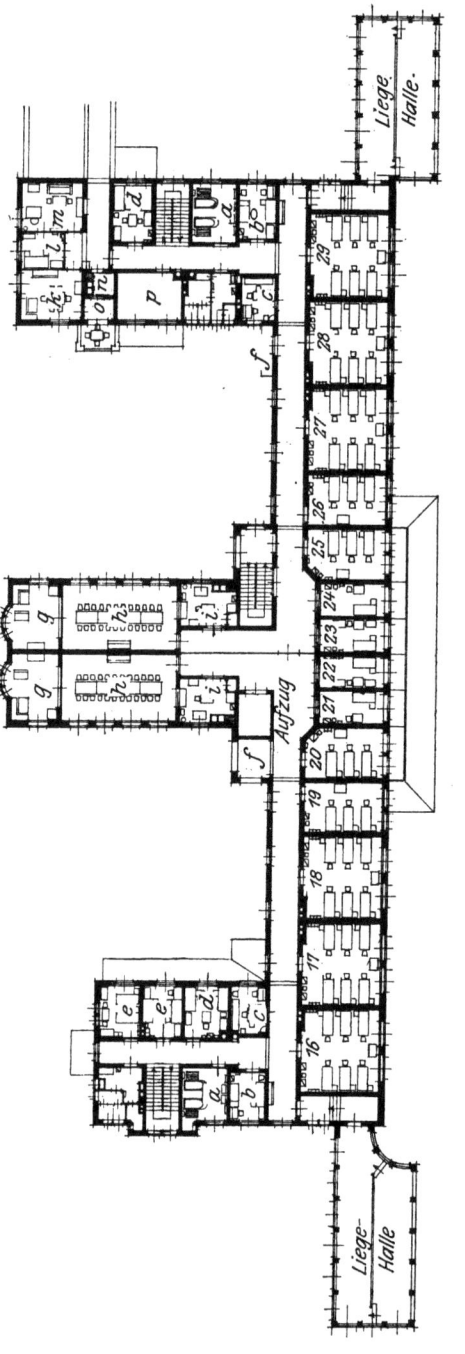

Abb. 1. Städt. Tuberkulosekrankenhaus am Staatsbahnhof Hohenkrug. 16—29 Krankenzimmer. a Stationsbäder. b Schwestern. c—e Krankenzimmer. f Austritt zum Lüften der Betten usw. g Spiel- und Lesezimmer. h Speisezimmer.

Ost-Süd-Osten bzw. West-Süd-Westen gelegen sind, eine Anordnung, gegen die vom ärztlichen Standpunkt nichts einzuwenden ist. Der Mittelbau enthält Sechsbettenzimmer mit Liegehallen, die in die Front eingebaut sind. Die Flügelbauten enthalten Zweibettenzimmer und seitlich angebaute, nach Süd-Süd-Ost bzw. Süd-Süd-West gerichtete Liegehallen. Es scheint mir

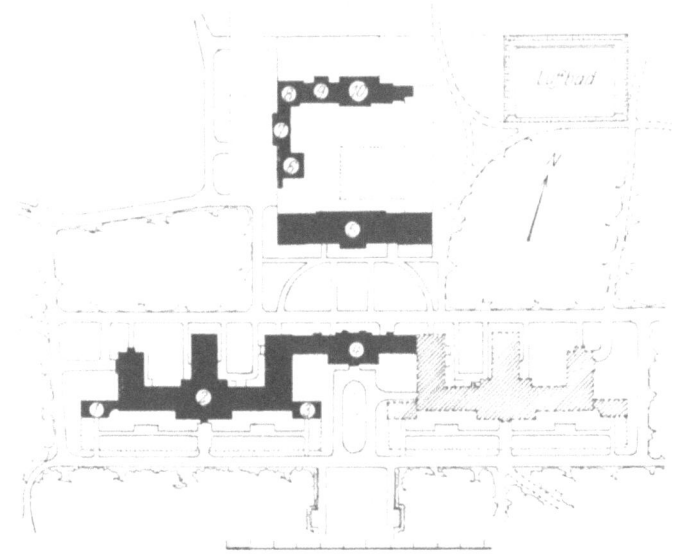

Abb. 2. Lageplan des Tuberkulosekrankenhauses Hohenkrug bei Stettin. 1 u. 3 Liegehalle. 2 Krankenhaus. 4 Verwaltungsgebäude. 5 Wirtschaftsgebäude. 6 Pförtnerhaus. 7 Stallgebäude. 8 Maschinistenwohnhaus. 9 Werkstatt. 10 Kesselhaus.

ein kleiner Nachteil zu sein, daß die schwerer Kranken von den Zweibettenzimmern aus die Liegehallen weniger gut erreichen können wie die leichter Kranken von den Sechsbettenzimmern aus. Das Herausfahren der Betten auf die Liegehallen stößt in beiden Fällen auf nicht unerhebliche Schwierigkeiten. Die Liegehallen vor den Zimmern sind zudem äußerst knapp bemessen. Behandlungsräume befinden sich in jedem der drei Krankengeschosse, während für die große Chirurgie die Operationsabteilung in dem unmittelbar neben dem Tuberkulosekrankenhaus befindlichen allgemeinen Krankenhaus, zu dem ein gedeckter Gang führt, zur Verfügung steht. In ganz besonders geschickter Weise ist in diesem Krankenhaus technisch wie ästhetisch die Frage der inneren Ausstattung behandelt.

11*

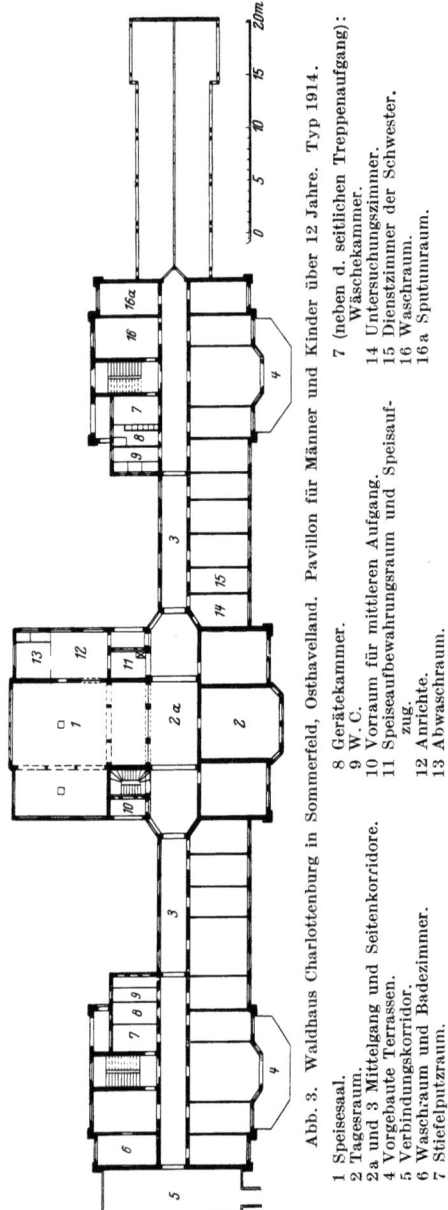

Abb. 3. Waldhaus Charlottenburg in Sommerfeld, Osthavelland. Pavillon für Männer und Kinder über 12 Jahre. Typ 1914.

1 Speisesaal.
2 Tagesraum.
2a und 3 Mittelgang und Seitenkorridore.
4 Vorgebaute Terrassen.
5 Verbindungskorridor.
6 Waschraum und Badezimmer.
7 Stiefelputzraum.
8 Gerätekammer.
9 W. C.
10 Vorraum für mittleren Aufgang.
11 Speiseaufbewahrungsraum und Speiseaufzug.
12 Anrichte.
13 Abwaschraum.
7 (neben d. seitlichen Treppenaufgang): Wäschekammer.
14 Untersuchungszimmer.
15 Dienstzimmer der Schwester.
16 Waschraum.
16a Sputumraum.

Beim Krankenhaus *Herrenprotzsch* der Stadt Breslau (Chefarzt Dr. BRIEGER) hat man vom Mittelbau rechtwinklig zwei Flügel nach vorn gezogen, die Krankenzimmer also zum Teil nach Westen bzw. Osten gelegt. Auch gegen diese Einteilung würde ich keine Bedenken geltend machen, dagegen scheinen mir die hier eingerichteten großen Krankensäle ein Nachteil. Es sei aber bemerkt, daß die ärztliche Leitung diesen Umstand nicht als solchen empfindet. Neben den größeren Sälen sind übrigens

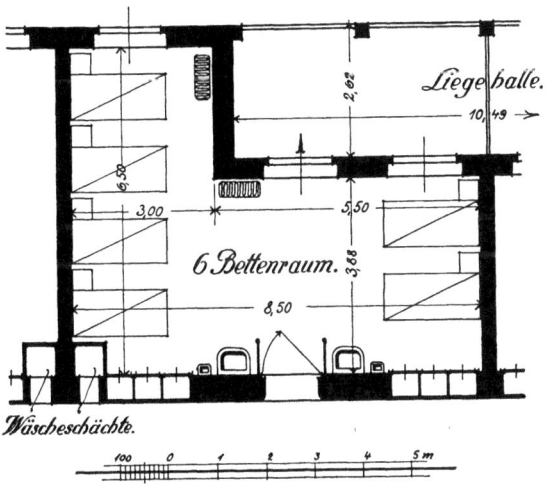

Abb. 4. Tuberkulosekrankenhaus bei der Pflegeanstalt Treuenbrietzen. Schema eines Sechsbettenraumes mit Liegehalle.

Einzelzimmerstationen mit Zimmern zu 2, 3 und 4 Betten eingerichtet, auch ist eine Privatstation vorhanden. Dem Beispiel NEISSERs und BRAEUNINGs folgend, sind ebenfalls Stationen von je 25 Betten eingerichtet. Die Liegehallen sind von den Krankensälen zwar direkt zu erreichen, doch ist der Bettentransport, wie er besonders in den Abteilungen für chirurgische Tuberkulose unvermeidlich ist, recht umständlich. Ein besonderer Vorzug dieses Hauses ist die Lage nahe bei Breslau und die unmittelbare Nähe der Bahnstation.

Das im Bau befindliche *Dortmunder* Tuberkulosekrankenhaus bringt zwar in einem geschlossenen Bausystem im ganzen 380 Betten unter, aber die Anordnung der Baublocks zeigt, daß die Weitläufigkeit der ganzen Anlage die wirtschaftlichen Vorzüge des Einheitsbaues doch schon beeinträchtigen muß. Die großen Anstalten ziehen im allgemeinen das Pavillonsystem vor, also die

Verteilung der Kranken nach ihren verschiedenen Kategorien auf selbständige Blocks, die allein stehen oder aber durch Gänge verbunden sind. Der Lageplan des Heidehauses bei Hannover

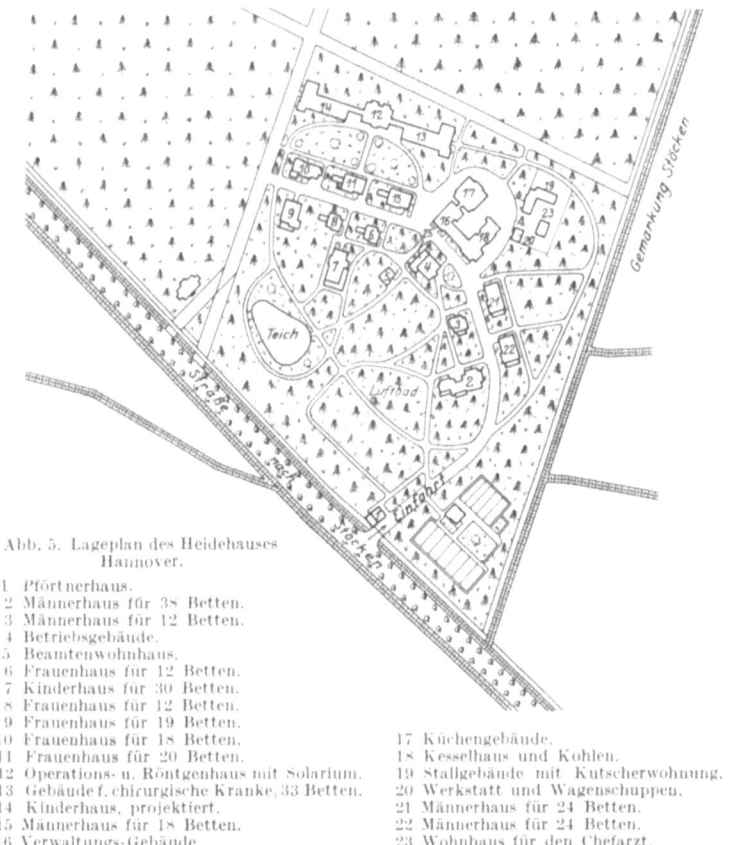

Abb. 5. Lageplan des Heidehauses Hannover.

1 Pförtnerhaus.
2 Männerhaus für 38 Betten.
3 Männerhaus für 12 Betten.
4 Betriebsgebäude.
5 Beamtenwohnhaus.
6 Frauenhaus für 12 Betten.
7 Kinderhaus für 30 Betten.
8 Frauenhaus für 12 Betten.
9 Frauenhaus für 19 Betten.
10 Frauenhaus für 18 Betten.
11 Frauenhaus für 20 Betten.
12 Operations- u. Röntgenhaus mit Solarium.
13 Gebäude f. chirurgische Kranke, 33 Betten.
14 Kinderhaus, projektiert.
15 Männerhaus für 18 Betten.
16 Verwaltungs-Gebäude.
17 Küchengebäude.
18 Kesselhaus und Kohlen.
19 Stallgebäude mit Kutscherwohnung.
20 Werkstatt und Wagenschuppen.
21 Männerhaus für 24 Betten.
22 Männerhaus für 24 Betten.
23 Wohnhaus für den Chefarzt.

(Chefarzt Prof. Dr. ZIEGLER) zeigt eine Anzahl kleinerer Pavillons, die über das Terrain nicht systematisch, sondern wohl nach den örtlichen Verhältnissen verteilt sind; die zu operierenden Kranken werden aber in den Flügeln des großen Neubaues untergebracht, dessen Haupttrakt die Operationsräume enthält, so daß hier die notwendige unmittelbare Verbindung mit dem Operationssaal gegeben ist. Diese Anordnung ist unbedenklich, soweit in den isoliert liegenden Pavillons Kranke untergebracht sind, die den Weg zum Röntgen und zur Bestrahlung zu Fuß zurücklegen können.

Im *Waldhaus Charlottenburg* waren ursprünglich zwei große Pavillons für je 112 kranke Männer und Frauen errichtet. Die Bade- und Inhalationseinrichtungen befanden sich in einem

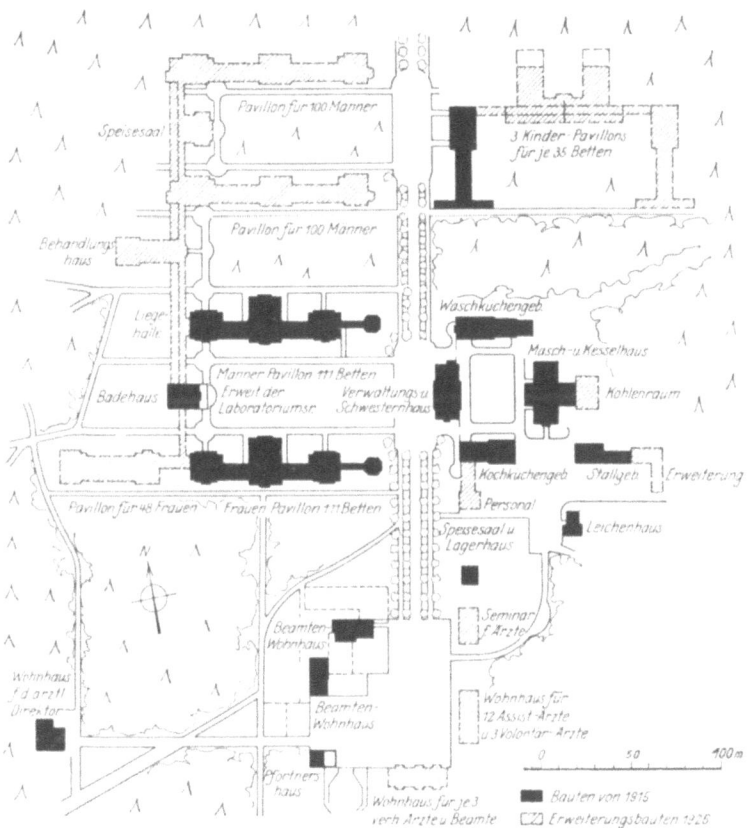

Abb. 6. Lageplan zum Tuberkulosekrankenhaus „Waldhaus Charlottenburg"
Beetz-Sommerfeld.

zwischen beiden liegenden, aber nicht mit ihnen verbundenen Badehaus, die Operations- und Röntgenabteilung im gegenüberliegenden Verwaltungsgebäude, das ebenfalls mit den Pavillons nicht verbunden war. Daraus ergeben sich große Nachteile für den ärztlichen Betrieb; die Kranken, unter ihnen ein großer Teil bettlägeriger, mußten mit Bahren durchs Freie transportiert werden, sowohl zum Badehaus wie auch zum Röntgen und zu den Operationen. Bei der Erweiterung dieser Anstalt hat man deshalb sowohl die beiden ursprünglichen Pavillons wie auch drei weitere mit insgesamt 256 Betten durch einen gedeckten Gang verbunden, der an ihrer westlichen Front vorbeiläuft. An diesen Gang ist das neue Operationshaus angeschlossen, so daß nunmehr die erwachsenen Kranken zur Röntgenabteilung wie auch zum Operationshaus durch den Gang in ihren Betten gefahren werden können.

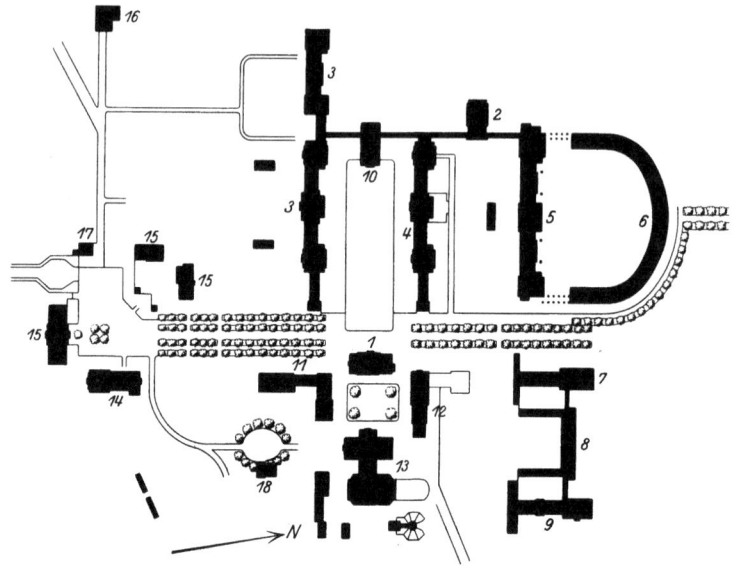

Abb. 7. Lageplan des Waldhauses Charlottenburg.

1 Verwaltungsgebäude.
2 Operationshaus.
3 Frauenpavillon.
4 Alter Männerpavillon.
5 u. 6 Neue Männerpavillons.
7—9 Kinderabteilung.
10 Röntgenhaus und Hauptlaboratorium.
11 Kochküche.
12 Waschhaus.
13 Maschinenhaus.
14 Schwesternhaus.
15 Häuser für verheiratete Ärzte und Beamte.
16 Ärztlicher Direktor.
17 Pförtner.
18 Leichenhaus.

Die Kinderabteilung ist aber mit diesem Hauptsystem nicht verbunden, was unbedenklich ist, da größere Operationen bei den Kindern kaum in Frage kommen und der Transport der Kinder zum Röntgenhaus weit geringere Schwierigkeiten macht als bei Erwachsenen.

Die weitläufige und damit auch kostspielige Raumanordnung des *Waldhauses* ist aus seiner Entwicklung zu verstehen, die eine Erweiterung des Hauses nur entsprechend der Grundidee und der ursprünglichen Architektur zuließ, wollte man anders nicht mit jeder Tradition brechen und Bauten nach den modernen Grund-

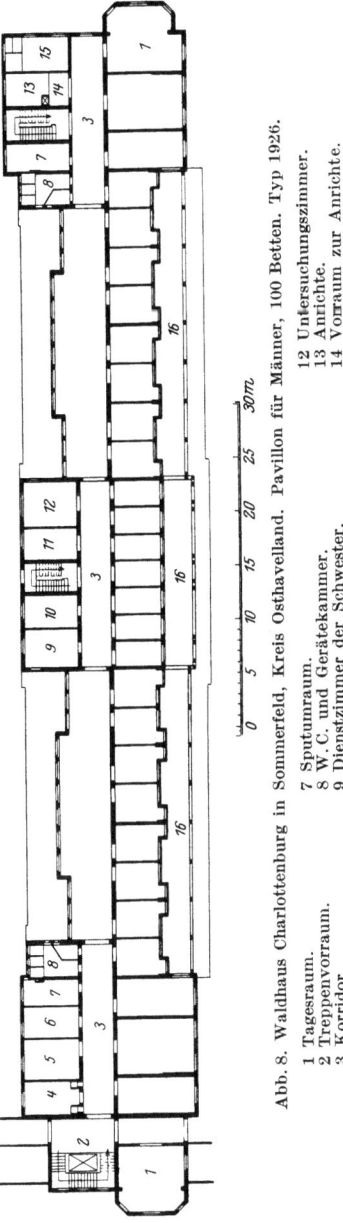

Abb. 8. Waldhaus Charlottenburg in Sommerfeld, Kreis Osthavelland. Pavillon für Männer, 100 Betten. Typ 1926.

1 Tagesraum.
2 Treppenvorraum.
3 Korridor.
4 Waschraum.
5 Baderaum.
6 Wäschekammer.
7 Sputumraum.
8 W.C. und Gerätekammer.
9 Dienstzimmer der Schwester.
10 Bestrahlungsraum.
11 Laboratorium, daneben Kehlkopfbehandlungszimmer.
12 Untersuchungszimmer.
13 Anrichte.
14 Vorraum zur Anrichte.
15 Abwaschraum.
16 Vorgebaute Liegehallen.

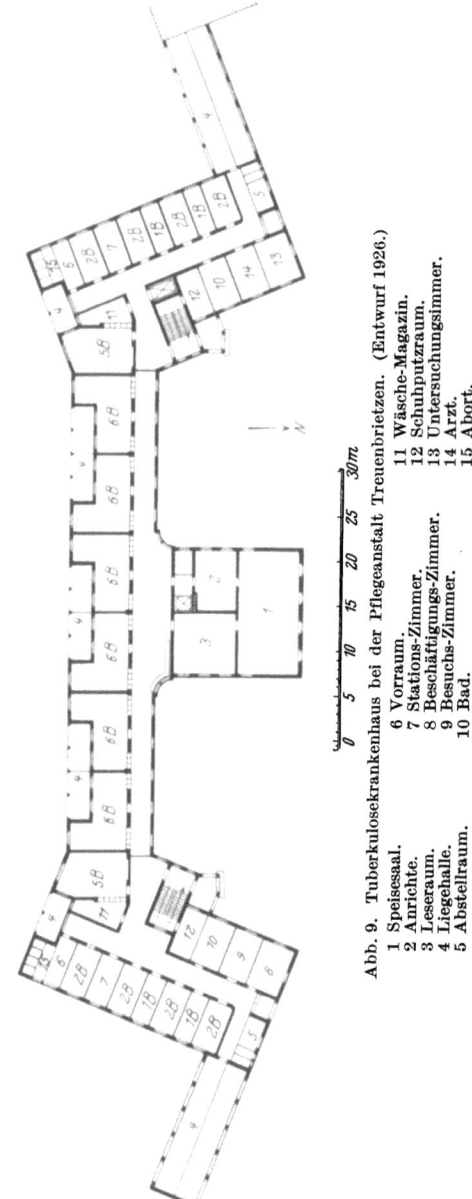

Abb. 9. Tuberkulosekrankenhaus bei der Pflegeanstalt Treuenbrietzen. (Entwurf 1926.)
1 Speisesaal. 6 Vorraum. 11 Wäsche-Magazin.
2 Anrichte. 7 Stations-Zimmer. 12 Schuhputzraum.
3 Leseraum. 8 Beschäftigungs-Zimmer. 13 Untersuchungszimmer.
4 Liegehalle. 9 Besuchs-Zimmer. 14 Arzt.
5 Abstellraum. 10 Bad. 15 Abort.

sätzen der Sachlichkeit errichten, die zum vorhandenen Schweizerhausstil in einem schreienden Gegensatz gestanden hätten. Dieser Schweizerhausstil bietet für die Krankenhauszwecke mancherlei

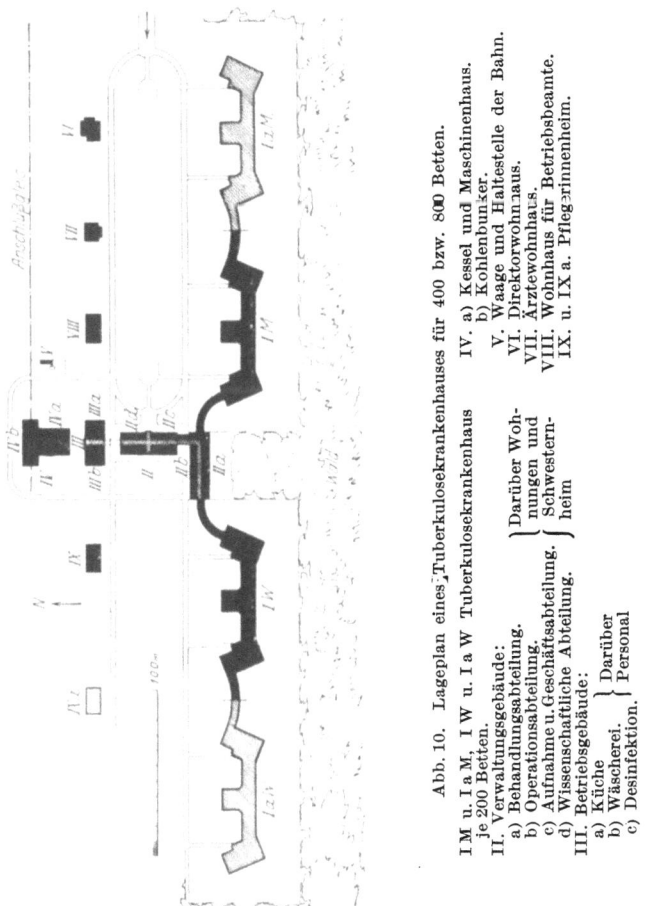

Abb. 10. Lageplan eines Tuberkulosekrankenhauses für 400 bzw. 800 Betten.

I M u. I a M, I W u. I a W Tuberkulosekrankenhaus
je 200 Betten.
II. Verwaltungsgebäude:
  a) Behandlungsabteilung.
  b) Operationsabteilung.
  c) Aufnahme u. Geschäftsabteilung.
  d) Wissenschaftliche Abteilung.
III. Betriebsgebäude:
  a) Küche
  b) Wäscherei. } Darüber
  c) Desinfektion. } Personal
IV. a) Kessel und Maschinenhaus.
    b) Kohlenbunker.
V. Waage und Haltestelle der Bahn.
VI. Direktorwohnhaus.
VII. Ärztewohnhaus.
VIII. Wohnhaus für Betriebsbeamte.
IX. u. IX a. Pflegerinnenheim.

{ Darüber Wohnungen und Schwesternheim

Nachteile, aber wenn er auch wenig sachlich, vielleicht auch ein wenig spielerisch wirkt, so ist der Gesamteindruck der Anlage in freundlichen Stunden aller Jahreszeiten doch so außerordentlich, daß Besucher des Hauses gelegentlich geäußert haben, dieser Eindruck allein lohne eine weite Reise.

In seinem Aufsatz „Beiträge zum Problem des Tuberkulosekrankenhauses" gibt der Erbauer der schönen Anstalt *Treuenbrietzen*, Landesbaurat LANG, zum Schluß einen andeutenden Lageplan für ein Tuberkulosekrankenhaus für 400—800 Betten,

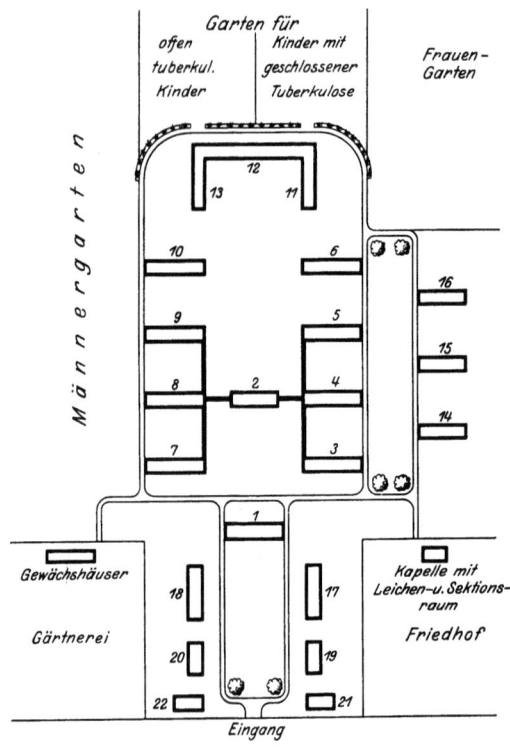

Abb. 11. Schema eines idealen Tuberkulosekrankenhauses.

1 Verwaltungsgebäude.
2 Operationshaus, Röntgenabteilung, Therapiehaus und Hauptlaboratorium.
3 Schwerkranke Frauen.
4 Operative Frauenabteilung.
5 Knochentuberkulose. Frauen.
6 Leichtkranke Frauen.
7 Schwerkranke Männer.
8 Operative Männerabteilung.
9 Knochentuberkulose. Männer.
10 Leichtkranke Männer.
11 Kinderabteilung für Infiltrierungen u. dgl.
12 Chirurgische Kindertuberkulose.
13 offen tuberkulöse Kinder.
14 Kochküche.
15 Waschküche.
16 Maschinenhaus.
17 Unverheiratete Ärzte.
18 Schwestern.
19 Verheiratete Beamte.
20 Verheiratete Ärzte.
21 Verwaltungsdirektor.
22 Ärztlicher Direktor.

der die wie oben geschilderte Architektur des *Treuenbrietzener* Hauses in einer ungeheueren Front viermal wiederholt. Dadurch sind zwar sämtliche Krankenbetten mit den Behandlungsräumen der Zentrale direkt verbunden, aber der Verkehr der äußeren

Pavillons geht durch die Korridore der inneren und schafft damit eine Unruhe, die nach unseren Erfahrungen unerträglich ist. Für die Planung eines großen Tuberkulosekrankenhauses würde ich ein Mittelding zwischen der losen Anordnung im *Heidehaus* und der geschlossenen Bauweise des *Waldhauses* wählen und nach folgenden Grundideen verfahren. Das Krankenhaus kommt etwa in die Mitte des großen Terrains zu stehen, so daß sich eine Hal-

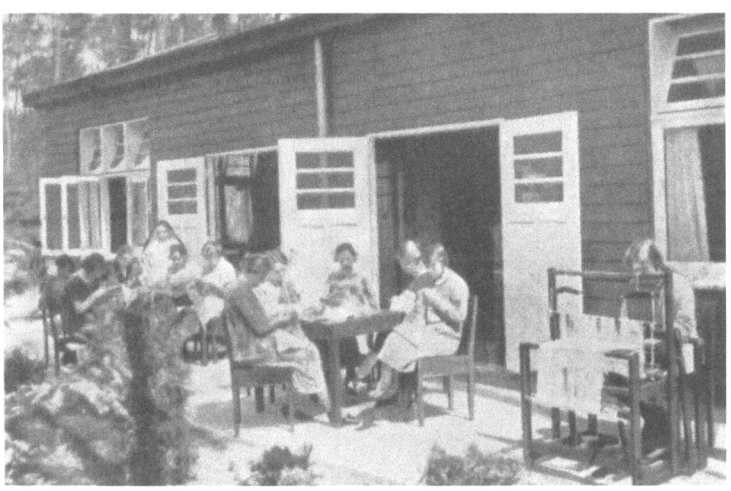

Abb. 12. Beschäftigungstherapie im Sanatorium Bey en Bosch zu Apeldoorn (Holland).

bierung der gärtnerischen Anlage für die Männer und Frauen ergibt. An das zentral gelegene Operations- und Röntgenhaus, das auch die Räume für die Aufnahme und im Obergeschoß Laboratorien enthalten soll, sind durch geschlossene Gänge je ein Pavillon für Männer und Frauen (Operationsabteilungen) und durch halboffene Gänge je ein Pavillon für knochentuberkulöse Männer und Frauen verbunden, dann je ein weiterer Pavillon für schwerkranke Männer und Frauen, während zwei weitere Pavillons für Leichtkranke isoliert stehen. An der Hauptzufahrtsstraße, die je nach den örtlichen Verhältnissen von Norden oder Süden kommt, werden das Verwaltungsgebäude und die Wohnhäuser für unverheiratete Ärzte und die Schwestern sowie für verheiratete Ärzte und Beamte so angeordnet, daß sie außerhalb des für die Kranken bestimmten Terrains bleiben. Es ist einmal nicht notwendig, daß die Patienten ihren Müßiggang benutzen, das Privatleben dieser Angestellten zu kontrollieren, sodann aber muß unbedingt vermieden werden, daß die Patienten dort Zutritt haben, wo Kinder spielen; dann stört auch der Lärm der Kinder die Kranken nicht. In der Mittelachse dient die besonders eingegrenzte Kinderabteilung ihrerseits der unauffälligen Teilung des Terrains; Wirtschaftsgebäude sind wie üblich östlich der An-

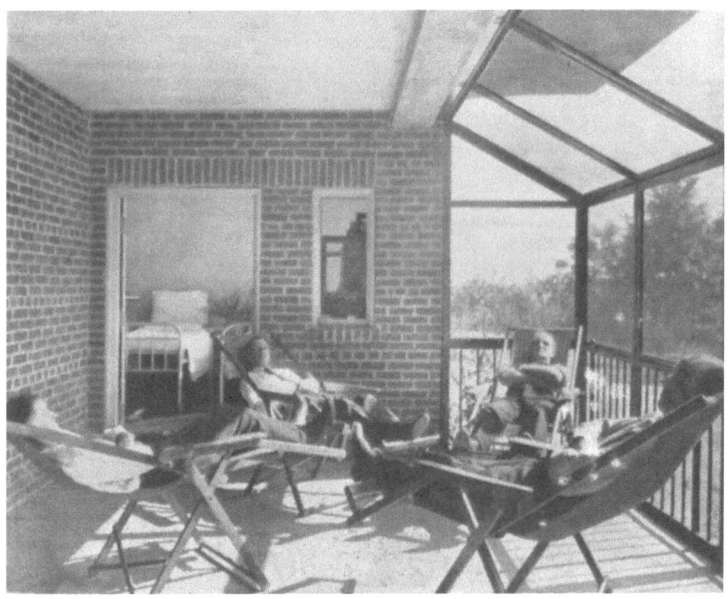

Abb. 13. Liegeraum im Wm. H. MAYBURG Sanatorium (Detroit Municipal) Northville, Michigan.

stalt angeordnet, dort finden auch Kapelle und Friedhof Placierung; sie sollen von der Hauptstraße aus ohne Betreten des Krankenhausterrains unauffällig erreichbar sein. Das Nähere möge die kleine Skizze erläutern.

Die Frage der *Einzäunung* des ganzen Terrains ist je nach den örtlichen Verhältnissen verschieden zu beantworten. Liegt das Krankenhaus an der Peripherie der Großstadt oder in der unmittelbaren Nähe einer Ortschaft, so wird man sie nicht entbehren können. Nicht nur, weil die Kranken unkontrollierbar das Haus verlassen können und oft mit starken Verspätungen, nicht selten im angetrunkenen Zustande zurückkehren, was die Anstaltsleitung zwecks Vermeidung der Häufung dieser Vor-

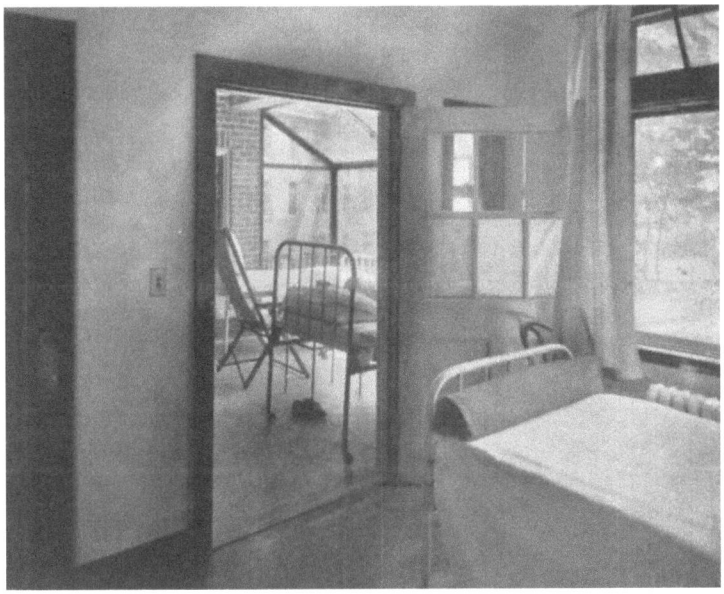

Abb. 14. Einzelzimmer im Wm. H. MAYBURG Sanatorium (Detroit Municipal) Northville, Michigan.

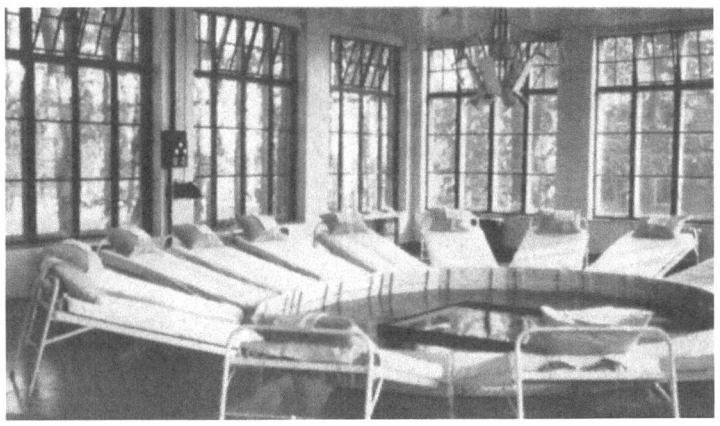

Abb. 15. Lichtbehandlung im Wm. H. MAYBURG Sanatorium (Detroit Municipal) Northville, Michigan.

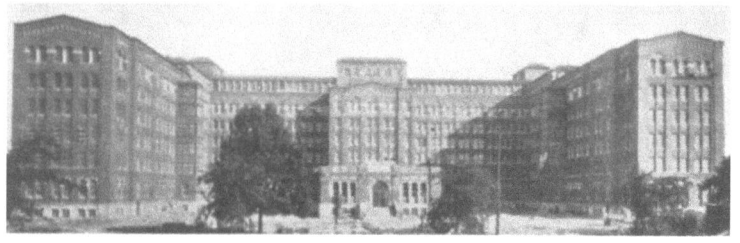

Abb. 16. HERMANN KIEFER Hospital für Tuberkulose, Detroit. (Ansicht.)

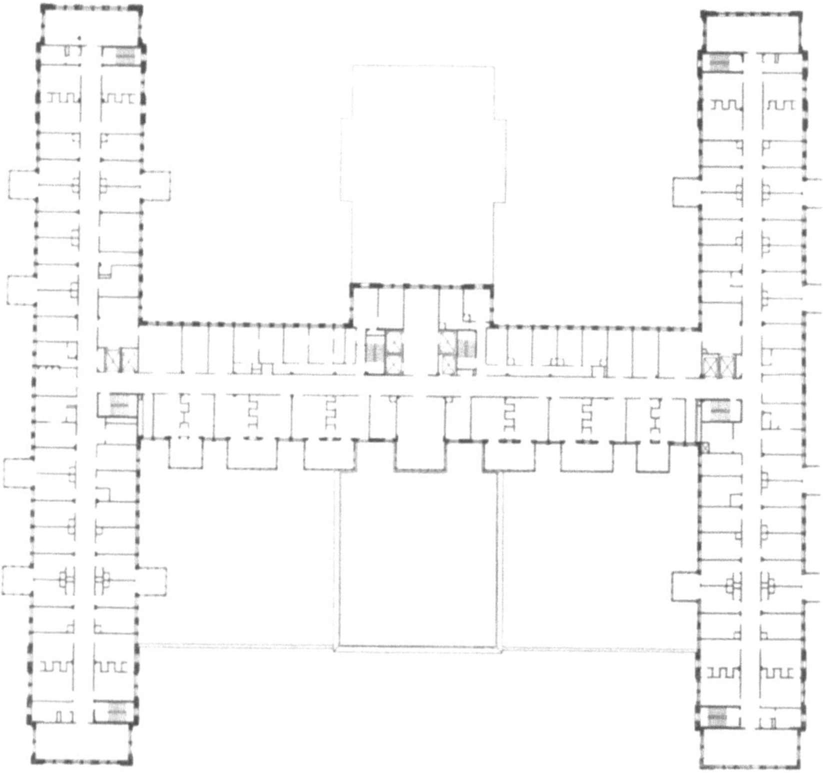

Abb. 17. HERMANN KIEFER Hospital, Detroit. Plan des 3., 4. und 5. Stockwerkes. Einheitsbau. Die Krankenzimmer liegen teils nach Osten, teils nach Westen, zum geringsten Teil nach Süden. Wirtschafts- und Betriebsräume im Erdgeschoß.

kommnisse zu höchst unerwünschten disziplinarischen Entlassungen zwingt, nicht nur ferner, weil Besucher, Händler und Neugierige Tag und Nacht unbeobachtet Zutritt haben. Der Hauptgrund für die Umzäunung ist in diesem Falle der Schutz

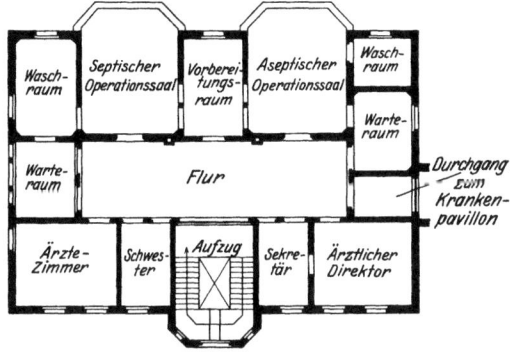

Abb. 18. Operationshaus, Heidehaus-Hannover.

der Bewohner in der Umgebung vor der dauernden und nahen Berührung mit zahlreichen offen Tuberkulösen, auf den sie unbedingt Anspruch haben, und den sie auch mit begreiflicher

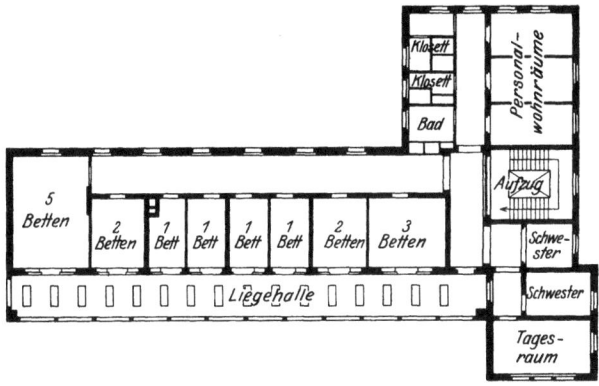

Abb. 19. Operationsabteilung Heidehaus-Hannover.

Energie zu fordern pflegen. Es sei bemerkt, daß die Umwehrung eines großen Terrains mit einem Maschendrahtzaun keinen Zweck hat, weil Kranke, auch Personal, sich mit einer kleinen Drahtzange einen breiten bequemen Durchgang schaffen können; die dauernde Kontrolle und Reparatur ist aber bei einem großen Terrain nicht möglich.

Ich kann es mir ersparen, auf Einzelheiten der Raumdisposition im Pavillon einzugehen, da im vorstehenden die maßgebenden Gesichtspunkte ausführlich genug dargelegt sind und erfahrene Krankenhausarchitekten mancherlei Lösung gefunden haben. Die beigegebenen Grundrisse zeigen einige solche Lösungen, zu deren Erläuterung wenige Bemerkungen dienen mögen.

Der Pavillon des Krankenhauses *Heidehaus*, der im Erdgeschoß durch einen gedeckten Gang mit dem Operationshaus in Verbindung steht, zeigt eine kleine Station von einigen 20 Betten,

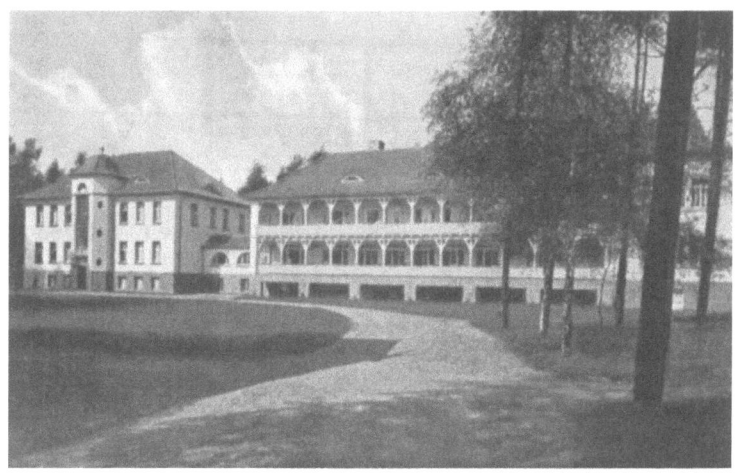

Abb. 20. Tuberkulosekrankenhaus Heidehaus bei Hannover. Operationshaus und chirurgischer Pavillon.

größtenteils in Zimmern für ein und zwei Betten wie das die Versorgung operierter Kranker ja auch erfordert. Unmittelbar vor den Krankenzimmern befindet sich eine Liegehalle, auf welche die Betten direkt herausgefahren werden können. Ein mit seiner Hauptfront nach Osten gerichteter Flügelbau enthält neben dem Treppenhaus mit Bettenfahrstuhl und einigen Krankenzimmern die ausreichend bemessenen Nebenräume.

Der Pavillon der Anstalt *Hohenkrug* zeigt sämtliche Krankenzimmer, meistens Sechsbettenzimmer, nach Süden orientiert. Die Liegehallen sind mehrgeschossig seitlich angebaut, nur vor den Drei- und Einbettenzimmern im Mitteltrakt befindet sich eine direkt zugängliche Terrasse. Jede Etage umfaßt zwei Stationen zu 25 Betten, die in drei nach Norden gelegenen Flügelbauten je ihre eigenen Nebenräume, auch je einen Speisesaal haben.

Der neue große Pavillon des *Waldhauses* hat im Mittelbau die ärztlichen und Schwesternräume sowie die Einzelzimmer. Der Verkehr strömt von hier nach beiden Seiten ab zu den Flügel-

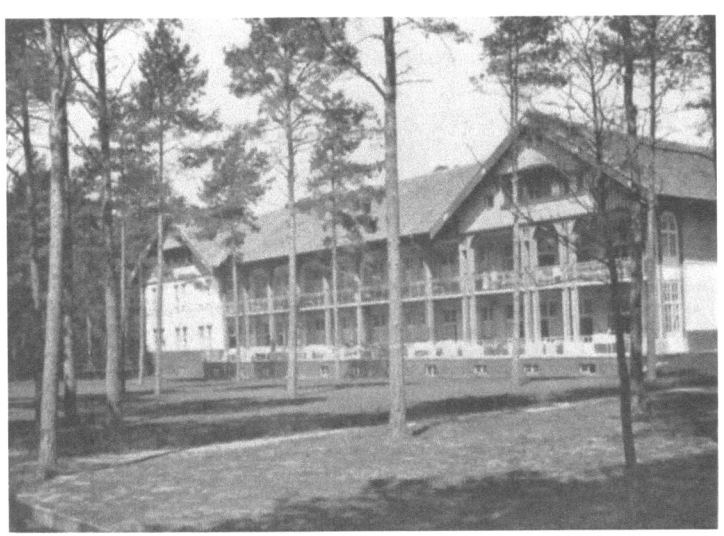

Abb. 21. Neuer Frauenpavillon des Waldhauses Charlottenburg.
(Operationsabteilung und Abteilung für Knochentuberkulose.)

bauten, welche Wirtschafts- und Baderäume enthalten. Eine vor der großen Zahl der Ein- und Zweibettenzimmer gelegene Liegehalle ermöglicht das Herausfahren der Betten.

Der Pavillongrundriß der Anstalt *Treuenbrietzen* zeigt die erwähnte Rückwärtsbeugung der Seitenflügel und die seitlich angebauten sowie die eingebauten Liegehallen. Die Bade- und Ärzteräume sind in diesen Seitenflügeln, Speise- und Tagesräume dagegen in einem nach Norden gehenden Anbau angeordnet.

Literatur.

BLÜMEL: Die Gründe für das Versagen der ambulanten Behandlung der Lungentuberkulose und ihre Abstellung. Münch. med. Wschr. **1923**, Nr. 11. — Ders.: Die Umstellung der Sozialversicherungen in der Tuberkulosebekämpfung. Tuberkulosetagung Danzig, Brauers Beitr. **62**, 174; Die Umstellung der Tuberkulosebekämpfung. Brauers Beitr. **58** (1924). —

BRAEUNING: Typische Formen der Lungentuberkulose. Brauers Beitr. 58, 4. — Ders.: Das städtische Tuberkulosekrankenhaus. Tuberculosis 15, 55 (1916). — BREMER: Ätiologie der chronischen Lungenschwindsucht. Wiesbaden 1885. Beiträge zur Therapie der chronischen Lungenschwindsucht. Wiesbaden 1888. — BRANDAU, A.: Die Wirtschaftlichkeit Dosquetscher Fensteranlagen. Z. Krk.hauswes. 1929, H. 9, 241. — COERPER: Über die Bedeutung der Krankenhäuser für die Bekämpfung der Tuberkulose. Brauers Beitr. 67, 4, 404 (1927). — CORNET: Die Tuberkulose 1907. — DÖLL und HÄFFNER: Planung des Dortmunder Tuberkulosekrankenhauses. Z. Krk.hauswes. 1928, H. 11, 302. — DOSQUET: Über Aufbau und Betrieb von Krankenanstalten in wirtschaftlich bedrängter Zeit. Z. öff. Gesdh.pfl. 1925/26, H. 9/10, 153. — Ders.: Ein Freiluft- und Lichtzimmer in jeder Wohnung. Der Siedlungs- und der Schulbau. Gesdh.ing. 51, 1 (1928). — Ders.: Das moderne Tuberkulosekrankenhaus. Tbk.-fürs.bl. (Berl.) 1926, Nr 10. — FRAENKEL, A.: Über die Entstehung der chronischen Lungentuberkulose. Kongr. f. inn. Med. Wiesbaden 1910. — GROTJAHN: Mediz. Reform 1907. — HAMMER: Münch. med. Wschr. 1902, Nr 29. — HENIUS: Z. Tbk. 53, 3. — HEILSTÄTTE HAARDHEIM, Kreis Recklinghausen: Z. Krk.hauswes. 29, 7. — JÖTTEN: Tuberkulosegesetzgebung und Tuberkulosebekämpfung. 4. Sitzg. der Rhein.-westfäl. Tuberkuloseges. Münster i. W., 29. Okt. 1927. Z. Tbk. 1928. — KAYSER-PETERSEN: Das Kreis-Tuberkulosekrankenhaus. Die Tuberkulose 1927, Nr. 3. — Ders.: Die Bedeutung der Lungenspitzentuberkulose für die Entstehung der Schwindsucht des Erwachsenen. Referat. Tuberkulosetagung Wildbad 1928. Brauers Beitr. 70. — LANG, R., ROELLIG, RIEMANN und WOHLFAHRT: Das Brandenburgische Tuberkulosekrankenhaus im Rahmen der Provinzialanstalten zu Treuenbrietzen. Berlin: Deutsche Bauzeitung G. m. b. H. — LYDTIN: Brauers Beitr. 65, 2/3 (1926). — NEISSER, WECHSELMANN und KAWERAU: Über Plan und Entwurf zu einem Tuberkulosekrankenhaus einer Provinzialhauptstadt. Tuberculosis 2, 3, 139 (o. J). — PAGEL: Nutzen und Notwendigkeit der Tuberkulosekrankenhaus-Prosektur. Z. Krk.hauswes. 1927, 755. — REHBERG: Zum Ausbau der Anstaltsfürsorge für Lungenkranke in unserer Ostmark. Z. Krk.hauswes. 1927, 457. — RUMPF, E.: Weitere Aufgaben im Kampfe gegen die Tuberkulose. Unterbringung Schwerkranker. Ärztl. Mitt. aus und für Baden 1908, Nr. 15 u. 16. — SALZMANN: Grundsätzliches über Liegehallen vor Krankenräumen und das Dosquet-System. Z. Krk.hauswes. 1929, H. 9, 240. — SCHRÖDER: Betrachtungen über das Tuberkulosekrankenhaus eines Kreises. Die Tuberkulose 1927, Nr 2. — STETTIN-HOHENKRUG: Das Tuberkulosekrankenhaus der Stadt Stettin. Denkschrift bei Eröffnung der Anstalt im Juli 1915, hrsg. im Auftrag des Magistrats Stettin. 44 S. und Tafeln. — ULRICI: Die Anstaltsbehandlung Tuberkulöser. Klin. Wschr. 1928, 22, 1045. — Ders.: Die Aufgaben eines Tuberkulosekrankenhauses. Z. Krk.hauswes. 1926, H. 11, 322. — ZICKGRAF: Bemerkungen zur geplanten Umstellung der Lungenheilstätten in Tuberkulosekrankenhäuser. Tbk.fürs.bl. (Berl.) 12, 9, 94 (1925). — ZIEGLER, O.: Ausbau der Heilstätte in das Tuberkulosekrankenhaus. Verein. d. Lungenheilanstaltsärzte Wildbad, 30. Mai 1928. Brauers Beitr. 70 (1928).

Entbindungsanstalten.
Von Sigfrid Hammerschlag-Berlin.
Mit 22 Abbildungen.
A. Die Entwicklung.

Die Einrichtung, den Kreißenden für die Niederkunft ein eigenes, vom Wohnplatze abgesondertes Heim zu schaffen, ist eine sehr alte und weit verbreitete Sitte, die teils auf sanitäre,

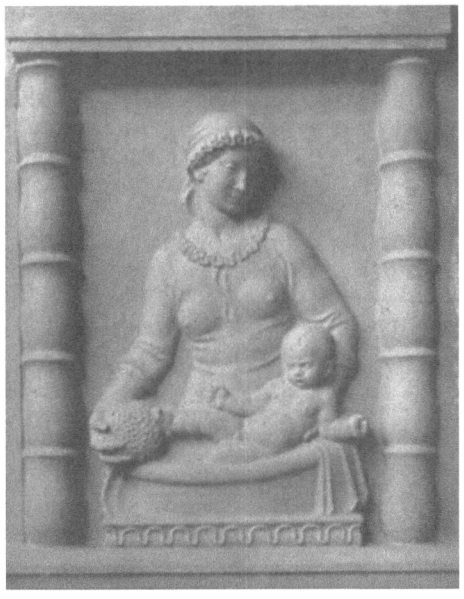

Abb. 1. Teilstück des keramischen Außenschmuckes der Brandenburgischen Landesfrauenklinik.

teils auf Kultusgründe zurückzuführen ist (PLOSS-BARTELS-REITZENSTEIN).

Bei den alten Indern z. B. begaben sich die Frauen aus der Kaste der Brahmanen in das Entbindungshaus, wo unter dem Beistande von vier mutigen Frauen unter vielen Zeremonien die

Entbindung erfolgte. Zu den Zeiten des Susrata, der wahrscheinlich erst nach Christi Geburt gelebt hat, hatten die Inder sogar besondere Gebäranstalten, in denen die Kreißenden von Priesterärzten überwacht wurden. Auch jetzt noch findet die Niederkunft eingeborener Inder in einer besonderen Gebärhütte statt. Ähnliche Einrichtungen finden sich bei vielen anderen asiatischen Völkern.

Auch in Südamerika und Mittelamerika sowie bei einigen Indianerstämmen Nordamerikas werden besondere Hütten oder Zelte erbaut, in denen die Niederkunft erfolgt.

In Afrika ist von FÜLLEBORN eine Gebärhütte am Njassasee photographiert worden. Die Hütte war ein elendes, spitzes Grashäuschen von nur 1,50 m Durchmesser und 1,70 m Höhe und besaß im Innern als einzige Einrichtung eine primitive Lagerstätte.

In Europa wurde schon im Altertum dafür Sorge getragen, hilflosen Kreißenden ein Asyl für die Niederkunft zu bereiten. Der Ursprung dieser Gebäranstalten ist im alten Griechenland zu suchen. Eine dieser Zufluchtstätten wurde in Epidaurus am Saronischen Meerbusen, der Hafenstadt von Argolis, bei dem Heiligtum des Asklepios errichtet.

Pausanias berichtet hierüber: ,,Quumque Epidaurii fani accolae aegerrime ferent, quod et feminae sub tecto non parerent et aegri sub die animam agerent, Antonius, domo aedificata incommodum removit. Fuit itaque in posterum et ad moriendum aegris et ad pariendum mulieribus consecratus religione locus."

Es galt demnach als ein religiöses Gebot, ebenso wie für die Kranken auch für hilflose Gebärende Pflegestätten herzustellen.

Im Mittelalter (KLEINWÄCHTER) war mit der Vernichtung der antiken Kultur im Abendland zunächst ein geistiger Tiefstand auch in medizinischer Hinsicht vorhanden. Nur in Italien machten sich Bestrebungen geltend, auf den Resten der Antike eine neue Kultur aufzubauen. Unter den vereinzelten Stätten, an denen etwas Derartiges unternommen wurde, sind vor allem die Klöster der Benediktiner zu nennen. Unter den hier gepflegten Wissenschaften stand aber an erster Stelle die Literatur, während die Medizin eine nur untergeordnete Stelle einnahm, wobei die Geburtshilfe als dem kirchlichen Empfinden fernstehend fast vollkommen vernachlässigt wurde.

Man erfährt daher in dieser Zeit auch nichts über das Bestehen von Gebäranstalten oder ähnlichen Einrichtungen.

Erst im 14. Jahrhundert wurde in *Frankreich* mit der Gründung des Hotel Dieu auf der Seineinsel in Paris eine geburtshilfliche

Abteilung geschaffen (BUMM). Genauere Kenntnis besitzen wir hierüber erst aus dem 15. Jahrhundert. Damals, zu Zeiten Ludwigs XI., bestand das ganze Spital aus fünf Sälen, Nr. 4 und 5 waren den Frauen reserviert, speziell der letztere mit 24 Betten den „femmes grosses et gisans denffant". 20 Stufen mußte man hinabsteigen, um dahin zu gelangen. Der Raum war niedrig, dumpf und feucht wie ein Keller, die Betten standen zwei Fuß tiefer als der Wasserspiegel des Seinearmes, der vor den gewölbten Fenstern vorbeifloß. Wenn der Fluß stieg, kam das Wasser bis auf einen Fuß an die Fenster heran, einige Male mußte sogar wegen Überschwemmungsgefahr geräumt werden. Dies wurde zwar auch damals als Mißstand empfunden, im übrigen hielt man es aber für angemessen, daß die Gebärenden und Wöchnerinnen sich an einem geheimen Ort befanden und nicht sichtbar und zugänglich waren wie die anderen Kranken.

Um die Mitte des 18. Jahrhunderts wurde die Gebärabteilung, nachdem die Zustände längst unhaltbar waren, in den zweiten Stock eines neuen Flügels verlegt, der auf der linken Seite des Seinearmes erbaut worden war. Ein großer Saal und einige kleine Zimmer standen zur Verfügung. Der große Saal war durch eine hölzerne Zwischenwand in zwei Räume zerlegt. Der eine Teil, mit 42 großen und 14 kleinen Betten, diente den Schwangeren, in dem anderen Teil mit 22 großen und 10 kleinen Betten befanden sich die Gebärenden und Wöchnerinnen. Die Abteilung war ständig überfüllt. Im Jahre 1780 zählte TENON einmal in der erstgenannten Hälfte des großen Saales 175 Frauen; in 18 Betten schliefen je drei, einige sogar „sur l'impériale", fast alle Betten waren doppelt belegt. „Und das war eine Zeit der geringen Überfüllung. Es gab Tage, an denen vier Frauen in einem Bette liegen mußten." Auf der anderen Seite der Bretterwand, bei den Wöchnerinnen, war der Zustand ebenso. Auch hier befanden sich in einem Bette 2, 3 und zuweilen 4 solcher Unglücklichen. Wenn man bedenkt, daß dort Frauen aus den ärmsten Bevölkerungskreisen zusammenkamen, Gesunde, Kranke und Sterbende durcheinander lagen, daß ferner immer eine große Anzahl neugeborener Kinder vorhanden war, welche die Mütter in Ermangelung von Kinderbetten bei sich im Bett haben mußten, so wird man sich ungefähr einen Begriff von den dortigen Zuständen machen können. Eine gründliche Besserung dieser Zustände brachte erst die Revolution. Ein Dekret des Nationalkonventes verlegte die Gebärabteilung in die Räume des Klosters de l'Oratoire, wo sie zusammen mit dem in das Kloster Port-Royal übergesiedelten Findelhaus das Hospice de la Maternité bildete.

1814 kam das Gebärhaus in die Abbaye de Port-Royal, wo es seitdem geblieben ist.

In *London* wurden 1747 im Middlesex-Hospital 20 Betten zur Niederkunft für arme Frauen gestiftet. Das Geld dazu stammte zum Teil von Abgaben, die man nach einem Vorschlage der öffentlichen Blätter von denjenigen erhob, die Sonntags die Barrieren um London passierten. Dem Middlesex-Hospital folgten 1749 das British Lying-in Hospital mit 60; 1750 das City of London Lying-in Hospital mit 80 Betten; 1752 das Queen Charlotte und 1765 das General Lying-in Hospital als die ersten selbständigen und ausschließlich der Geburtshilfe gewidmeten Anstalten. Alle diese waren nur Verheirateten zugänglich und nahmen nur eine beschränkte Anzahl von Frauen auf, die nicht nur unentgeltlich verpflegt, sondern auf Kosten der Stiftung auch mit allem Nötigen versorgt wurden. Überfüllungen wurden sorgsam vermieden und auch sonst herrschte nach den Beschreibungen der fremden Besucher große Ordnung und Reinlichkeit.

Erst im Jahre 1767 kam auf Anregung LEAKES ein Entbindungshaus für diejenigen zustande, die eines Asyls am ehesten bedurften. Es ist das Westminster New Lying-in Hospital, welches in 10 Zimmern und 70 Betten auch Unverheirateten Hilfe gewährte und zugleich als Unterrichtsanstalt für Ärzte diente. Um diese Zeit bestanden außerdem schon einige Privatkliniken, welche von Geburtshelfern zu Unterrichtszwecken unterhalten wurden, so jene von ORME und LOWDER, von KROHN, von OSBORN und DENMAN (1770).

Mit London wetteiferte Dublin, wo schon 1745 ein Wöchnerinnenhospital errichtet worden war, das 1757 neu erbaut und 1768 durch einen neuen Flügel vergrößert wurde. W. HORN nennt das Lying-in (Rotunda) Hospital eines der schönsten Gebäude Dublins. Das „sehr brillant und reinlich gehaltene Haus" besaß 146 Betten, die selten mit mehr als 60 Wöchnerinnen besetzt waren. Da man die an einem Tage ankommenden Frauen soweit als möglich in ein und dasselbe Zimmer legte, wurde dasselbe Zimmer immer zur selben Zeit frei und konnte, nachdem es mit einer Auflösung von Chlor und Leim durchscheuert war, längere Zeit leer bleiben, bis es wieder an die Reihe kam.

In *Edinburgh* war JOSEPH GIBSON der erste Professor der Geburtshilfe, der von 1726—1739 die Studierenden und Hebammen unterrichtete, sein Nachfolger THOMAS YOUNG errichtete 1756 im Universitätskrankenhause eine Klinik. 1791 wurde unter ALEXANDER HAMILTON eine eigene klinische Entbindungsanstalt erbaut.

Die Entwicklung.

Der 1748 in *Österreich* eingeführte klinische Unterricht wurde in Wien in der seit 1717 bestehenden Gebärabteilung des St. Marxer Hospitals erteilt. 1784 wurde unter JOSEPH II. die neue Gebäranstalt im Krankenhaus in der Alserstraße eröffnet. In Prag wurde 1789 unter JOSEPH II. eine mit einem Findelhaus verbundene Gebäranstalt begründet, nachdem schon von 1737 an eine von MELITSCH gegründete Privatentbindungsanstalt bestanden hatte.

In der *Schweiz* wurde eine geburtshilfliche Klinik in Bern 1782, in Basel 1868 eröffnet.

In den *Niederlanden* erhielten Leyden und Amsterdam ihre Kliniken 1799, Groningen und Utrecht 1811 und 1812.

Die *italienischen* Kliniken in Florenz, Mailand, Neapel und Rom stammen aus den Jahren 1760, 1767, 1778 und 1786.

Kopenhagen erhielt seine geburtshilfliche Klinik 1760.

In *Rußland* wurde unter KATHARINA II. die erste geburtshilfliche Klinik in Petersburg 1771 eröffnet, bald darauf erhielt auch Moskau eine Klinik, 1797 bekam Petersburg ein Hebammeninstitut.

In *Deutschland* bestand (nach DÖDERLEIN) im Heiligen Geist-Spital zu München, das zur Verpflegung alter Bürgersleute und Ehehalten beiderlei Geschlechtes diente, in dem aber zugleich Wahnsinnige und Findelkinder ein Unterkommen hatten, schon im 15. Jahrhundert eine Gebärstube, die demnach wohl als die erste geburtshilfliche Abteilung in Deutschland anzusehen ist. Die erste deutschsprachige geburtshilfliche Klinik wurde 1728 von Prätor KLINGLIN an der Gebärabteilung des Bürgerspitals in Straßburg errichtet. Eine der ältesten geburtshilflichen Kliniken Deutschlands bestand seit dem Jahre 1751 in Göttingen, der sich in der Folge weitere Gebäranstalten in großen Städten, besonders an Universitäten anschlossen.

Eine ausführliche Beschreibung gebe ich von den Berliner Entbindungsanstalten, da ihre Einrichtungen für die damalige Zeit besonders charakteristisch sind und durch den Gegensatz zur Jetztzeit in vieler Beziehung lehrreich wirken.

In *Berlin* wurde am 1. Januar 1727 unter FRIEDRICH WILHELM I. die Charité eröffnet (WILLE). Von den beiden Stockwerken des Hauses diente das untere als Hospital für arme Leute, das obere als eigentliches Lazarett. Bei dem großen Andrang wurden schon im selben Jahre Erweiterungsbauten nötig.

Im gleichen Jahre 1727 berichtete Minister v. KATSCH über die Errichtung einer geburtshilflichen Abteilung. Nach Vortrag des Dr. ELLER sollte eine Stube in dem Hospital präpariert werden, darin alle liederlichen Weibesstücker in der Stadt, welche schwanger und die nicht einen Bund Stroh zu ihrer Accouchirung hätten, wodurch bei der Geburt viele unschuldige Kinder teils aus solchem Mangel, teils durch die unverständige Weyse-Mütter (Hebammen) verwahrloset, wo nicht gar ums Leben kämen, entweder durch gütliche oder scharfe Mittel zusammengebracht würden, darin zu accouchiren, welches in Sonderheit auch den guten Effekt haben könnte, daß die unverständige Weyse-Mütter zugleich unterrichtet. Noch nötiger schien die Abhelfung eines anderen Lasters zu sein, des schändlichen Kindermordes. Damit nun wenigstens das Gebrechen der Verpflegung nicht möchte solch liederliches Gesindel zum unglücklichen Entschluß des Kindermordes verleiten, so wurde verstattet, das dergleichen arme, notdürftige Huren etwa 8 Tage vor ihrer Niederkunft möchten aufgenommen, ihre Entbindung abgewartet und gefördert und sie der benötigten Verpflegung der gewöhnlichen 6 Wochen über genießen sollten. BETHMANN, der 1733 Berlin bereiste, schreibt über seinen Besuch in der Charité: Wir kamen auch in zwei Stuben, darüber stund d'achouments (!) sind Kinderbetterinnen Sechswochenstuben. Die Wöchnerinnen hatten ihre Kinder bei sich im Bette. An einer Tür stund: sage femme, wird hier in Berlin gennenet die Weise Mutter, das ist die Hebamme, an einer anderen Tür stund Acoucheur, ist derjenige Chirurgus, der der Weisen Mutter die Hand bietet. Die Stuben waren alle rendlich, helle und ziemlich warm. Eine jede Person hatte ihr eigen Bette.

Die Oberleitung der Gebärabteilung lag in den Händen des Professors der Chirurgie. Das Institut erfreute sich bereits damals eines derartigen Ansehens, daß im Jahre 1761 die Universitäts-Entbindungsanstalt in Kopenhagen nach diesem Muster eingerichtet wurde. Im Jahre 1800 wurde ein Neubau der Charité erforderlich, nach dessen Fertigstellung wurde der alte Kirchsaal, welcher von den ältesten Teilen der Charité stehengeblieben war, im Jahre 1802 zur Gebäranstalt umgebaut. SCHMIDT beschreibt aus dem Jahre 1850 die dann in diese Räume einquartierte Entbindungsanstalt wie folgt: „Die Entbindungsanstalt war in zwei übereinanderliegenden Etagen untergebracht. Jedes Stockwerk hatte einen großen Schlafsaal für Schwangere und ein größeres und ein kleineres Gebärzimmer, an das die Wohnung der Oberhebamme beziehentlich Hebamme schließt, dann folgten drei Wochenzimmer." Da trotz aller Maßnahmen Wochenbettinfektionen in großer Menge entstanden, wurde die Gebäranstalt 1856 in das bisherige Pockenhaus, ein an der nördlichen Grenze des Charitégartens aufgeführtes Gebäude, welches zunächst für Infektionskrankheiten bestimmt war, verlegt, aber auch dort trat Puerperalfieber in größter Häufigkeit auf.

Die von SIEBOLD geleitete, nach damaligen Begriffen vorbildliche Entbindungsanstalt der Königlichen Universität zu Berlin (SIEBOLD) befand sich seit 1817 in der Oranienburger Straße Nr. 29. Die Straße gehörte zu den freundlichsten Berlins, sie war breit, reinlich und mit Bäumen besetzt. Die Luft in derselben war gesund, wurde nicht durch unreine Dünste verdorben, da die Straße am nördlichsten Ende der Stadt am Oranienburger Tor lag. Das Haus lag indessen nicht frei, d. h. es hatte neben sich gleichfalls Wohngebäude, die durch keine Zwischenräume von demselben getrennt waren, es war früher ebenfalls Privathaus. Die Anforderung an eine Entbindungsanstalt, daß sie ruhig und entfernt von allem Geräusch und Lärm des öffentlichen Verkehrs gelegen sein soll, war nicht erfüllt, da die Straße besonders wegen der Nähe des Tores keineswegs zu den stillsten zu rechnen war. Nach verschiedenen baulichen Veränderungen wurde die erste Schwangere am 12. November 1817 aufgenommen, die erste Entbindung fand am 26. November 1817 statt.

Das Haus hatte außer dem hohen Parterre zwei Stockwerke, jedes mit sechs Fenstern Front. Im Parterre war ein geräumiger Torweg vorhanden. Ein ansehnliches Hintergebäude stand mit dem Vorderhaus im Zusammenhang mit elf Fenstern nach dem geräumigen Hof, außerdem waren die nötigen Nebengebäude, Stallung, Remisen, Holzhaus, Leichenkammer usw. vorhanden, teils getrennt von dem Haupthause, teils frei stehend. Ein Garten fehlte.

Die Hauptfront des Hauses trug die Überschrift:
Institutum universitatis litterariae regium Lucinae sacrum perenne in aevum monumentum clementissimi sapientissimi ac justissimi conditoris regis Friderici Guilelmi III. A. MDCCCXVII.

Der mittlere Stock diente als Dienstwohnung des Direktors, der obere und untere Stock den Anstaltszwecken. Der obere Stock war für den Aufenthalt der Schwangeren, der untere für den der Entbundenen bestimmt, außerdem befand sich im oberen Stock das Auditorium für 56 Zuhörer, ferner ein Zimmer für die geburtshilfliche Sammlung, die Dienstwohnung des ersten Assistenten und das Zimmer der Hebamme. Im unteren Stock war außer drei Wochenzimmern der Entbindungssaal mit dem anstoßenden Wartezimmer für die zu den Geburten gerufenen Studierenden sowie die Küche nebst Speisekammer, Wohnung der Wirtschafterin, ferner das Waschhaus und die Trockenkammer vorhanden. Unmittelbar neben dem Torweg befand sich das Zimmer des Portiers, welches gänzlich von der Anstalt getrennt war. In einem zweifenstrigen Vorderzimmer im oberen Stock befanden sich die Schwangeren, sie aßen daselbst und verrichteten ihre Handarbeiten, wenn sie nicht sonst im Hause beschäftigt waren. Während der klinischen Stunden wurde dieser Raum zu Touchierübungen gebraucht, zu welchem Zweck ein Ruhebett vorhanden war. Von diesem Zimmer gelangte man in die beiden Schlafzimmer der Schwangeren, mit je fünf bzw. drei Betten nebst Zubehör, Waschtischen, Stühlen und Schränken. Von hier aus gelangte man in das Wohnzimmer der Hebamme, worin außer ihrem Bette sich noch ein zweites Lager befand, damit sie in der Nacht solche Personen neben sich hatte, bei denen die Geburt zwar eingetreten, aber noch nicht so weit war, daß sie als Gegenstand des Unterrichts benutzt werden konnte. Die Hebamme hatte nachts dann diese Gebärende immer unter Aufsicht und konnte von Zeit zu Zeit ihre Untersuchungen wiederholen. Neben dem Zimmer der Hebamme befand sich ein Wäscheraum. Vom Zimmer der Hebamme gelangte man auf die Hintertreppe, die auf den Hof führte. Am Ende des Seitenflügels befand sich ein dreifenstriges großes Zimmer nebst einem einfenstrigen Vorgemach. In ersterem standen vier Betten und vier Kinderbetten, Waschtische usw., dieses Zimmer wurde als Schlafzimmer für Schwangere oder Wöchnerinnen je nach Bedarf verwendet, demselben Zweck diente auch das Vorzimmer mit einem Bett. Das größere Zimmer wurde nur von bald zu entlassenden Wöchnerinnen benutzt, da es mit den größten Schwierigkeiten, ja mit großer Gefahr verbunden war, eben Entbundene von der unteren Etage wieder nach der oberen zu bringen.

Der untere Stock des Hauses enthielt, wie erwähnt drei Wochenzimmer, das Gebär- und Abwartezimmer sowie die ökonomischen Einrichtungen. Das erste Wochenzimmer hatte drei Fenster, der Haupteingang war vom Vorplatz aus, nach welchem vom Torwege einige Stufen hinaufführten, der ebenfalls durch eine Tür geschlossen werden konnte. In einer großen Nische, welche mit grünen kurzen Vorhängen ausgeschmückt war, standen drei Betten für Wöchnerinnen, mit den dazugehörigen Kinderbettchen, Waschtischen, Stühlen und Schemeln. Außerdem war eine Kommode im Zimmer, ein größerer Tisch zum Wickeln der Kinder und ein kleinerer Tisch. Das zweite Wochenzimmer mit ebenfalls drei Betten und Zubehör stand mit dem ersten in Verbindung. In den beiden Wochenzimmern wurde eine größere Zahl von Betten vermieden, weil nichts schädlicher wäre als das Zusammenliegen vieler Wöchnerinnen, weil dadurch Puerperalfieber und schlimme Augenentzündungen der Kinder entstehen könnten. Sobald ein Wochenzimmer leer geworden, wurde es von Grund auf gereinigt,

Die Entwicklung. 189

gelüftet und mit Essigdämpfen durchräuchert, Strohsäcke, Matratzen wurden an die Luft gebracht, um stets die größte Reinlichkeit in der Anstalt zu erhalten.

Vom zweiten Wochenzimmer gelangte man in den Entbindungssaal mit einem Fenster nach dem Hof. Der Entbindungssaal enthielt das Gebärbett, mit dem Kopfende an der Wand, so daß es von allen Seiten umgangen werden konnte. Während es bis zur Geburt wie ein gewöhnliches Bett hergerichtet war, wurde die Gebärende bei der Geburt auf das SIEBOLDsche Gebärkissen gebracht oder zu einer vorzunehmenden Operation besonders gelagert. Das Bett war mit grünen Gardinen umhangen, welche zurückgeschlagen werden konnten. Über dem Bett war folgender Grundsatz der Schule angebracht worden: ,,Stille und Ruhe, Zeit und Geduld, Achtung der Natur und dem gebärenden Weibe, und der Kunst Achtung, wenn ihre Hülfe die Natur gebietet." Neben dem Gebärbett stand ein großer Lehnstuhl für die Gebärende. Außer dem Gebärbett war für den Fall der Not ein zweites Bett vorhanden, ferner ein Wickeltisch für das Neugeborene, außerdem ein Waschtisch, über welchem an der Wand ein lackiertes Fäßchen angebracht war, dem das für das Waschen nötige Wasser entnommen werden konnte. Ein Büchschen mit einer zur Untersuchung dienenden Salbe aus reinem Schweinefett mit Rosenwasserzusatz befand sich ebenfalls dort. An der einen Wand stand ein großer Schrank für die Kleidungsstücke der Wöchnerin und die Wäsche für das Gebärzimmer. Die Erleuchtung des Gebärzimmers geschah mittels einer in der Mitte aufgehängten Lampe mit drei Dochten, beim Eintritt der Geburt wurde außerdem noch ein Wachsstock verwendet. Neben dem Gebärzimmer befand sich ein Abwartezimmer, welches die Hausapotheke enthielt, ferner Sofa, Tisch, Schreibpult und Stühle für die Studierenden. Das dritte Wochenzimmer stand ebenfalls mit dem Gebärzimmer in Verbindung. Das Gebärzimmer war zur Dämpfung des Geräusches von den benachbarten Zimmern durch Doppeltüren getrennt.

Der Anstrich aller Zimmer war hellgrün oder hellblau, weiße oder grüne Fenstergardinen wurden mehrmals im Jahre gewechselt. SIEBOLD bemerkt, daß er in einer auswärtigen Entbindungsanstalt, die er nicht näher bezeichnet, alle Zimmer *kohlschwarz angestrichen* gefunden hat.

Vom dritten Wochenzimmer gelangte man in die geräumige Küche nebst Speisekammer, von dort über einen kleinen Vorplatz in den Hof, in das Waschhaus und in die daneben liegende Roll- und Trockenkammer. In der letzteren befand sich auch eine

Badewanne, zu welcher mittels Röhren vom Waschkessel und Brunnen, der auf dem Hof stand, kaltes und warmes Wasser zugeleitet werden konnte. Die Rollkammer konnte geheizt werden, damit im Winter die Wäsche so schnell als möglich getrocknet werden konnte.

Der sehr geräumige Boden wurde zum Wäschetrocknen benutzt. Im Keller befanden sich Holzvorräte, die ausschließlich zur Heizung dienten (nur im Waschhaus wurde mit Torf gefeuert), ferner Vorräte für die Küche, Kartoffeln, Bier usw.

Die Klosetts für die Schwangeren befanden sich auf dem Hofe, ein Nebengebäude enthielt außer einem Holzgelaß eine Leichenkammer, in der Obduktionen vorgenommen werden konnten.

Bis zur Mitte des vorigen Jahrhunderts hat sich bei den Gebäranstalten nichts Wesentliches an den geschilderten Verhältnissen geändert. Trotz aller auf Grund damaliger Kenntnis ergriffenen Maßnahmen traten in allen derartigen Häusern ständige Epidemien von Puerperalfieber auf. LEFORT hat in einer Arbeit ,,Des maternités'' auf Grund eigener Kenntnis vieler großer Gebäranstalten Europas den Schluß ziehen müssen, daß das Leben der Gebärenden nirgends mehr als in großen Gebärhäusern gefährdet sei. Die geringsten Gefahren entstanden im Gegensatz dazu bei der Entbindung im Privathaus. Wegen dieser Erfahrung begann man kleine Gebärasyle zu errichten, die der Entbindung im Privathaus möglichst nahe kommen sollten. Derartige Asyle mit je 4 Betten wurden z. B. in größerer Anzahl in Petersburg gegründet, nach dem Bericht GRÜNEWALDTS waren die in solchen Gebärasylen erzielten Ergebnisse bessere als die in großen Gebäranstalten.

Nur in England wurden größere Epidemien von Puerperalfieber dadurch vermieden, daß man schon damals verstand, durch Reinlichkeit, Vermeidung der Überfüllung und zeitweiliges Schließen der Anstalten den Krankheiten zu begegnen. Die Mortalität betrug deswegen in englischen Gebäranstalten nur 1 bis 2%, während sie auf dem Kontinent auf 5%, 10% und mehr, in Wien sogar gelegentlich auf 31% anstieg.

Eine grundsätzliche Änderung dieser Zustände konnte erst eintreten, als SEMMELWEIS 1847 erkannt hatte, daß das Kindbettfieber durch Übertragung entstände. Infolge vielfacher Gegnerschaft gegen diese Lehre konnte sich ihr richtiger Grundgedanke erst durchsetzen, als 20 Jahre später LISTER die methodische antiseptische Wundbehandlung einführte. Seit dieser Zeit, als nicht nur für chirurgische Abteilungen, sondern auch für Gebäranstalten überall antiseptische Grundsätze zur Geltung gelangten, ist das epidemische Kindbettfieber aus den geburtshilflichen Anstalten verschwunden. Zur selben Zeit wurde auch damit begonnen, in den Gebäranstalten besondere Abteilungen für die Behandlung von Frauenkrankheiten einzurichten und dadurch die Entbindungsanstalten zu *Frauenkliniken* zu vervollständigen. Es ist selbstverständlich, daß mit fortschreitender Erkenntnis der antiseptischen und aseptischen Maßnahmen und mit der Vervollkommnung aller technischen Einzelheiten sich erst allmählich der Zustand herausbilden konnte, wie er heute in einer modernen Frauenklinik besteht und wie er im folgenden geschildert werden soll.

B. Die Gegenwart.

Vor der Planung einer Entbindungsanstalt bedarf wie bei allen Krankenanstalten zunächst die Wahl eines geeigneten *Bauplatzes* einer eingehenden Prüfung. Wie üblich muß die Erfüllung verschiedener Vorbedingungen verlangt werden. Zunächst muß der Boden einigermaßen trocken sein, um das Eindringen der Bodenfeuchtigkeit in die Grundmauern zu vermeiden, daher muß der Grundwasserspiegel bestimmt und die darüber liegende Erdschicht auf Wasserdurchlässigkeit geprüft werden. Zu vermeiden ist ein Baugrund mit sumpfigem Boden sowie ein solcher, der mit reichlichen Schuttablagerungen durchsetzt ist (GROBER.)

Die *Umgebung* des Bauplatzes bedarf einer besonderen Beachtung, vor allem sind Fabrikanlagen mit der unausbleiblichen Entwicklung von Rauch, Ruß und schlechten Gerüchen in der Nähe zu vermeiden. Wichtig ist eine Feststellung der Sonnenscheindauer, eine möglichst ausgiebige Besonnung ist von Vorteil. Auch die Windverhältnisse sind zu berücksichtigen, eine übermäßige Windfreiheit des Geländes ist nicht erwünscht, wohl aber eine mäßige Luftbewegung wegen der Gewährleistung einer leichteren Ventilation.

Die *Größe* des Bauplatzes richtet sich in erster Linie nach dem Umfang der zu erbauenden Anstalt, im allgemeinen rechnet man für ein Bett etwa 100 qm, kann sich aber, besonders bei günstiger Umgebung auch mit erheblich geringerer Ausdehnung begnügen. Zu bedenken ist jedoch stets, daß ein gewisser Überschuß in der Größe des Geländes vorhanden sein muß, um spätere Erweiterungsbauten zu ermöglichen und um der Gefahr zu begegnen, daß ein ursprünglich frei gelegener Bauplatz in der Folgezeit eingebaut wird.

Jede Krankenanstalt soll zwar dem Straßengetriebe und -lärm möglichst entrückt liegen, jedoch nicht so, daß das Erreichen der

Anstalt mit Schwierigkeiten verbunden ist. Speziell für eine Entbindungsanstalt, die nach Lage der Dinge besonders häufig nachts und eilig aufgesucht werden muß, ist eine Örtlichkeit zu fordern, die unschwer erreichbar ist. Zuführende Wege müssen in einem Ausmaß und in einem Zustand vorhanden sein, die jeder Beförderungsart des Verkehrs genügen sowie günstige Anschlüsse an das öffentliche Verkehrswesen besitzen. Handelt es sich um den Bau einer Universitätsfrauenklinik, so ist noch die weitere Forderung zu erheben, daß der Bauplatz von den übrigen klinischen Anstalten nicht allzu entfernt liegen darf, um den Verkehr der Studierenden nicht zu erschweren.

Vor der Anlage des Bauplanes ist zunächst die Frage zu entscheiden, ob das *Pavillonsystem* oder das *Blocksystem* den Vorzug verdient. BUMM schreibt: „Den Plan einer Frauenklinik unter Zugrundelegung des Pavillonsystems zu skizzieren, ist nicht schwer: Dem Eingang gegenüber würde ein mehrfach gegliedertes Hauptgebäude die Räume für die Krankenaufnahme, für den Unterricht, für die Verwaltung in sich aufnehmen und zugleich noch für Dienstwohnungen Platz gewähren. Dahinter liegen auf der einen Seite die Pavillons für Wöchnerinnen, auf der anderen Seite die Pavillons für kranke Frauen. Jene enthalten alle ein eigenes Gebärzimmer und stellen so voneinander unabhängige kleinste Gebärhäuser mit 15—20 Betten dar, die der Reihe nach in Gebrauch genommen werden. Im Bereiche der gynäkologischen Pavillons und mit ihnen durch einen gedeckten Gang verbunden, steht das Gebäude für den Operationssaal. Die Pavillons für septische Kranke bilden einen abgeschlossenen Bezirk für sich. Ein gemeinsames Ökonomiegebäude endlich enthält die Wäscherei, die Küche und die Dampfkessel. Denkt man sich das Ganze in gesunder freier Lage, von Rasenplätzen durchzogen und von Baumgruppen umgeben, so dürfte an einer solchen Frauenklinik vom allgemein hygienischen Standpunkte kaum etwas auszusetzen sein."

So verführerisch vorstehende Beschreibung auf den ersten Blick erscheint, so ist doch in Wirklichkeit von der zerstreuten Bauweise bei Frauenkliniken bis jetzt nur in Einzelfällen Gebrauch gemacht worden. Zunächst beansprucht die zerstreute Bauweise einen verhältnismäßig sehr großen Raum, ein Umstand, der bei der Kostenfrage eine beachtliche, unter Umständen ausschlaggebende Rolle spielt. Denn die Eigentümlichkeit der Entbindungsanstalt bringt es, wie erwähnt, mit sich, daß eine stark exzentrische Lage, bei der die Kosten des Baugrundes geringere sein würden, nicht in Betracht kommt.

Allgemeine Grundsätze.

Ferner sagt STOECKEL mit Recht: „Bezüglich des Bausystems ist für eine Frauenklinik alles diskutabel — nur nicht das Pavillonsystem. Es scheint jetzt allgemein abgelehnt zu werden; für eine Frauenklinik ist es jedenfalls völlig ungeeignet. Das fortwährende Laufen und Transportiertwerden durch die „frische Luft", d. h. durch Wind, Regen und Schmutz erschwert den Betrieb und gefährdet Kranke und Personal."

Zu beachten ist auch, daß die wirtschaftliche und ärztliche Versorgung der Gebärenden bei der zerstreuten Bauweise auf die größten Schwierigkeiten stoßen würde. Aus allen diesen Gründen kann das Pavillonsystem höchstens für ganz kleine Entbindungsanstalten in Betracht gezogen werden.

Das *Blocksystem* ist infolgedessen für größere und mittlere Anstalten das System der Wahl.

STOECKEL schreibt bezüglich der allgemeinen Planung des Baues wie folgt:

Beim Bau kommt es auf die innige Zusammenarbeit von Baumeister und Kliniker an; eine richtige Arbeitsteilung muß von vornherein erfolgen, Achtung der gegenseitigen Zuständigkeiten die Reibungsflächen beseitigen oder wenigstens vermindern.

Er hält für eine Universitätsfrauenklinik 300 Betten für das Maximum und 200—250 Betten für das Optimum, wobei die Betten für die Hausschwangeren mit eingerechnet sind. Es ist natürlich sowohl für die Erlernung der Technik, wie für die Schulung der Diagnostik, wie auch für die Gewinnung interessanter und wissenschaftlich wertvoller Krankheitsbilder gut, wenn man aus einem großen Material schöpfen kann. In einem solchen liegt aber zugleich auch eine Gefahr: es beansprucht ärztlich und klinisch so viel Zeit und so viel Arbeitskraft, daß es wissenschaftlich nicht genug verarbeitet werden kann.

Die äußere *Architektur* einer Klinik kann nicht Gegenstand klinischer Erörterung sein. Jeder Architekt wird darüber eigene, seiner künstlerischen Auffassung und Neigung entsprechende Anschauungen haben, die er mit Recht nachdrücklich vertreten und durchsetzen wird. Muß er sich bezüglich des organischen Aufbaues, der topographischen Gliederung und der gesamten Raumabmessung den Wünschen des Klinikers anpassen, so läßt er damit schon einen erheblichen Einfluß auch auf das Gesamtbild des Baues, seine Höhe, Weite und Gestalt zu. Dieser Zweckmäßigkeitsgrundlage soviel künstlerischen Ausdruck zu geben und sie konstruktiv so schön zu gestalten, daß der architektonische Gesamteindruck künstlerisch befriedigend wird, daß der Bau einen monumentalen Schmuck darstellt und den Namen seines Erbauers zu Ehren bringt — ist die große architektonische, künstlerische Spezialaufgabe, die zu lösen ist.

Wir haben noch nicht lange einen deutschen Krankenhausstil; alles, was vor 1900 an Kliniken in Deutschland gebaut ist, kann auf Schönheit keinen Anspruch machen. Allerdings ist es sehr schwer, zu definieren, was ein Krankenhaus „schön" macht. Hauptforderung ist, daß man auf den ersten Blick erkennen kann, daß der Neubau eine Klinik sein soll, oder, vielleicht richtiger, daß die Fassade nicht bewußt so gestaltet werden darf, als ob es keine Klinik wäre.

Wir haben gelernt, das Zweckmäßige schön zu finden, wenn es nur in schönen, einfachen Linien, in schönem Material und in Qualitätsarbeit ausgeführt wird. Die Auffassung, daß Krankheit unschön sei, daß deshalb ein Krankenhaus eo ipso unschön wirken müsse, daß man es also so bauen müsse, als ob es gar kein Krankenhaus sei, und daß diese Täuschung womöglich auch während des ganzen Krankenhausaufenthaltes durchzuführen sei, ist falsch und huldigt einem Atrappengeschmack, der abzulehnen ist. Ein Krankenhaus soll wie ein Krankenhaus aussehen, aber alles in ihm soll freundlich wirken, alles Unästhetische und Unschöne soll so vollkommen für den Kranken ausgeschaltet sein, daß er die Fiktion, nicht in ein Krankenhaus zu gehen, entbehren kann.

In diesem Zusammenhang muß auch der erhebliche Unterschied zwischen *Krankenhauskomfort* und *Krankenhausluxus* betont werden. Krankenhauskomfort ist etwas Berechtigtes, Wichtiges, ja Notwendiges — Krankenhausluxus ist etwas Unberechtigtes, Geschmackwidriges, Fehlerhaftes. Er ist eine Täuschung, weil er den Krankenhauscharakter bewußt verschleiern oder überdecken soll, und er ist ein Unrecht, weil er die Kosten eines Krankenhauses sowohl bei seiner Erbauung wie bei seiner Erhaltung unnötig vergrößert, weil er eine Umgebung schafft, in der sich die Kranken, soweit sie in Luxus zu wohnen nicht gewöhnt sind, nicht wohlfühlen können und weil er den Gegensatz zwischen dem Krankenhausaufenthalt und dem Leben im eigenen Heim verschärft.

Der Krankenhauskomfort gipfelt darin, daß alles „vom Besten", mit Schönheitssinn verwendet ist und mit Ordnungssinn erhalten wird — daß alles, was dem Leben eines Kranken und seiner Gesundung dient, in der Vollkommenheit vorhanden, daß also die Krankenhygiene so neuzeitlich wie möglich ist. Dazu gehört in hervorragendem Maße auch die Befriedigung des Auges. Absolute Schmucklosigkeit ist gleichbedeutend mit Häßlichkeit. Schmuck ist hier aber nicht Glanz, Überladenheit oder Prunk, sondern eine

Allgemeine Grundsätze. 195

den Raumverhältnissen sich anpassende und mit der Zweckbestimmung des Raumes übereinstimmende Schönheit der Innenausschmückung. Wir sollten sehr gut, sehr solide, sehr großzügig, sehr vornehm, aber nicht prunkhaft, nicht stilwidrig, nicht prächtig bauen und einrichten.

Ob in Zukunft mehr in die Fläche oder mehr in die Höhe gebaut werden wird, ist schwer zu entscheiden. Die Verteuerung des Grund und Bodens, die in Amerika erprobten Möglichkeiten für Hochbauten auch bei Kliniken, die Leichtigkeit der vertikalen Krankenverschiebung durch Fahrstuhlbeförderung, die mit der Zahl der Stockwerke steigende Staubfreiheit, Luftzufuhr und Besonnung — spricht für Hochbauten, zu denen sich die Erbauer der amerikanischen Krankenhäuser vielfach bekannt haben.

In solchen Hochbaukliniken Amerikas findet der gesamte Verkehr durch Fahrstühle, nicht durch Treppen statt. Schmale Treppenanlagen dienen lediglich als Feuertreppen. Die Ärzte melden beim Betreten der Klinik ihre Anwesenheit durch ein elektrisches Signal, während ihrer Tätigkeit im Hause erhalten sie vielfach durch Lautsprecher die Mitteilung, in welchem Stockwerke bzw. an welcher Stelle sie benötigt werden. Solche Einrichtungen haben auch ihre Schattenseiten: ein Fahrstuhl ist nicht immer zur Stelle, die Lautsprecher wirken oft störend.

STOECKEL ist mehr für Flächenausdehnung. Wo sie noch möglich ist, soll man sie benutzen, sie gewährleistet zunächst eine Erweiterungsfähigkeit in beiden Dimensionen und schafft eine breite, schon für das Auge ruhig wirkende und den ganzen Betrieb übersichtlich gestaltende Anlage.

Man kann die einzelnen Abteilungen so weit auseinanderziehen, daß sie sich nicht stören und doch so nahe bleiben, daß sie rasch und bequem miteinander verkehren können. Vor allem aber ist der bei großer Grundstückfläche mögliche Garten oder Park etwas Unschätzbares. Weite, gut gehaltene Rasenflächen, schöne Alleen, schattige Baumgruppen, blühende Rosen, Liegeplätze, Tennisplätze, sind Besitztümer, die ein Krankenhaus reich machen. Muß es sie entbehren, so kann es mit dem vielfachen Komfort ausgestattet sein und wirkt und ist doch ärmer. Große Flächenausdehnung erschwert den Betrieb nicht. Ein gutes Telephonnetz und flinke, junge Beine lassen jede Entfernung schnell und leicht überwinden. Kann man also ein schönes, weites Baugelände erhalten, so kann man dafür einige Nachteile in Kauf nehmen.

Nach DE LEE braucht jede Entbindungsanstalt ein völlig *abgesondertes* Gebäude mit einer *selbständigen* vollkommenen Einrichtung. Die Entbindungsanstalt darf in ihren Einrichtungen in keiner Weise schlechter, sondern muß eher besser gestellt sein als eine chirurgische Klinik, ein Umstand, der von den Verwaltungen nicht immer berücksichtigt wird. Auch wenn eine Entbindungsanstalt nicht ganz für sich, sondern im Anschluß an ein allgemeines Krankenhaus gebaut wird, sind ein völlig abgesondertes Gebäude und völlig getrennte ärztliche und pflegerische Versorgung zu verlangen. Er hat nachgewiesen, daß eine Entbindungsanstalt innerhalb eines allgemeinen Krankenhauses eine Gefahr laufe, da dabei Mortalität und Morbidität von Mutter und Kind ungünstig beeinflußt werden. Infektionen werden unter solchen Verhältnissen übertragen 1. durch Pflege- und niederes Personal, 2. durch Staub und Tröpfcheninfektion, 3. durch gemeinsam benutzte Einrichtungen. Die Gefahren einer Geburt sind nach vielfacher Richtung beträchtlich größere als die einer chirurgischen Operation. In der geburtshilflichen Klinik ist ein besonderer Wert auf zahlreiche Nebenräume und auf genügende Größe der technischen Räume zu legen, da der Zustrom ein unbestimmbarer und stark wechselnder ist. Das Personal muß um etwa 75% größer sein als auf anderen Krankenabteilungen. Küche und Verpflegungsräume haben mehr zu leisten als in anderen Krankenabteilungen. Mutter und Kind bedürfen eines verstärkten Schutzes gegen die Infektion.

Spezielle Forderungen für eine Entbindungsanstalt sind nach DE LEE:

1. Bequeme Erreichbarkeit, aber trotzdem Lage an der Peripherie schon wegen der billigeren Preise der Grundstücke. Ausdehnungsmöglichkeit in Rücksicht auf künftige Erweiterung und stärkere Inanspruchnahme der Klinik. Ruhe, Sonne, Luft, Gartenanlagen sind notwendige Bedingungen. Völlige Trennung der septischen von der aseptischen Abteilung; erschwerte Verbindung zwischen diesen beiden Abteilungen.

2. Günstigste Form der Anlage ist eine T- oder eine H-Form. Haupteingang soll sich an der Straße, nicht im Hof befinden. Auf die Besonnung der Krankenräume ist besonders zu achten.

3. Bei Anlage des Planes soll der Arzt gegenüber der Verwaltung und der Bauleitung die Hauptverantwortung tragen.

BUMM (l. c.) beschreibt die allgemeine Anlage und Einrichtung einer Entbindungsanstalt wie folgt:

Eine lange Front ohne seitliche Flügel oder doch mit nur kurzen Flügelanbauten vermeidet am besten die Stagnation der Luft, wie sie jede Hofbildung mit sich bringt. Die Höhe der einzelnen Geschosse wird möglichst groß bemessen. Das Gebäude darf nur eine geringe Tiefe besitzen, zentrale Korridore sind verpönt, hinter der Flucht der Zimmer befindet sich nur ein Gang, dessen zahlreiche und breite Fenster den Türöffnungen gegenüber liegen. Dampfkessel, Küche und Wäscherei mit ihren Dünsten müssen unter allen Umständen in ein besonderes Gebäude gelegt werden, das durch einen gedeckten Gang mit dem Hauptbau in Verbindung steht.

Die *Einteilung* dieses Hauptbaues geschieht am einfachsten und natürlichsten nach Stockwerken, zu welchen ein Personen- und ein Speiseaufzug führt. Im Kellergeschoß befinden sich die Desinfektionseinrichtungen und verschiedene zum Haushalt nötige Kammern. Das Erdgeschoß vereinigt alle diejenigen Räume der Anstalt, welche den Verkehr mit dem Publikum vermitteln und dem Unterrichte dienen. Hier liegen also Pförtnerstube, Verwaltung, poliklinisches Warte- und Sprechzimmer, Hörsäle und Laboratorium. Indem sich der Hauptverkehr zu ebener Erde und in der Nachbarschaft des Einganges abspielt, werden die Ruhe und der innere Betrieb auf den Abteilungen am wenigsten gestört. Die Gebärsäle und Wochenzimmer nehmen den ersten Stock, die Zimmer für kranke Frauen mit dem Operationssaal den zweiten Stock ein. An jede dieser Abteilungen, die geburtshilfliche sowohl wie die gynäkologische, schließt sich eine eigene Isolierstation an, die für einen völlig selbständigen Betrieb eingerichtet ist.

Für das zahlreiche *Personal* einer modernen Anstalt im Hause Platz und Wohnung zu schaffen, ist keine leichte Aufgabe für den Architekten. Grundsätzlich sollen die Zimmer aller Angestellten dort liegen, wo ihr Wirkungskreis ist. Maschinist, Heizer, Wasch- und Küchenpersonal gehören deshalb ins Wirtschaftsgebäude, der Pförtner hat seine Wohnung bei der Pforte, der Verwalter bei seinem Büro, die Ärzte, die Hebammen und Wärterinnen auf ihren Abteilungen. Auch die Letztgenannten sollen eigene Zimmer, welche passend zwischen die Krankenräume verteilt werden, zur Verfügung haben. Im Dachgeschoß finden gegebenenfalls die Studierenden, welche als Hauspraktikanten tätig sind, und die Hebammenschülerinnen Unterkunft.

Die eigenartigen Verhältnisse der Gebäranstalten machen es mehr als bei anderen Anstalten wünschenswert, daß auch der ärztliche Direktor im Hause Wohnung hat. Bei größeren Gebäuden ist dazu ein Flügel des Erdgeschosses verfügbar, kleinere Anlagen erfordern einen Nebenbau.

Je nach dem Klima und den örtlichen Verhältnissen wird die Orientierung verschieden ausfallen können, für unser Klima empfiehlt es sich am meisten, die lange Achse des Gebäudes schräg in die Richtung von Nord nach Süd zu stellen. Dabei werden sämtliche Fassaden der Reihe nach von der Sonne bestrahlt, erwärmt und gereinigt. Mag man das Gebäude stellen wie man will, einem Erfordernis muß unter allen Umständen Genüge getan werden: Die Operations- und Hörsäle sowie das Laboratorium sollen ihr Licht von Norden bekommen. Wo sich dies nicht durchführen läßt, ist für die Operationsräume, die meistens in den Morgenstunden benutzt werden, die Westseite dem Osten oder Süden vorzuziehen.

Eine chirurgische Operation dauert eine halbe, gelegentlich eine ganze Stunde, selten länger. Alles ist wohl vorbereitet, nur wenige, geübte Hände kommen mit der Wunde in Berührung, ein gut sitzender Verband schützt sie nach der Operation vor späteren Verunreinigungen und kann oft liegenbleiben, bis die Heilung vollendet ist. Eine Geburt dagegen dauert selbst im besten Falle mehrere, gewöhnlich viele Stunden und oft tagelang. Während dieser ganzen Zeit soll die Berührung mit den allgegenwärtigen Krankheitskeimen verhindert werden, und das nicht nur bei einer Frau, sondern oft genug bei zwei oder drei, die in Wehen nebeneinanderliegen. Eine gründliche Vorbereitung wird durch den Drang der Umstände oft erschwert, sie ist durch die Lage und die Umgebung der Wunden ohnedies schwierig. Dazu kommt, daß ungeübte Hände die Wunden berühren müssen. Wir können unsere Studierenden und Hebammen nicht mit theoretischen Vorlesungen oder Übungen an der Leiche ausbilden. Wenn wir sie für ihren späteren Beruf richtig vorbereiten wollen, müssen wir sie untersuchen und praktisch zugreifen lassen. Und ist die Geburt vorüber, so droht neue Gefahr im Wochenbett. Es ist nicht möglich, den Wöchnerinnen Schlußverbände anzulegen, wir sind zur offenen Wundbehandlung gezwungen, die in den ersten Tagen wenigstens immer noch eine Ansteckung zuläßt.

Unser bestes Schutzmittel ist deshalb die peinlichste Reinlichkeit an uns selbst, an unseren Händen, Instrumenten und allem, was mit den Wunden der Frauen in Berührung kommt. Im Privathaus mag diese Maßregel für sich allein genügen, um gute Erfolge zu haben. Anders in Anstalten, wo jahraus, jahrein eine große Anzahl von Geburten stattfindet, wo immerfort Wöchnerinnen, also Verwundete beisammen liegen, und oft genug bereits mit Fieber behaftete Kreißende und Entbundene eingebracht werden.

Alle Einrichtungen einer Gebäranstalt sollen deshalb in erster Linie darauf berechnet sein, leicht gereinigt und sauber erhalten werden zu können. Alles andere muß gegenüber dieser Forderung zurückstehen, ein Gebärhaus ist nicht der Ort, architektonischen Schmuck und Verzierungen anzubringen, auf denen sich Staub ablagert und von denen er nur schwer wieder wegzuschaffen ist.

Wir brauchen nicht schön, sondern zweckmäßig ausgestattete Räume.

So einfach es nun auch erscheinen mag, alles ohne Ecken, Winkel, Gesimse und Fugen herzustellen, alles einfach und glatt, für Feuchtigkeit undurchlässig, leicht abwaschbar und desinfizierbar zu machen, so stehen der strengen Durchführung dieses Grundsatzes doch mancherlei Hindernisse entgegen. Viele zum Betrieb unentbehrliche Einrichtungsgegenstände erfüllen diese Bedingungen nur in geringem Maße oder gar nicht, die Technik ist noch nicht überall so weit vorgeschritten, daß sie uns ideale Materialien liefert, und die Handwerker selbst sind oft nicht dazu zu bringen, die altgewohnte Herstellungsweise zu verlassen und ihre Arbeit den Bedürfnissen anzupassen.

Das Zentrum der Anstalt ist der *Gebärsaal*, seine Ausgestaltung und Einrichtung muß deshalb eine besondere Sorgfalt erheischen. Am besten wäre es, Wände, Decke und Boden unter Vermeidung aller Fugen in einem Gusse aus einem glatten, wasserdichten Material herzustellen. Da dies vorläufig noch nicht möglich ist, wird man sich mit einem Terrazzoboden, der sich in sanftem Bogen etwa $1/2$ m hoch an der Wand erhebt, mit Kachelbekleidung der Wände und mit einem Emailanstrich der Decke begnügen müssen. Die Fenster sollen keine Nischen bilden, sondern in der Ebene der Wände liegen und aus wenigen großen Glasscheiben gebildet sein, welche in eisernen Rahmen drehbar befestigt sind. Von Möbeln enthält der Gebärsaal nur das Notwendigste. Die Bettstellen sind aus Eisen ohne kompliziertes Federwerk hergestellt, alle Kissen mit einem Überzug aus wasserdichtem Stoff versehen. Neben jedem Bett steht ein kleines eisernes Tischchen mit zwei Glasplatten für Gläser und Geschirre. Dazu kommen noch ein Glastisch, ein paar Stühle und ein Schreibpult für die Führung der Geburtsjournale. Bettstellen und Nachttischchen sind auf Räder gesetzt, so daß der Raum jederzeit leicht geleert werden kann.

Von Wichtigkeit in einem Gebärsaal sind noch die Waschvorrichtungen, welche in klinischen Instituten wenigstens vier Personen gleichzeitig zum Reinigen der Hände Gelegenheit geben sollen. Die Wascheinrichtungen müssen längs einer Wand aufgestellt werden. Der Forderung, daß die einmal gewaschenen Hände nicht mehr zum Schließen der Hähne benutzt werden sollen, kann leicht durch einen Bügel am Hahne Rechnung getragen werden, welcher sich mit dem Ellbogen zurückschieben läßt und den Wasserzufluß abstellt.

Die Vorrichtungen zur *Desinfektion* gehören nicht auf den

Waschtisch. Besondere fahrbare Gestelle tragen die Schüsseln mit Alkohol und Desinfektionslösung. Ein ebensolches Gestell ist für den Behälter bestimmt, der die sterilisierten Handtücher enthält.

Erfolgt in einem solchen Saal die *Heizung* durch ein Dampfrohrnetz, welches in dem Fußboden liegt, die Beleuchtung durch bewegliche Glühlampen, welche den Strom durch Leitungsschnüre von mehrfach angebrachten Wandkontakten aus bekommen, sind die elektrischen Leitungen sowie die Wasserzufluß- und Abflußrohre so angelegt, daß sie nicht an den Wänden entlang laufen, sondern von außen her die Wände in gerader Richtung durchbohren, so erhält man einen Raum mit allseitig glatten Flächen, der nach Entfernung des Mobiliars leicht und gründlich desinfiziert werden kann. Das beste Mittel hierfür ist eine Zuleitung vom Hochdruckdampfkessel, welche in zweierlei Weise Verwendung findet. Einmal läßt sich durch dieselbe der ganze Raum in wenigen Minuten mit einem Dampfnebel erfüllen, der alles befeuchtet und zu Boden sinkend den Staub in der Luft niederschlägt. Zweitens kann man den hochgespannten Dampf von der Leitung aus durch einen dicken Gummischlauch, aber auch direkt auf Wände, Waschvorrichtungen, Rinnen und Fugen einwirken lassen und so ohne viel Mühe die anhaftenden Krankheitskeime zerstören.

Anstalten, in welchen die Zahl der Geburten 500 im Jahre übersteigt und deshalb oft wochenlang kaum ein Tag ohne eine Entbindung vergeht, sollen mit *zwei* Gebärsälen ausgerüstet sein. Dafür sprechen Gründe der Nützlichkeit und der Humanität in gleichem Maße. Zwei Säle bieten nicht nur den Vorteil, daß sie abwechselnd belegt und dann wieder gründlich gereinigt und gelüftet werden können, sondern gestatten auch bei stärkerem Zudrang die Gebärenden zu verteilen und ihnen den Anblick operativer Eingriffe zu ersparen.

Da die Gebärsäle grundsätzlich nur die zur Entbindung notwendigen Einrichtungsgegenstände enthalten, bedarf es in ihrer Nachbarschaft einiger Nebenräume, die der Vorbereitung dienen. In einem entsprechend ausgestatteten Raum werden die neuangekommenen Frauen gebadet, vorbereitet und mit reiner Wäsche versehen. Hier erhalten auch die Neugeborenen ihr erstes Bad und ihre erste Pflege. Ein zweites Zimmer enthält den Instrumentenschrank, die Apparate zur Sterilisation der Instrumente, die Wäscheschränke und die Gestelle für Körbe bzw. Trommeln, in welchen die zu einer Geburt nötigen Wäschestücke steril bereit gehalten werden. Dieser Raum dient zugleich als Umkleidezimmer für Ärzte und Hebammen, die sich hier mit reinen Mänteln versehen, bevor sie den Gebärsaal betreten. In klinischen Instituten sollte endlich noch ein Wartezimmer vorhanden sein, in dem die Studierenden während besonders lang dauernder Geburten sich aufhalten und mit Hilfe einer kleinen Fachbibliothek die Zeit mit theoretischen Studien ausfüllen können. Das stundenlange Warten vor dem Gebärbette ist für die Frauen belästigend und für die Studierenden ermüdend.

An den Gebärsaal mit seinen Nebenräumen schließt sich die Reihe der *Wochenzimmer*.

Es läßt sich nicht verkennen, daß das Zusammenliegen mehrerer Wöchnerinnen in einem Raum gewisse Mißstände mit sich bringt. Das Kindergeschrei läßt es oft nicht zu einer richtigen Nachtruhe kommen, die starken Ausdünstungen bedingen eine rasch eintretende Verschlechterung der Luft, Fieber kann trotz aller Vorsicht von einer Wöchnerin auf die andere übertragen werden, auch unter den Kindern können sich ansteckende Krankheiten so schnell verbreiten, daß alle ärztlichen Maßregeln zu spät kommen. TARNIER hat zu einer Zeit, wo das Kindbettfieber noch häufiger auftrat, den Vorschlag gemacht, jeder Frau ein eigenes, völlig gesondertes Zimmer zu geben, und dieses Zellensystem ist in dem Gebärhaus zu Kopenhagen auch wirklich durchgeführt worden. Heute, wo wir nach einer richtig geleiteten Geburt mit großer Wahrscheinlichkeit auf ein fieberloses Wochenbett rechnen können, hat die allgemein durchgeführte Isolierung der Wöchnerinnen keine große Bedeutung mehr. Immerhin sollte darauf gehalten werden, nicht mehr als 4—6 Wöchnerinnen in ein Zimmer zusammenzulegen, welches jeder Frau einen das mittlere Maß überschreitenden Kubikraum Luft gewährt und von den Nachbarräumen vollständig getrennt ist. Macht man die Zahl der Betten in einem Zimmer nicht zu groß, dann werden dieselben auch an einem oder zwei Tagen belegt und ungefähr zu gleicher Zeit wieder frei. Die Zimmer können so der Reihe nach einige Tage leer stehen, gelüftet und gereinigt werden.

Für die *Ausstattung* der Wochenzimmer sind die bereits genannten Grundsätze maßgebend. Man wird auch hier alle Staubwinkel vermeiden und überall glatte, für Feuchtigkeit undurchdringliche Flächen herzustellen suchen. Ein vollkommen entsprechendes Material für den Fußboden ist noch nicht gefunden, geöltes Parkett, Terrazzo, Linoleum lassen alle, jedes in anderer Richtung, zu wünschen übrig. Für die Wände und die Decken empfiehlt sich zur Zeit am meisten ein guter Emailfarbeanstrich, der, einmal hart geworden, auch durch reichliche Abwaschungen nicht mehr Schaden leidet. Ein solcher Anstrich beseitigt allerdings jede

Porosität der Wände, ein Durchzug der Luft findet nicht mehr statt. Allein dies muß eher als ein Vorteil denn als Nachteil angesehen werden. Eine freie Kommunikation der Luft durch die Wände zwischen den einzelnen Zimmern und durch die Decke zwischen den Stockwerken würde keine Verbesserung der Luft herbeiführen, sondern höchstens die schlechte Luft von einem Zimmer und von einem Stockwerk ins andere leiten. Wünschenswert wäre höchstens ein Durchzug der einen gegen das Freie gerichteten Wandfläche. An dieser sollen aber große, bis an die Decke reichende Fenster den unbeschränkten Verkehr mit der Außenluft vermitteln. Ist zudem noch an der gegenüberliegenden Wand oberhalb der Türe eine genügend große Öffnung zum Gegenzug angebracht, so läßt sich die Lüftung auch eines Wochenzimmers in so ergiebiger Weise regeln, daß dagegen die Wirkung aller künstlichen Ventilationseinrichtungen verschwindet.

Für die *Möbel* wird durchweg Eisen, Glas oder Marmor verwendet. Die Form ist die denkbar einfachste, Kästen und Fächer sind ausgeschlossen. Alle Möbel, auch die Betten, stehen von den Wänden abgerückt und sind auf Rollen gesetzt, damit sie leicht verschoben werden können und die Reinigung des Bodens und der Wände nicht hindern. Eine solche Einrichtung ist nicht nur zweckmäßig, sondern auch schön und behaglich. Wer das zierliche Eisenwerk der Bettstellen, Tische und Nachttische, das sich mit seinem weißen Emailfarbeanstrich von dem Ton der Wände abhebt und überall einen freien Durchblick gewährt, einmal gewöhnt ist, der wird das früher übliche schwerfällige Holzwerk nicht mehr ertragen können.

Selbst wenn es gelänge, durch die vollkommenste Asepsis das Ideal zu verwirklichen und allen Frauen, die im Hause niederkommen, ein fieberloses Wochenbett zu gewährleisten, so müßte doch in einem modernen Frauenspital für die Beherbergung *Fiebernder* gesorgt sein. Wir können den Frauen, die während der Geburt bereits fiebernd ankommen, und den Wöchnerinnen mit Kindbettfieber, die Hilfe suchen, die Aufnahme nicht verweigern. Sollen diese — und zu ihnen gesellt sich eine Anzahl solcher Wöchnerinnen, die erst im Hause zu fiebern anfangen — den Gesunden nicht gefährlich werden, so müssen sie abgesondert werden. Jedes Gebärhaus bedarf deshalb einer Isolierabteilung, deren Bettenzahl zur Größe des Spitals in einem gewissen Verhältnis steht. Wollte man allerdings alle, auch die nur leicht fiebernden Wöchnerinnen isolieren, so würde man zu diesem Zweck sehr viel Betten bereit halten müssen, ja, es könnte sich einmal ereignen, daß ebensoviel oder mehr Frauen auf der Isolierabteilung liegen als in den übrigen Wochenzimmern. Ich halte so weitgehende Absonderungsmaßregeln für nicht durchführbar und auch nicht für richtig; denn unter den leicht fiebernden Wöchnerinnen sind viele, die nicht an ansteckender Wundkrankheit leiden und durch die Verlegung erst der Gefahr einer Ansteckung ausgesetzt würden. Sache der ärztlichen Leitung ist es, jeden Fall von Fieber aufs sorgfältigste zu untersuchen und die richtige Auswahl zu treffen, wobei man sich von dem Grundsatz leiten lassen mag, daß es besser ist, einmal zu viel als zu wenig zu isolieren.

Eine *Isolierabteilung* hat natürlich nur dann einen Sinn, wenn sie wirklich isoliert, d. h. die Verbreitung der ansteckenden Stoffe auf Gesunde hintanhält. Wie die Erfahrung zeigt, erfolgt die Übertragung des Kindbettfiebers nicht sowohl durch die Kranke selbst als vielmehr durch ihre Sekrete, welche auf allerlei, nur schwer festzustellenden Wegen mit Verband- und Wäschestücken, Instrumenten, mit den Händen und Kleidern der Ärzte und Pflegerinnen verschleppt werden. Mit der Absonderung der Kranken ist deshalb nicht alles getan; eine wirksame Isolierung setzt auch voraus, daß die Kranken von einem eigenen Arzt behandelt, von eigenen Pflegerinnen gepflegt werden, daß für sie ein getrenntes Mobiliar, besondere Instrumente und Wäsche vorhanden sind, welche gekennzeichnet sind und in keinem Falle mit der aseptischen Abteilung in Berührung kommen dürfen.

Man hat in neuen Anstalten mehrfach für kranke Wöchnerinnen besondere *Baracken* errichtet. Der Zweck der Absonderung wird durch solche Bauten gewiß in vollkommener Weise erreicht, sie haben aber abgesehen davon, daß sie bei beschränkten Raumverhältnissen die freie Lage des Hauptgebäudes beeinträchtigen, den nicht zu unterschätzenden Nachteil, daß der Transport der Kranken mit mancherlei Umständen verbunden ist. Die Isolierung soll bequem durchführbar sein. Wenn man aber eine Kranke durch Gänge und über Treppen aus dem Hause schaffen muß, so wird man sich in zweifelhaften Fällen weniger leicht zur Absonderung entschließen und, wenn man sich dazu entschließt, bei dem Transport durch das Haus der Verbreitung der ansteckenden Stoffe leicht Vorschub leisten können.

Da die krankmachenden Keime, mit denen wir es beim Kindbettfieber zu tun haben, nicht flüchtig, sondern an feste Stoffe gebunden sind, hat die Einrichtung einer Isolierabteilung im Hause keine Bedenken. Jede Unbequemlichkeit ist dann vermieden. Eine Tür, die nur zum Transport der Kranken benutzt werden darf, setzt die allgemeine Abteilung mit der Isolierabteilung in Verbindung, welche für ihren sonstigen Betrieb einen eigenen

Zugang hat und in Anbetracht des Umstandes, daß sie gewöhnlich Schwerkranke beherbergt, nur kleine Zimmer zu ein oder zwei Betten enthält.

Da es nur eine Asepsis gibt, bedarf es nur eines Operationsraumes, in dem alle Eingriffe, die aseptisch gemacht werden können, stattfinden. Dagegen ist es wünschenswert, daß für solche Kranke, die an ansteckenden Wundkrankheiten und jauchigen Zersetzungen leiden, ein besonderer kleiner Operationsraum, der in das Bereich der Isolierabteilung verlegt wird, zu Gebote steht.

Darf der eigentliche Operationsraum klein sein, so sollen die anstoßenden Vorbereitungsräume, welche zur Desinfektion der Ärzte und Patienten, zur Narkotisierung, zur Zubereitung der Verbandstoffe und Instrumente bestimmt sind, um so geräumiger angelegt werden.

Über die Krankenzimmer der gynäkologischen Abteilung ist nach dem Ausgeführten nichts Besonderes hinzuzufügen. Eine Isolierabteilung für Frauen mit ansteckenden Krankheiten oder mit Leiden, welche auf die Umgebung belästigend und ekelerregend wirken — z. B. die Krebserkrankungen, die Harn- und Darmfisteln —, ist ein dringendes Bedürfnis.

Ein wunder Punkt der alten Krankenhäuser — die *Abort-* und *Badeanlagen* — macht uns heute keine Sorgen. Die Technik ist gerade auf diesem Gebiet so weit fortgeschritten, daß kaum etwas zu wünschen übrigbleibt. Zu den Abortanlagen gehören die unentbehrlichen Räume für die Spülung der Stechbecken; sie müssen mit geräumigen Ausgußbecken, oberhalb derer ein Warm- und Kaltwasserzufluß angebracht ist, versehen sein. Ein weiterer Raum, der ebenfalls am besten neben die Aborte verlegt wird, dient zur Aufbewahrung der Reinigungsgegenstände, Eimer, Besen, Bürsten, Wischlappen usw. Dagegen sind besondere Kammern für die schmutzige Wäsche auf den Abteilungen nicht unbedingt nötig; Wäscheschachte, durch welche die gebrauchten Stücke nach einem im Kellergeschoß gelegenen Sammellokal abgeführt werden können, sind bei der Schwierigkeit, solche Schachte rein zu halten, nicht empfehlenswert. Die beschmutzte Wäsche kann z. B. in den Zimmern in Blechbehältern gesammelt und in diesen zweimal des Tages an die Waschküche abgeliefert werden, wo sie sofort sortiert und in entsprechende Behandlung genommen wird.

Wie in den Zimmern, so sollen auch in den Gängen dunkle Nischen und Staubwinkel vermieden, weder Kästen noch Schränke aufgestellt werden. Die Kleider der Kranken werden alsbald nach dem Eintritt in besonderen Kammern im Dachgeschoß versorgt, die Wäscheschränke befinden sich teils in den Vorbereitungszimmern neben den Gebär- und Operationssälen, teils in besonderen Räumen auf den Abteilungen und reichen am besten vom Boden bis zur Decke, so daß weder oberhalb noch unterhalb ein Raum zur Ansammlung von Staub vorhanden ist.

Dem Bestreben, überall glatte Wände und übersichtliche Räume herzustellen, setzen die *Rohrleitungen* manches Hindernis entgegen. Die Leitungen für kaltes und warmes Wasser, für den Abfluß des gebrauchten Wassers, für Hoch- und Niederdruckdampf, für das Kondenswasser, für Gas, die Drähte für die elektrische Beleuchtung und die Läutewerke müssen zweckentsprechend angebracht werden. Die Röhren in die Wände zu verlegen, geht wegen der Reparaturen nicht an, an den Wänden aber ist das Gewirr der Rohrleitungen und Drähte nicht nur unschön, sondern geradezu ein Sammelplatz für Schmutz. Man vermeidet diese Mißstände, wenn man die Hauptverteilung des Rohrnetzes und der Drähte bereits im Kellergeschoß vornimmt und von hier aus die nötigen Leitungen für je zwei Zimmer gemeinsam in einem mit einer leicht entfernbaren Wand versehenen Schacht in die Höhe führt. In den Zimmern und Gängen werden die Rohr- und Drahtleitungen handbreit von den Wänden entfernt, ringsum freiliegend angebracht. Sie bieten so der Reinigung die wenigsten Schwierigkeiten.

Eine für Gebäranstalten wichtige Einrichtung ist ein *Sterilisationsapparat*, der in kurzer Zeit eine größere Menge von Wäsche und Verbandmaterial zu sterilisieren imstande ist. Zum Ersatz für die Schlußverbände, welche wir bei Wöchnerinnen nicht anwenden können, soll alle Wäsche, welche mit den Wunden in Berührung kommt, absolut rein sein. Sie wird nach den Zimmern und der Art der Stücke gesondert, in Körbe verpackt, die erst in Gebrauch genommen werden dürfen, wenn sie den Sterilisationsapparat passiert haben. Benutzt man strömenden Hochdruckdampf, der mit 4—5 Atmosphären aus dem Kessel kommt und im Sterilisationsofen auf 1 Atmosphäre erhalten wird, so läßt sich das gesamte Verband- und Wäschematerial bei einer Arbeitszeit des Apparates von etwa 2 Stunden täglich sterilisieren. —

STOECKEL (l. c. S. 573) gibt folgendes allgemeine Schema für die Bedürfnisse einer Universitätsfrauenklinik:

Den Kern der gesamten Anlage bildet der *Stationsblock*, der folgende Abteilungen enthält:

1. die gynäkologisch-operative Station,
2. die gynäkologisch-konservative Station,

3. die Privatstation (gynäkologische und geburtshilfliche Abteilung),
4. die Wochenstation,
5. die septische Station (gynäkologische und geburtshilfliche Abteilung).

Man kann auch die gynäkologisch-konservative in eine konservative (Adnextumoren, Pelveoperitonitis usw.) und in eine Karzinomstation (Bestrahlungsfälle), die septische in eine septisch-gynäkologische und septisch-geburtshilfliche räumlich teilen, eine besondere Station für nichtfiebernde, eine andere für fiebernde Abortusfälle einrichten. Das ist sowohl von der persönlichen Ansicht des jeweiligen Leiters wie von örtlichen Bedingungen (z. B. besonders viele septische Aborte in Großstädten) abhängig.

Um den Stationsblock gruppieren sich folgende Großbetriebe:

I. *Der Wirtschaftsbetrieb.*
    1. Ernährung und Bekleidung.
       a) Kasino für Assistenten,
       b) Kasino für Schwestern,
       c) Eßräume für Personal, für Schülerinnen, für Hausschwangere,
       d) Küche mit Nebenräumen,
       e) Wäscheblock.
    2. Heizung und Beleuchtung.

II. *Die Wohnungen* für Assistenten, Praktikanten, Schwestern, Wärterinnen, Hausmädchen, Schülerinnen, Hausschwangere, Inspektor, Wascaltungspersonal, technisches Personal, Küchenpersonal, Verwhküchenpersonal mit entsprechenden Bädern und Klosetträumen.

1. Wohnungsblocks (Inspektorhaus, Oberarzthäuser, Schwesternblock, Schülerinnenblock, für repetierende Hebammen, Block für technisches Personal.
2. Vereinzelte Wohnräume auf den Stationen (Assistenten, Schwestern, Hebammen).

III. *Verwaltung, Therapie, wissenschaftliche Arbeit und Unterricht.*
    1. Dem Stationsblock gleichsam vorgelagert:
       a) Direktorblock (Dienstzimmer, Sprechzimmer, Wartezimmer, Bibliothek, Sekretärin usw.),
       b) Verwaltungsblock (Inspektor, Aufnahmezimmer, Kasse, Telephonzentrale),
       c) Ambulanz,

d) Physikalische Therapie,
e) Unterrichtsblock.
2. In den Stationsblock eingefügt:
a) die Operationsanlagen,
b) die Kreissaalanlagen,
c) die Laboratorien.

Speziell über die Anlage des Unterrichtsblockes äußert sich STOECKEL wie folgt:

Der „große" *Hörsaal* ist das Zentrum des Unterrichtsblockes. Er muß entsprechend der zu erwartenden Hörerzahl groß, sehr gut und richtig belichtet (Lichteinfall von der Rückseite und von den beiden Seiten) und akustisch einwandfrei sein. Ob er diese letztere, besonders wichtige Bedingung erfüllt, ergibt sich freilich gewöhnlich erst, wenn er fertig ist. Er ist amphitheatralisch anzulegen, mit elektrisch in Betrieb zu setzender Verdunkelungsvorrichtung, Epidiaskop, Filmvorführungsapparat und guten, großen Zeichentafeln zu versehen und außerdem so einzurichten, daß in ihm operiert werden kann. Er muß also als besonders wichtigen Nebenraum einen großen Vorbereitungsraum für die zu operierenden oder zu entbindenden Frauen haben. Weitere Nebenräume sind ein großer und weiter Demonstrationsraum, in dem vor und nach der klinischen Vorlesung Kranke, Wöchnerinnen, makroskopische und mikroskopische Präparate demonstriert werden können, und ein „kleiner" Hörsaal, in dem Vorlesungen vor einem kleineren Hörerkreis, gynäkologische Untersuchungskurse, wissenschaftliche Sitzungen abgehalten werden, der Hebammenunterricht erteilt wird und gelegentlich auch klinische Feiern, Hauskonzerte, Aufführungen oder ähnliches vor sich gehen können. Der kleine Hörsaal muß, wenn er so vielseitig verwendbar sein soll, ein Saal und kein Amphitheater sein und darf nicht mit festen Sitzreihen, sondern mit Einzelstühlen ausgestattet werden.

In unmittelbarer Nähe der beiden Hörsäle müssen die Räume für die Sammlungen makroskopischer und mikroskopischer Präparate, für die Aufbewahrung von Tabellen, Tafeln und Abbildungen, die für die Vorlesungen benötigt werden, sich befinden. Endlich gehören zu dem Unterrichtsblock die „Phantomzimmer", in denen die geburtshilflichen Untersuchungs- und Operationskurse am Phantom gelehrt und gelernt werden. Ob das ein großer Raum ist oder mehrere kleinere, kann so entschieden werden, wie es baukonstruktiv am besten erscheint.

Die Studenten sollen in der klinischen Vorlesung vor allem sehen und hören, was sie für ihre spätere ärztliche Praxis brauchen.

Infolgedessen ist es falsch, die klinische Vorlesung gewohnheitsmäßig mit gynäkologischen Operationen auszufüllen. Auf der anderen Seite ist es sehr wichtig, daß die Studierenden die modernen gynäkologischen Operationen aus eigener Anschauung kennenlernen, um ihre Kranken richtig und eindrucksvoll beraten zu können. Sie sollen also soviel als möglich solchen Operationen beiwohnen; das tun sie erfahrungsgemäß nur dann, wenn sie schnell aus dem Hörsaal in den Operationssaal gelangen können. Diese beiden Säle müssen also dicht zusammenliegen, was sich auch bautechnisch als zweckmäßig zu ergeben pflegt. Die Studenten dürfen aber auf dem Wege zum Operationssaal nicht durch die Klinik und über Stationen gehen oder so in den Operationssaal eintreten, daß sie ihn vollkommen durchqueren müssen, um zu ihrem Zuschauerplatz zu gelangen, denn das stört den Betrieb und gefährdet die Asepsis. Es muß daher ein kurzer direkter Weg von der Vorlesung zu den Operationen führen.

SELLHEIM hat dieses Problem in Tübingen folgendermaßen gelöst. Er hat den Grundsatz durchgeführt, daß jede bei der Operation beteiligte Person oder Sache ihren eigenen, den einer anderen Person oder Sache nicht kreuzenden oder störenden Weg nimmt. Die Patienten kommen mit dem Fahrstuhl entweder von den Aufnahme- und Vorbereitungsbädern direkt, was das Ungewöhnliche ist — oder am Vorabend schon vorbereitet, durch Schlafpulver, Scopolamin und Pantopon in einen Dämmerzustand versenkt in ihren Betten in den lediglich für den Zweck der psychischen Beruhigung reservierten Raum vor den Operationsgelegenheiten, in welchem sie von der operativen Tätigkeit weder etwas hören noch wahrnehmen können. Von hier werden sie Fall für Fall lautlos und oft ohne geweckt zu werden in das anstoßende Zimmer für die Schmerzbefreiung, sei es durch die allgemeine Narkose, sei es für eine Leitungsunterbrechung der Schmerz leitenden Nerven im Bett gerollt. Nachdem hier zum Dämmerschlaf noch die Unempfindlichkeit zugefügt ist, werden die Kranken meist ohne es zu merken, und ohne daß sie unangenehme Erinnerungen daran behalten, in den eigentlichen Operationsraum gebracht, dort zur Operation gelagert, operiert und nach Vollendung des Eingriffes zu einem besonderen Ausgange hinaus im Fahrstuhl im Bett der Krankenstation wieder zugeführt.

Einen anderen Weg geht der Arzt von seiner Kleiderablage durch den Wasch- und Vorbereitungsraum zur Operationsstätte. Einen anderen Weg geht die Krankenschwester mit ihren Verbandstoffen und Instrumenten, einen anderen Weg die etwa geladenen zuschauenden behandelnden Ärzte oder im Falle der klinischen Demonstration die lernenden jungen Ärzte. So spielt sich alles in größter Ruhe und mit der größten Schonung für die Patientin ab.

Für die Gesundheit und das Sichwohlfühlen des Operateurs, der Assistenzärzte, der Schwestern ist bei dem schweren Amte des Operierens durch gute Lüftung, durch eine nach jedem Intensitätsgrade abstufbare Beleuchtung, durch dem durchs grelle Licht geblendeten Auge Erholung gönnende („feldgraue") Hintergründe usw. vorgesorgt. Dadurch wird das Operationspersonal gesund und leistungsfähig erhalten.

Der ganze Unterrichtsblock muß nach STOECKEL einen besonderen und direkten Zugang von der Straße haben, so daß er erreicht und verlassen werden kann, ohne daß der klinische Betrieb davon berührt wird.

In der öffentlichen Sprechstunde (*gynäkologische Poliklinik*) bekommt die Kranke den ersten und damit oft den entscheidenden Eindruck von der Klinik. In ihr wird nicht nur ambulante gynäkologische Therapie getrieben, sondern sie ist auch die Aufnahmestation für alle Abteilungen. Sie muß entsprechend ihrer Bestimmung unmittelbar neben dem Haupteingang und nahe der Verwaltung liegen, damit diese von den Kranken schnell gefunden werden kann und die in die Klinik Aufgenommenen bzw. ihre Angehörigen schnell und leicht die Aufnahmeformalitäten, die Anzahlung usw. erledigen können, ohne durch klinische Stationen gehen zu müssen.

Zur Poliklinik gehören: ein großes Wartezimmer für Frauen (evtl. ein kleineres Wartezimmer für die begleitenden Männer), ein Vorzimmer (Anamnesenaufnahmen), ein großes Sprechzimmer, ein kleiner Operationsraum, ein kleines Laboratorium, ein Dienstzimmer für den Arzt, Klosetts, Nebenräume für Geräte usw. Im Sprechzimmer stehen die Untersuchungsstühle am besten in festen, an einer Schmalseite offenen Holzboxen, so daß die gleichzeitig untersuchten Frauen sich gegenseitig nicht sehen und nicht hören können, was in der Nachbarboxe leise gesprochen wird. Gegen die Dezenz und das Schamgefühl darf auch im großstädtischen poliklinischen Betrieb nicht verstoßen werden. Wenn hier rücksichtslos aufgetreten wird, so wirft es auf die ganze Klinik ein schlechtes Licht. In gesuchten Ambulanzen muß Großbetrieb herrschen, dieser braucht aber nicht zum „Ramschbetrieb" zu werden. Es muß genügender Raum und genügendes Personal vorhanden sein, um einer schematischen, unwissenschaftlichen und oberflächlichen Krankenabfertigung vorzubeugen und um einer gerade hier leicht aufkommenden Unordnung und Unsauberkeit entgegenzuarbeiten. Die Poliklinik ist ein gutes Testobjekt dafür, ob dem Personal der Sauberkeits- und Ordnungsbegriff in Fleisch und Blut übergegangen ist.

Nach diesen theoretischen Auseinandersetzungen führe ich Beispiele für die Übertragung der Grundsätze in die Praxis an. Ich beginne mit der Beschreibung der beiden neuesten und größten Universitätsfrauenkliniken Deutschlands, um zu zeigen, wie hier die Forderungen einer neuzeitlichen Entbindungsanstalt, die gleichzeitig dem Unterricht und der wissenschaftlichen Arbeit zu dienen hat, seitens der ärztlichen und baulichen Leitung erfüllt wurden. Dabei ist es dem Kenner der Verhältnisse selbstverständlich, daß beim Bau eines Krankenhauses, wenn der ärztliche Leiter schon an den Plänen und an dem Raumprogramm mitarbeitet, die Gruppierung der Nebenräume in hohem Maße von seiner besonderen Arbeitsweise und seinen Gewohnheiten beeinflußt wird. Der Architekt soll es auch im Krankenhausbau als seine vornehmste Pflicht betrachten, alle billigen Forderungen, die der Nutznießer zu stellen hat, in möglichst vorteilhafter Weise zu erfüllen. Das Krankenhaus ist ein Haus, nicht *in* dem, sondern *mit* dem der Arzt arbeitet; es kann nur dann ein brauchbares Instrument in der Hand des Arztes sein, wenn es ihn bei der Durchführung der von ihm für richtig gehaltenen Betriebsorganisation und Behandlungsmethode unterstützt (PETRICK).

I. Die Universitätsfrauenklinik in München.

Der Neubau der Münchener Universitätsfrauenklinik, von DÖDERLEIN und KOLLMANN ausgeführt, begann im Dezember 1912 und nahm $3^1/_2$ Jahre in Anspruch. Die Kosten betrugen 5 Millionen einschließlich des Bauplatzes. Es wurden nach DÖDERLEIN geschaffen:

1. Eine geburtshilfliche Abteilung in zwei räumlich voneinander getrennten, aber doch eng zusammenhängenden Teilen, deren einer größerer dem akademischen Unterricht, der andere kleinere der Hebammenschule dient. Diese beiden Abteilungen sollten für etwa 4000 Geburten ausreichen. Berechnet man die Aufenthaltsdauer einer Wöchnerin in der Klinik auf durchschnittlich 10 Tage, so ergibt sich eine Gesamtzahl von 40000 Verpflegungstagen im Jahre, so daß rund 100 Betten auf der Wochenstation bereitzustellen waren, dazu kamen 30 Betten für die Schwangerenabteilung und 12 Betten für 4 Gebärsäle. 2 große Gebärsäle mit entsprechenden Nebenräumen und dazwischen gelagertem Aufenthaltsraum für die Praktikanten dienten dem Unterricht der Studierenden, ein gleich großer mit entsprechenden Nebenräumen der Hebammenschule und ein kleinerer der Privatabteilung.

2. Eine gynäkologische Abteilung, enthaltend ein großes Ambulatorium für etwa 2500 Kranke, eine klinische und eine Privatabteilung mit zusammen 100 Betten. Zu ihr gehört ein großer aseptischer Operationssaal mit Nebenräumen, eine eigene Abteilung für Strahlenbehandlung mit be-

sonderer Berücksichtigung der Aufstellung der Röntgenapparate, Ventilation der Röntgenräume und Isolierung durch Bleiwände; ein Inhalatorium für die Erkrankungen der Luftwege nach Operationen und ein großes Hydrotherapeutikum mit allen dazugehörigen Apparaten und Badeeinrichtungen.

3. Eine Isolierabteilung mit 25 Betten und einem eigenen septischen Operationssaal.

4. Der für den Unterricht nötige große Hörsaal für 5—600 Zuhörer. An diesen Hörsaal schließen sich die entsprechenden Räumlichkeiten für Touchierübungen, Examen und wissenschaftliche Erforschung, Bibliothek und Laboratorium an. Ein kleinerer Hörsaal für 60—80 Zuhörer in der Hebammenschule wird sowohl für den Unterricht der Hebammenschülerinnen wie für kleinere Vorlesungen für die Studierenden verwendet.

Außerdem mußte für die Unterbringung von 50 Hebammenschülerinnen gesorgt werden, für Büros der Verwaltung, Dienstwohnungen der Ärzte, 50 Schwestern und des übrigen Personals, wofür 140 Betten erforderlich wurden, ferner für ein Direktorwohnhaus und Dienstwohnungen für verschiedene Beamte.

Die Größe des Bauplatzes betrug 13236 qm. Zum Vergleich sei auf die Größe des bekannten Marienplatzes in München mit 5500 qm hingewiesen. Da die von der Klinik überbaute Fläche 6800 qm beträgt, so würde der Marienplatz nicht ausreichen, um das Gebäude aufzunehmen. Die Länge der Front an der Maistraße beträgt 110 m, die an der Frauenlobstraße 150 m.

Die Anlage des ganzen Hauses geschah in Anpassung an den Grundriß des Bauplatzes in zwei Vierecken, einem größeren, das einen Gartenhof umschließt, nach dem die Krankenräume gelegen sind, um dem Straßenlärm und der Nachbarschaft entrückt zu sein, und einem kleineren, der dem Wirtschaftsbetrieb dient, so daß sich hier das Waschhaus und die Zugänge zu dem großen Maschinenhaus mit 10 Dampfkesseln befinden, an dessen Ecke sich das Tierstallgebäude anschließt.

Die Festlegung des Planes war durch die Form des Bauplatzes geboten, ergab aber eine durchaus günstige Anlage des Hauses. Die Krankenräume liegen nicht nur ruhig, sondern sind ausschließlich nach Süden, Südosten und nur vereinzelt nach Südwest gelegen, während der Hörsaal nach Norden gerichtet ist. Der gesamte Wagenverkehr geht durch den Wirtschaftshof.

Folgende Zahlen geben einen Einblick in die Größe der Anlage und den inneren Betrieb. Es bestehen 50 Anschlußstellen an 4 Staatstelephone, 96 Sprechstellen für Haustelephon, 16 Feuermeldestellen, 120 Signallampen mit 260 Anrufstellen. Für die elektrische Stark- und Schwachstromanlage wurden 140 km Rohrleitungen benötigt. Es sind 1000 elektrische Glühlampen vorhanden, 550 Waschbecken und 57 Badewannen sind an die Kalt- und Warmwasserleitung angeschlossen. 112 elektrische Uhren sind im Hause verteilt. Zur Krankenbeförderung evtl. in Betten dienen 3 elektrische Personenaufzüge, 4 kleinere Aufzüge dienen anderen Zwecken. Die Dampfkochküche ist für die Verpflegung von rund 450 Personen eingerichtet, die Dampfwäscherei für die Bearbeitung von täglich 1400 kg Trockenwäsche.

Die große Einfahrtshalle beim Haupteingang zeigt in ihren das Kreuzgewölbe tragenden Muschelkalksäulen mit reichen Kapitälen aus Laaser Marmor eine künstlerische Ausgestaltung. Ebenso sind 5 Treppenhäuser, die den Verkehr im Innern vermitteln, in geräumige Hallen eingeschlossen, in denen polierte Granitsäulen die Gewölbe tragen. Besondere Innenarchitektonik wurde auf die katholische Kirche verwendet, die im Barockstil gehalten ist. Inmitten der architektonisch aufgeteilten Gartenanlagen

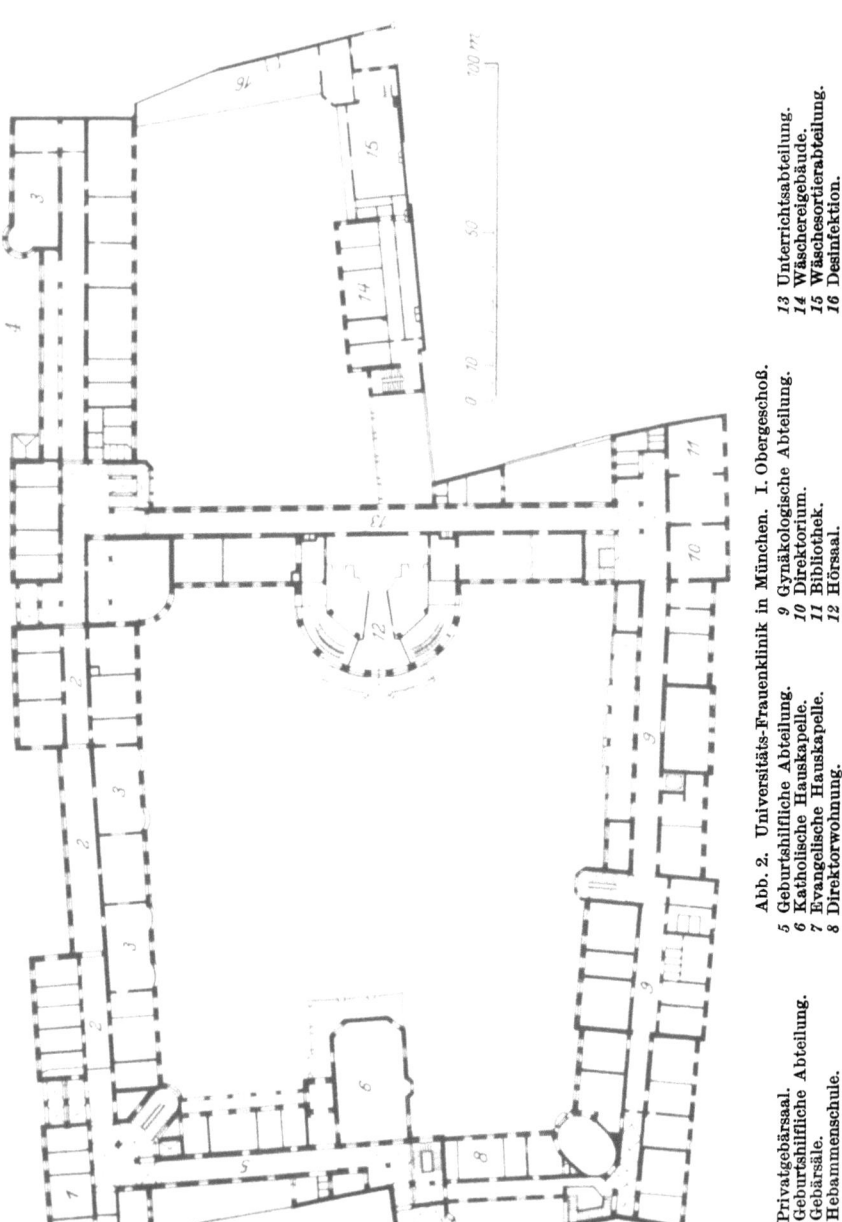

Abb. 2. Universitäts-Frauenklinik in München. I. Obergeschoß.

1 Privatgebärsaal.
2 Geburtshilfliche Abteilung.
3 Gebärsäle.
4 Hebammenschule.
5 Geburtshilfliche Abteilung.
6 Katholische Hauskapelle.
7 Evangelische Hauskapelle.
8 Direktorwohnung.
9 Gynäkologische Abteilung.
10 Direktorium.
11 Bibliothek.
12 Hörsaal.
13 Unterrichtsabteilung.
14 Wäschereigebäude.
15 Wäschesortierabteilung.
16 Desinfektion.

erhebt sich eine mächtige Brunnenschale auf zylindrischem Unterbau, durch dessen Öffnungen frische Luft gekühlt und staubfrei dem großen Hörsaal durch einen unterirdischen Kanal zugeführt wird. Zahlreiche Loggien und nach Süden und Osten gelegene Liegehallen geben dem Hofraum ein besonderes Gepräge, lassen in günstiger Weise den Krankenhauscharakter vermeiden und verschaffen dem Ganzen die stimmungsvolle Ruhe einer alten Klosterhofanlage. Einen besonderen Schmuck bieten in den Korridoren angebrachte Originalgemälde aus der Bildergalerie in Schleißheim.

II. Die Universitäts-Frauenklinik in Leipzig.

Der von STOECKEL und KRAMER unternommene Bau der Leipziger Universitätsfrauenklinik entspricht nach KRAMER der Zeitforderung nach Sachlichkeit, diese ist aber nicht als völliger Schmuckverzicht verstanden.

Vier Sandsteinfiguren am Haupteingang (der Arzt, die Patientin, der Lehrer und der Student), einige Medaillons mit weiblichen Figuren auf Goldgrund, auf die Schauseiten verteilt, ein Schwesternkopf und eine Mutter mit Kind an einer der Schauseiten nach dem Gartenhof bilden den äußeren Schmuck. Im Innern herrscht die Zweckform ohne jede Zutat, neben sie tritt als künstlerisches Moment allein die Farbe, sei es die dem Werkstoff eigene, sei es als Anstrich. In lichten freundlichen Tönen (blaßblau, blaßrosa, blaßgelb, blaßgrün) sind Wände und Decken gehalten, keine Linien, keine Ornamente zerteilen ihre Flächen. Die Vorhänge, Tischdecken und Polsterbezüge in frischen Indanthrenfarben, das Mobiliar in zumeist kräftig getönten Deckfarben, hier und da bequeme Korbstühle, die Beleuchtungskörper, Uhrzifferblätter, Türbeschläge und Treppengeländer zum Teil in Weißmetall, zum Teil weiß, zum Teil farbig gestrichen, die weiße Bettwäsche, die grauen Linoleumböden, in fast allen Räumen ein gut gewählter Bildschmuck — Steindruckblätter, Holzschnitte, Stahl- und Kupferstiche, Radierungen und Originalaquarelle — in gut abgewogenen Rähmchen und nicht zuletzt eine Belebung der Fenster in den Sitznischen des Ganges und in den anderen Räumen durch Blumen ergeben mit dem Blick durch die Fenster auf die grünen Rasenflächen des Gartens, seine farbigen Blumen- und Staudenbeete, die weißgestrichenen Pergolen und Sitzbänke im Bild, das in den mit der Hoffnung auf Gesundung einziehenden kranken Frauen von vornherein Gedanken an die „Schrecken" eines Krankenhauses nicht aufkommen läßt.

Die technische Ausführung der Bauten erfüllt alle für Krankenhausbauten üblich gewordenen Forderungen, insbesondere die hygienischen. So erhielten die Krankenräume, Schwesterndienstzimmer, Schwestern- und Arztwohnungen und Gänge, die Unterrichtsräume, Laboratoriums- und Verwaltungsräume Linoleumbeläge auf schallhemmender Unterlage — die Decken sind sämtlich massiv —, die Nebenräume (Aborte, Bäder, Teeküchen, Wäscheräume usw.) hingegen Steinzeugplattenbeläge, die Haupttreppenräume Beläge von Solnhofener Schieferplatten, die an diese Treppenräume anschließenden Hallen Linoleumbeläge mit einem breiten Randbelag von Solnhofener Schieferplatten, die Räume der Operationsabteilung und die Kreißsäle mit Nebenräumen in der geburtshilflichen Station helle, glatte Steinzeugplattenbeläge. Die Wände der letztgenannten Räume wurden mit mattglasierten, hellfarbigen (nicht weißen) Fliesen bekleidet.

Die Mauerkanten, Mauerwinkel und Deckenkehlen wurden in der üblichen Weise stark ausgerundet. Für den Anschluß der Linoleumbeläge an die Wände fiel nach eingehenden Erwägungen und Versuchen die Wahl auf Holzleisten.

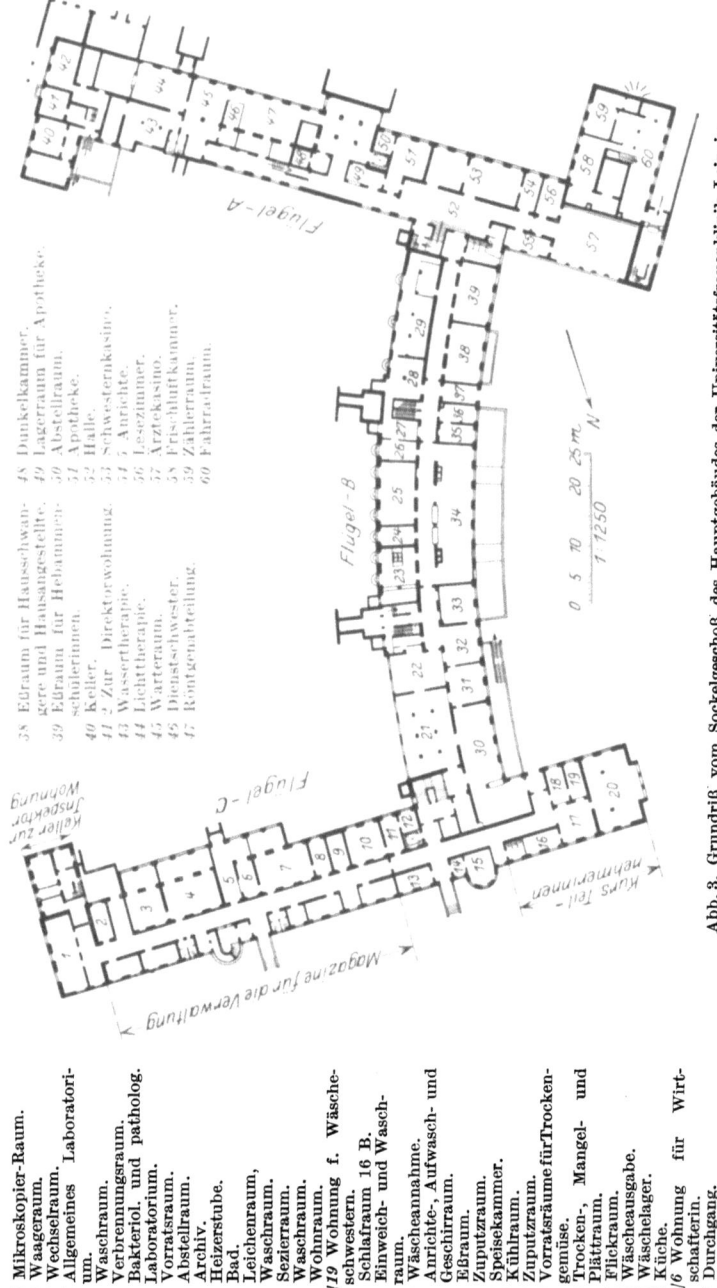

Abb. 3. Grundriß vom Sockelgeschoß des Hauptgebäudes der Universitätsfrauenklinik Leipzig.

1 Mikroskopier-Raum.
2 Waageraum.
3 Wechselraum.
4 Allgemeines Laboratorium.
5 Waschraum.
6 Verbrennungsraum.
7 Bakteriol. und patholog. Laboratorium.
8 Vorratsraum.
9 Abstellraum.
10 Archiv.
11 Heizerstube.
12 Bad.
13 Leichenraum.
14 Waschraum.
15 Sezierraum.
16 Waschraum.
17 Wohnraum.
18/19 Wohnung f. Wäscheschwestern.
20 Schlafraum 16 B.
21 Einweich- und Waschraum.
22 Wäscheannahme.
23 Anrichte-, Aufwasch- und Geschirraum.
24 Eßraum.
25 Zuputzraum.
26 Speisekammer.
27 Kühlraum.
28 Zuputzraum.
29 Vorratsräume für Trockengemüse.
30 Trocken-, Mangel- und Plättraum.
31 Flickraum.
32 Wäscheausgabe.
33 Wäschelager.
34 Küche.
35/6 Wohnung für Wirtschafterin.
37 Durchgang.
38 Eßraum für Hausschwangere und Hausangestellte.
39 Eßraum für Hebammenschülerinnen.
40 Keller.
41 Zur Direktorwohnung.
43 Wassertherapie.
44 Lichttherapie.
45 Warteraum.
47 Röntgenabteilung.
48 Dunkelkammer.
49 Lagerraum für Apotheke.
50 Abstellraum.
51 Apotheke.
52 Halle.
53 Schwesternkasino.
54 Anrichte.
55 Lesezimmer.
56 Ärztekasino.
57 Frühstückkammer.
58 Zählerraum.
59 Fahrradraum.

Die Universitäts-Frauenklinik in Leipzig.

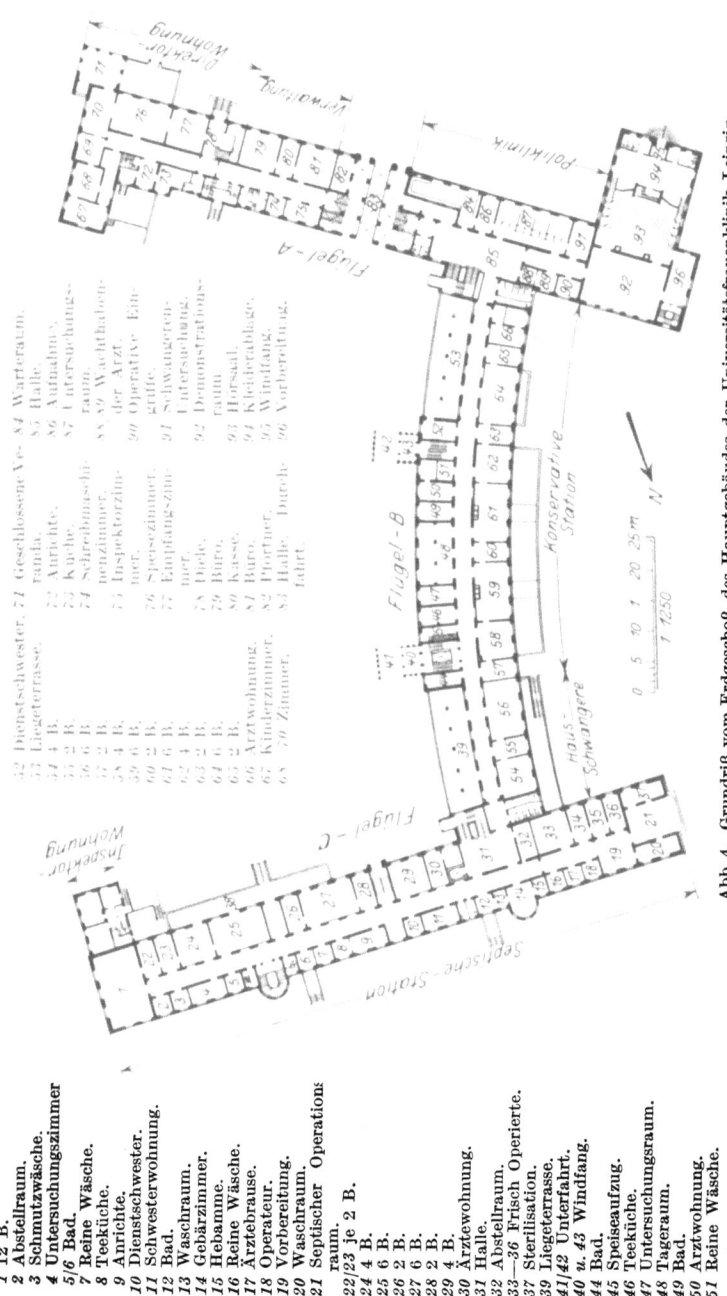

Abb. 4. Grundriß vom Erdgeschoß des Hauptgebäudes der Universitätsfrauenklinik Leipzig.

1 12 B.
2 Abstellraum.
3 Schmutzwäsche.
4 Untersuchungszimmer
5/6 Bad.
7 Reine Wäsche.
8 Teeküche.
9 Anrichte.
10 Dienstschwester.
11 Schwesterwohnung.
12 Bad.
13 Waschraum.
14 Gebärzimmer.
15 Hebamme.
16 Reine Wäsche.
17 Ärztebrause.
18 Operateur.
19 Vorbereitung.
20 Waschraum.
21 Septischer Operationsraum.
22/23 je 2 B.
24 4 B.
25 6 B.
26 2 B.
27 6 B.
28 2 B.
29 4 B.
30 Ärztewohnung.
31 Halle.
32 Abstellraum.
33—36 Frisch Operierte.
37 Sterilisation.
39 Liegeterrasse.
41/42 Unterfahrt.
40 u. *43* Windfang.
44 Bad.
45 Speiseaufzug.
46 Teeküche.
47 Untersuchungsraum.
48 Tageraum.
49 Bad.
50 Ärztewohnung.
51 Reine Wäsche.

52 Dienstschwester.
53 Liegeterrasse.
54 4 B.
56 6 B.
59 6 B.
60 6 B.
61 2 B.
62 4 B.
63 2 B.
65 20 Zimmer.
66 Ärztewohnung.
68 Kinderzimmer.

71 Geschlossene Veranda.
72 Küche.
74 Schreibmaschinenzimmer.
75 Inspektorzimmer.
76 Speisezimmer.
77 Empfangszimmer.
78 Dek.
79 Büro.
80 Kasse.
81 Pförtner.
83 Halle Durchfahrt.

84 Warteraum.
85 Halle.
86 Aufnahme.
87 Untersuchungsraum.
89 Wachtstuben der Ärzte.
90 Operative Einschritte.
91 Schwangeren-Untersuchung.
92 Demonstrationsraum.
93 Hörsaal.
94 Kleiderablage.
95 Windfang.
96 Vorbereitung.

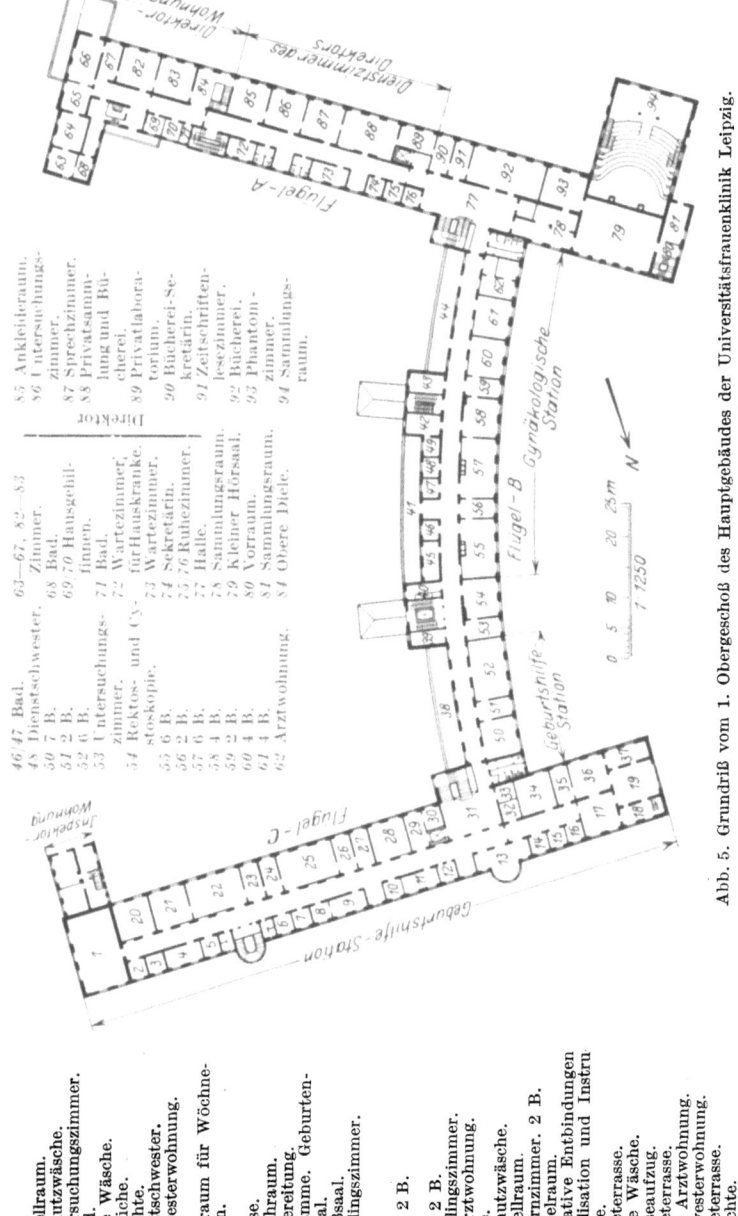

Abb. 5. Grundriß vom 1. Obergeschoß des Hauptgebäudes der Universitätsfrauenklinik Leipzig.

1 12 B.
2 Abstellraum.
3 Schmutzwäsche.
4 Untersuchungszimmer.
5/6 Bad.
7 Reine Wäsche.
8 Teeküche.
9 Anrichte.
10 Dienstschwester.
11 Schwesterwohnung.
12 Bad.
13 Tageraum für Wöchnerinnen.
14 Bad.
15 Brause.
16 Waschraum.
17 Vorbereitung.
18 Hebamme. Geburtenjournal.
19 Kreißsaal.
20 4 B.
21 8 B.
23/24 je 2 B.
25 8 B.
26/27 je 2 B.
28 Säuglingszimmer.
29/30 Arztwohnung.
31 Halle.
32 Schmutzwäsche.
33 Abstellraum.
34 Bauernzimmer. 2 B.
35 Wickelraum.
36 Operative Entbindungen
37 Sterilisation und Instrumente.
38 Liegeterrasse.
39 Reine Wäsche.
40 Speiseaufzug.
41 Liegeterrasse.
42 u. 49 Arztwohnung.
43 Schwesterwohnung.
44 Liegeterrasse.
45 Anrichte.

46/47 Bad.
48 Dienstschwester.
50 7 B.
51 2 B.
52 6 B.
53 Untersuchungszimmer.
54 Rektos- und Cystoskopie.
55 6 B.
56 2 B.
57 6 B.
58 4 B.
59 3 B.
60 4 B.
61 1 B.
62 Arztwohnung.
63—67, 82, 83 Zimmer.
68 Bad.
69/70 Hausgehilfinnen.
71 Bad.
72 Wartezimmer für Hauskranke.
73 Wartezimmer.
74 Sekretärin.
75/76 Ruhezimmer.
77 Halle.
78 Sammlungsraum.
79 Kleiner Hörsaal.
80 Vorraum.
81 Sammlungsraum.
84 Obere Diele.
85 Ankleideraum.
86 Untersuchungszimmer.
87 Sprechzimmer.
88 Privatsammlung und Bücherei.
89 Privatlaboratorium.
90 Bücherei-Sekretärin.
91 Zeitschriftenlesezimmer.
92 Bücherei.
93 Phantomzimmer.
94 Sammlungsraum.

Die Universitäts-Frauenklinik in Leipzig.

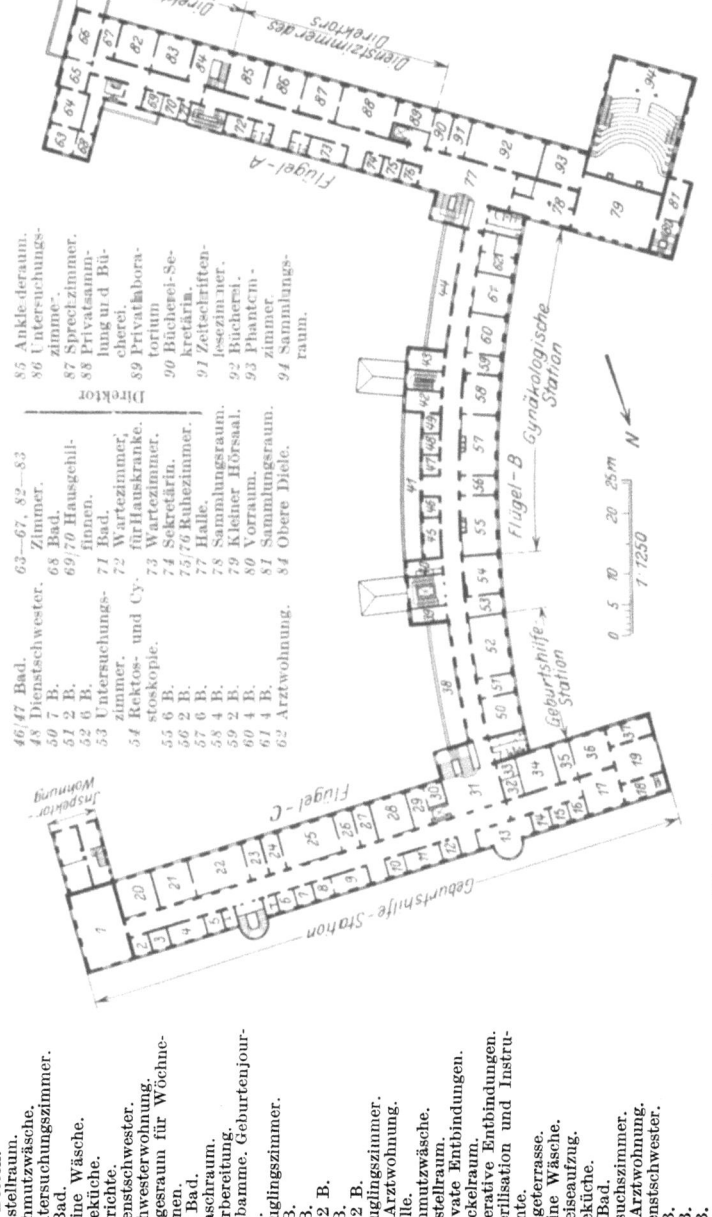

Abb. 6. Grundriß vom 2. Obergeschoß des Hauptgebäudes der Universitätsfrauenklinik Leipzig.

1 12 Betten.
2 Abstellraum.
3 Schmutzwäsche.
4 Untersuchungszimmer.
5/6 Bad.
7 Reine Wäsche.
8 Teeküche.
9 Anrichte.
10 Dienstschwester.
11 Schwesterwohnung.
12 Tagesraum für Wöchnerinnen.
13/14 Bad.
15 Waschraum.
16 Vorbereitung.
17 Hebamme. Geburtenjournal.
18 Säuglingszimmer.
19 4 B.
20 8 B.
21/22 2 B.
23 8 B.
24/25 2 B.
26 Säuglingszimmer.
27/28 Arztwohnung.
29 Halle.
30 Schmutzwäsche.
31 Abstellraum.
32 Private Entbindungen.
33 Wickelraum.
34 Operative Entbindungen.
35 Sterilisation und Instrumente.
36 Liegeterrasse.
37 Reine Wäsche.
38 Speiseaufzug.
39 Teeküche.
40/41 Bad.
42 Besuchszimmer.
43/44 Arztwohnung.
45 Dienstschwester.
46 4 B.
47 2 B.
48 6 B.

46/47 Bad.
48 Dienstschwester.
50 7 B.
51 2 B.
52 6 B.
53 Untersuchungszimmer.
54 Rektos- und Cystoskopie.
55 6 B.
56 2 B.
57 6 B.
58 4 B.
59 2 B.
60 4 B.
61 4 B.
62 Arztwohnung.
63—67, 82—83 Zimmer.
68 Bad.
69/70 Hausgehilfinnen.
71 Bad.
72 Wartezimmer, für Hauskranke.
73 Wartezimmer.
74 Sekretärin.
75/76 Ruhezimmer.
77 Halle.
78 Sammlungsraum.
79 Kleiner Hörsaal.
80 Vorraum.
81 Sammlungsraum.
84 Obere Diele.
85 Ankleideraum.
86 Untersuchungszimmer.
87 Sprechzimmer.
88 Privatsammlung und Bücherei.
89 Privatlaboratorium.
90 Bücherei-Sekretärin.
91 Zeitschriftenlesezimmer.
92 Bücherei.
93 Phantomzimmer.
94 Sammlungsraum.

Die Türen in den Wohnungen wurden mit Futter und Verkleidungen, alle übrigen nur mit Blendrahmen versehen, die Fenster zum Teil als einfache, zum Teil als doppelte Blendrahmenfenster ausgeführt.

Besondere Erwähnung verdienen die außerordentlich umfangreichen wasser-, heiz-, lüft- und elektrotechnischen Einrichtungen. Mit Zapfstellen für Kalt- und Warmwasser ist nicht gespart worden. Die Waschbecken sind aus weißglasiertem Hartsteingut, von den Wänden abgerückt montiert und mit vernickelten Garnituren versehen. Die Wannen sind aus säurefestemailliertem Gußeisen. Die Warmwasserbereitung erfolgt zentral im Kesselraum. Sämtliche Räume des Hauptgebäudes — einschließlich der Direktorwohnung — werden durch Warmwasser beheizt. Hierfür sind im Kellergeschoß des Flügels B neun gußeiserne Niederdruckdampfkessel (0,1 Atm.) aufgestellt worden, die durch unmittelbar über ihnen angeordnete Gegenstromapparate das Heizwasser erzeugen. Die Familienwohnungen in zwei Beamtenhäusern erhielten Ofenheizung, die Familienhäuser in einem weiteren Beamtenhause zum Teil Ofenheizung, zum Teil gesonderte Sammelheizungen (sogenannte Etagenheizungen). Für die Ledigenwohnungen im Beamtenwohnhaus ist Gasheizung vorgesehen, um die Heizzeit auf die Zeit der Raumnutzung, die für die Gesamtzahl der Räume nicht einheitlich ist, beschränken zu können und auf diese Weise den Betrieb möglichst wirtschaftlich zu gestalten. Eine Zuluftzuführung und -vorwärmung ist nur für den Hörsaal, den großen Operationssaal, den Röntgenraum, die Kochküche und die Wäscherei (in letzterer als Entnebelungsanlage) ausgeführt, im übrigen beschränken sich die Lüfteinrichtungen auf Abluftkanäle, die, im Dachgeschoß gruppenweise vereinigt, durch verschiedene Ablufthauben über Dach führen.

Neben den Heizkesseln sind fünf Niederdruckdampfkessel (0,45 Atm.) für die Warmwasserbereitung, die Desinfektions- und Sterilisationsapparate, die Dampfkochkessel und die Dampfwaschapparate angeordnet worden. Erwähnt sei, daß die Kochkessel aus Reinnickel bestehen und der große Bratherd mit Gas befeuert wird.

Die Beleuchtung ist elektrisch im Anschluß an das Stromnetz der Stadt. Zu diesem Zwecke mußte der hochgespannte städtische Drehstrom in einem besonderen Transformatorenhaus auf die Gebrauchsspannung von 220/380 Volt niedergespannt werden. Für den Fall des Versagens der Lichtanlage der städtischen Stromzuführung sind die wichtigsten Räume (Operationssäle, Kreißsäle, Untersuchungszimmer, Hörsaal, Flure und Treppen) an eine besondere Notbeleuchtung angeschlossen, die — zunächst auf eine halbe Stunde — von einer Akkumulatorenbatterie gespeist wird, bis ein Dieselmotor mit Dynamomaschine in Betrieb gesetzt ist. Die Notbeleuchtung schaltet sich bei Aussetzen des städtischen Stromes selbsttätig auf die Akkumulatorenbatterie um, so daß die Beleuchtung nicht unterbrochen wird. Der elektrische Strom bedient weiterhin die drei Personenaufzüge, die drei Speiseaufzüge, einen Kartoffelaufzug in den Wirtschaftsräumen, einen Aktenaufzug, zwei Aufzüge für Sammlungsgegenstände, verschiedene Wäscheapparate, die Pumpen für die automatische Abwässerhebung, die Pumpen für den Umlauf der Warmwasserheizung und Warmwasserbereitung, die Eisbereitung, die Maschinen in der Heizerwerkstatt und die Apparate in der Röntgenabteilung und in der Abteilung für Lichttherapie. Die elektrische Uhrenanlage erhält ihren Strom von einer besonderen Akkumulatorenbatterie.

Eine reichliche Zahl von Steckkontakten in Krankenräumen ermöglicht den Anschluß elektrischer Heizkissen, Tischlampen u. dgl. Um bei dem großen Umfang der Bauanlage den Direktor, die Oberärzte usw. jederzeit aufzufinden und herbeizurufen, wurde zur Ergänzung der Fernsprechanlage, deren Apparate über das ganze Gebäude verteilt sind, eine vom Pförtnerraum aus zu bedienende und — wie die Fernsprechanlage — von einer besonderen Batterie gespeiste elektrische Suchereinrichtung ausgeführt. Die Einrichtung besteht im gleichzeitigen Aufleuchten von Glühlampen in einer bestimmten Farbe für den Direktor, den Oberarzt und die Oberschwester an zahlreichen Stellen des Gebäudes, so daß sie durch Anruf beim Pförtner mit Hilfe des nächstliegenden Fernsprechapparates feststellen können, von welcher Stelle sie gewünscht werden. Zur Zerstreuung der Kranken haben sämtliche Krankenzimmer Rundfunkempfänger erhalten. Eine elektrische Rufeinrichtung ermöglicht allen Kranken, die diensttuende Krankenschwester jederzeit herbeizurufen. Die Einrichtung ist so gestaltet, daß die Kranken vom Bett aus durch an Wandstecker angeschlossene Taster bzw. Birnen eine an der Flurseite über der betreffenden Krankenzimmertür befindliche elektrische Lampe zum Aufleuchten und gleichzeitig im Dienstzimmer der Schwestern der betreffenden Station eine kleine Glocke zum Anschlag bringen können. Das Rufzeichen kann von der Schwester nur im Krankenzimmer selbst abgestellt werden. Sie führt hierbei einen Stecker in den Rufapparat des Krankenzimmers, in das sie gerufen wurde, und erfährt zugleich, wenn sie inzwischen nach dem anderen Krankenzimmer gerufen wird, da dann der eingeführte Stecker einen schnarrenden Ton hören läßt.

Die Röntgenabteilung umfaßt eine Zelle für Diagnostik mit einem Großröhrendiagnostikapparat, zwei Zellen mit einem Tiefentherapieapparat für Bestrahlung mit 2 Bestrahlungsgeräten modernster Bauart und eine Dunkelkammereinrichtung.

Die Klinik umfaßt insgesamt 316 Krankenbetten, und zwar 34 in der konservativen (bzw. gynäkologisch-konservativen) Station, 56 in der gynäkologischen Station (bzw. gynäkologisch-operativen), 156 in der geburtshilflichen Station, einschließlich 38 für die sogenannten „Hausschwangeren", und 12 Betten in den Kreißsälen und 25 in der (gynäkologischen und geburtshilflichen) Privatstation, ferner 10 Wohnungen für Verheiratete (den Direktor, 2 Oberärzte, den Oberinspektor und 6 weitere Hausbeamte — Heizer, Hausmann, Pförtner — und 203 Wohnungen für Ledige (14 Assistenzärzte, 3 Volontärärzte, 13 Medizinalpraktikanten, 1 Chemiker, 1 Oberschwester, 75 Schwestern, 1 Oberhebamme, 3 Hebammen, 32 Hebammenschülerinnen, 16 Hebammenkursteilnehmerinnen und 44 Hausangestellte).

Das Grundstück hat nach der Erweiterung eine Gesamtfläche von 25577 qm, mithin entfällt auf ein Krankenbett eine Grundstücksfläche von etwa 81,00 qm. Die Klinik enthält, einschließlich der Räume der „Hausschwangeren" 100 Krankenzimmer, und zwar: 28 mit je 1 Bett, 35 mit je 2 Betten, 2 mit je 3 Betten, 14 mit je 4 Betten, 12 mit je 6 Betten, 6 mit je 8 Betten und 3 mit je 12 Betten. Auf ein Krankenbett entfällt hierbei 31,50—33,30 cbm Lufttraum.

Die Gesamtkosten betragen etwa 5 200 000 M. (nach Umrechnung der Ausgaben der Inflationszeit in Goldmark) ohne den Wert des Grundstücks. Auf ein Krankenbett entfällt hiernach ein Bauaufwand von etwa 16 460 M.

Es folgt die eingehende Beschreibung der vom Verfasser geleiteten großen Brandenburgischen Provinzialfrauenklinik, die der Ausbildung von Hebammenschülerinnen, also ebenfalls dem Un-

220 S. HAMMERSCHLAG: Entbindungsanstalten.

terricht dient, aber ihrer Sonderbestimmung entsprechend in mancher Beziehung anders gestaltet sein muß als eine Universitätsfrauenklinik.

III. Die Brandenburgische Landesfrauenklinik in Berlin-Neukölln.

Die als Hebammenlehranstalt dienende Brandenburgische Landesfrauenklinik ist in den Jahren 1914—1917 vom Landesbaurat Prof. Dr. GOECKE unter ärztlicher Mitwirkung des Verfassers erbaut worden, ein

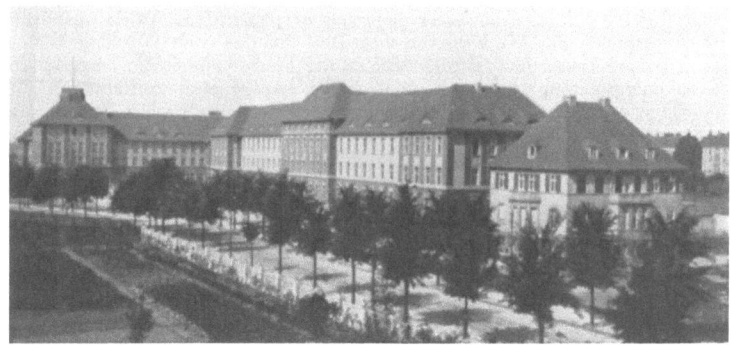

Abb. 7. Brandenburgische Landesfrauenklinik. (Hauptfront.)

Erweiterungsbau von Landesbaurat R. LANG, ebenfalls unter Mitwirkung des Verfassers, wurde 1928 dem Betriebe übergeben. Die Klinik liegt peripher in einem dichtbevölkerten Stadtbezirk an einer Nebenstraße einer Hauptverkehrsader, elektrische Straßenbahnen führen an ihr vorüber, Stadtbahn- und Untergrundbahnhöfe befinden sich in ziemlicher Nähe. In der Umgebung befinden sich zahlreiche unbebaute Freiplätze, zum Teil mit Bäumen bestanden. Das Gelände der Anstalt hat eine Gesamtgröße von $3^1/_2$ Hektar. Der Kostenaufwand betrug nach Umrechnung der Inflationsausgaben ohne Bauplatz etwa 4,2 Millionen.

Wie aus dem Lageplan ersichtlich, besteht die Anstalt aus vier Gebäuden: Nr. 1 dem Verwaltungsgebäude, Nr. 2 den klinischen Gebäuden, Nr. 3 dem Direktorwohnhaus, Nr. 4 dem Maschinen- und Kesselhaus. Nr. 1, 2 und 3 sind durch geschlossene Übergänge (mit Durchfahrten) verbunden.

Die unbebauten Flächen des Grundstücks sind mit Rasenflächen, Obst- und Zierbäumen versehen.

Das Verwaltungsgebäude und der klinische Hauptbau besitzen eine monumentale Pilaster- und Lisenenarchitektur; der künstlerischen Ausschmückung dienen bezügliche farbige Reliefs aus Keramik; der klinische Erweiterungsbau ist schlichter gehalten und erzielt seine Wirkung durch Gliederung der Fenster, Balkons und Loggien.

Der in Keramik gehaltene Haupteingang befindet sich in der Achse der Zufahrtstraße, die vor der Klinik einen Winkel bildet.

Die Brandenburgische Landesfrauenklinik in Berlin-Neukölln. 221

a) Das Verwaltungsgebäude.

Das Verwaltungsgebäude enthält die Fernsprechzentrale, Poliklinik, Räume für den Wirtschaftsbetrieb, Dienst- und Büroräume, Räume für den theoretischen Unterricht, die Laboratorien, Wohnungen des Personals

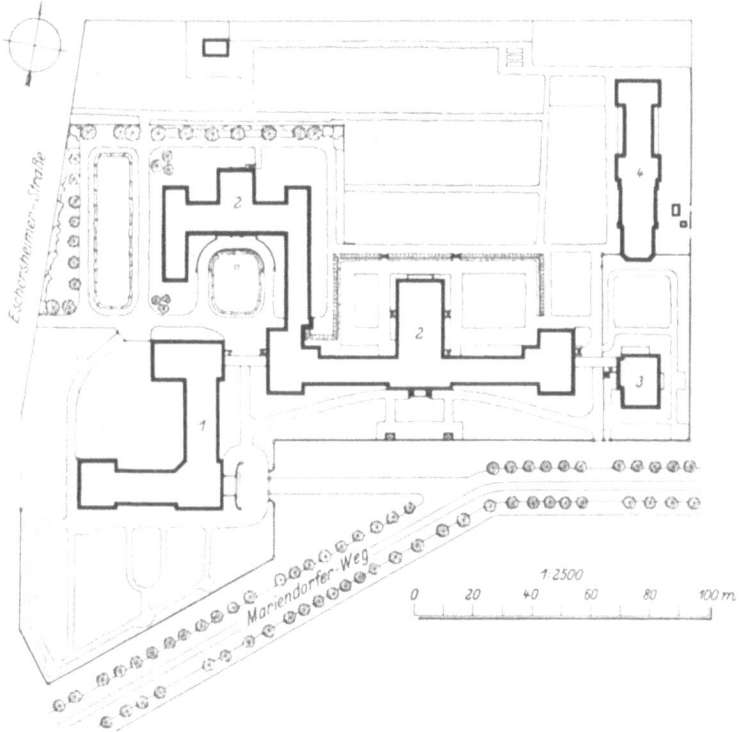

Abb. 8. Lageplan der Brandenburgischen Landesfrauenklinik.
1 Verwaltungsgebäude.   3 Direktorwohnhaus.
2 Klinische Gebäude.   4 Maschinenhaus. Wäscherei.

und der Schülerinnen. Der Verkehr wird durch 3 Treppen aus Kunststein vermittelt. Die zentral angelegten Korridore und die Zimmer besitzen Linoleumbelag des Fußbodens. Die Heizung ist eine Dampfheizung.

Das Verwaltungsgebäude ist ein zweischenkliger Bau, dessen Hauptfront von weither sichtbar ist. Vor dem Haupteingang befindet sich eine überdachte Vorfahrt und ein Platz zum Aufenthalt von Automobilen usw. Unmittelbar am Haupteingang liegt die Pförtnerloge, in der gleichzeitig die Fernsprechzentrale (Glühlampenvermittlungsschrank) angeordnet ist. Beim Betreten des *Erdgeschosses* gelangt man in eine Vorhalle, an der die mit allen notwendigen Einrichtungen ausgestatteten Räume der poliklinischen Sprechstunde und der Krankenaufnahme liegen (Wartezimmer nebst Klosett, Untersuchungszimmer mit Auskleidekabinen, kleines Operationszimmer). Der nach Westen gerichtete Flügel des Gebäudes führt nach Durchschreiten einer Glastür zu 6—8 bettigen Räumen für 40 Hausschwangere nebst Aufnahmeräumen, Klosett und Bad. Am Ende dieses Flügels, für sich abgeschlossen, befindet sich die Wohnung der Oberin und einer Aufsichtsbeamtin.

Der nach Norden gerichtete Flügel des Erdgeschosses enthält die verschiedenen Eßzimmer a) für angestellte Schwestern und Hebammen, b) für Schülerinnen, c) für Hausschwangere, ferner ein Zimmer für Besucher

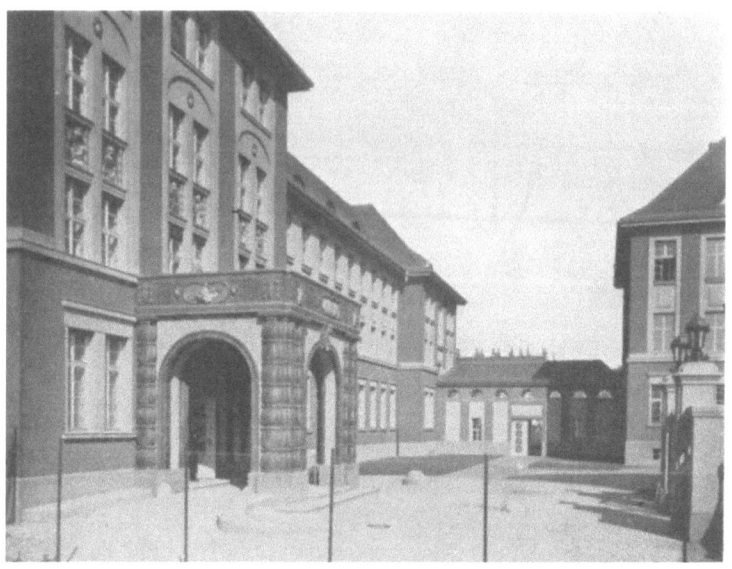

Abb. 9. Brandenburgische Landesfrauenklinik. (Haupteingang.)

und einen Raum für Arzneivorräte. Zwei Räume sind für die in der Klinik tätigen Fürsorgerinnen eingerichtet. Am Ende dieses Flügels ist die Hauptküche angeordnet: Große Kochküche für Dampf- und Gasbetrieb mit den erforderlichen Nebenräumen, unter derselben liegen die Vorratskeller, zum Teil als Tiefkeller, die frei von Röhrenleitungen sind, ferner Räume für die Eisbereitung und Kühlräume.

Von der Eingangshalle führt eine Steintreppe mit keramischem Geländer in das *erste Obergeschoß*.

Hier liegen an der Halle die Geschäftszimmer, die Kasse und ein Wartezimmer. Der Westflügel enthält hinter einer Glastür das Dienstzimmer des Direktors, daneben die Bücherei und das Archiv, außerdem einzelne Räume für den Betrieb. Hier befinden sich auch die Laboratorien, die in einen anatomisch-histologischen und einen bakteriologisch-serologischen Arbeitsraum getrennt und mit allen erforderlichen Apparaten versehen sind. Es werden hier von 2 Laborantinnen unter ärztlicher Leitung nicht nur die laufenden chemischen, bakteriologischen und histologischen Unter-

Die Brandenburgische Landesfrauenklinik in Berlin-Neukölln.

suchungen erledigt, sondern auch Blutuntersuchungen in jeder Form vorgenommen.

Am Ende dieses Flügels befindet sich die Verheiratetenwohnung des Betriebsinspektors, unmittelbar an einer Nebentreppe gelegen.

Der Nordflügel enthält 2—6 bettige, nach Osten bzw. Westen gelegene

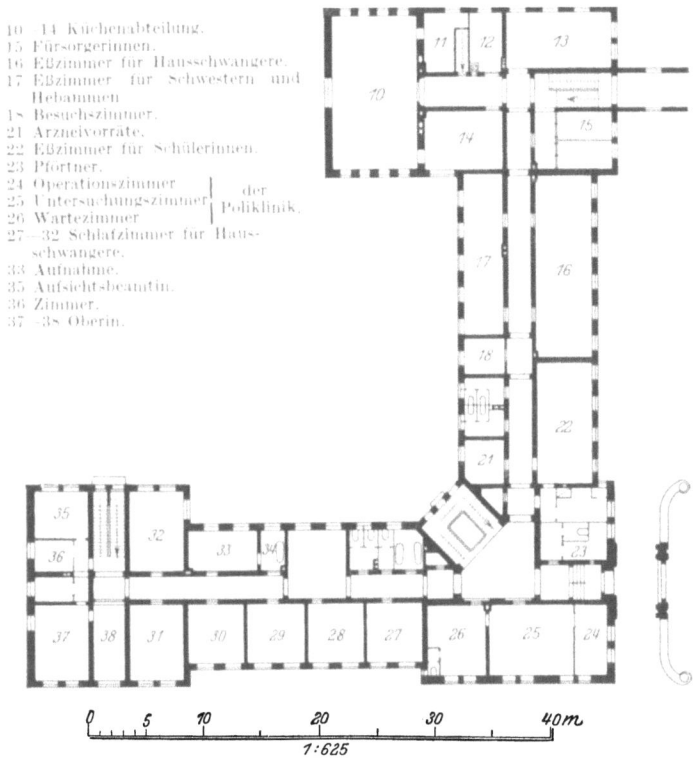

10—14 Küchenabteilung.
15 Fürsorgerinnen.
16 EBzimmer für Hausschwangere.
17 EBzimmer für Schwestern und Hebammen.
18 Besuchszimmer.
21 Arzneivorrate.
22 EBzimmer für Schülerinnen.
23 Pförtner.
24 Operationszimmer }
25 Untersuchungszimmer } der Poliklinik.
26 Wartezimmer
27—32 Schlafzimmer für Hausschwangere.
33 Aufnahme.
35 Aufsichtsbeamtin.
36 Zimmer.
37—38 Oberin.

Abb. 10. Brandenburgische Landesfrauenklinik in Berlin-Neukölln. Verwaltungsgebäude, Erdgeschoß.

Schlafräume für Hebammenschülerinnen, ferner einen Unterrichtsraum zur Schwangerenuntersuchung mit Untersuchungslagern.

Im *zweiten Obergeschoß* wird der Westflügel von den Ärztewohnungen nebst einem Ärztekasino eingenommen. (Jeder Assistenzarzt hat Wohn- und Schlafzimmer, jeder Volontärarzt im allgemeinen ein Einzelzimmer.) Der Nordflügel enthält entsprechend dem ersten Stock weitere Schlafräume für Schülerinnen, am Ende einen Arbeitsraum für Schülerinnen sowie den großen Hörsaal mit 90 amphitheatralisch angeordneten Plätzen, daneben Sammlungsraum und Garderobe. Die Beleuchtung des Hörsaals erfolgt durch indirektes Licht. Ein Projektionsapparat zur unmittelbaren Projektion auf die Wand, zwei geburtshilfliche Phantome sowie weitere

Unterrichts- und Demonstrationsvorrichtungen sind vorhanden. In jedem Stock befindet sich außerdem eine Teeküche. Das *dritte Obergeschoß* ist nur in der Mitte ausgebaut und enthält Zimmer für Wirtschaftsbeamtinnen und erkranktes Personal, sonst Bodenräume und eine Kleiderkammer für Hausschwangere.

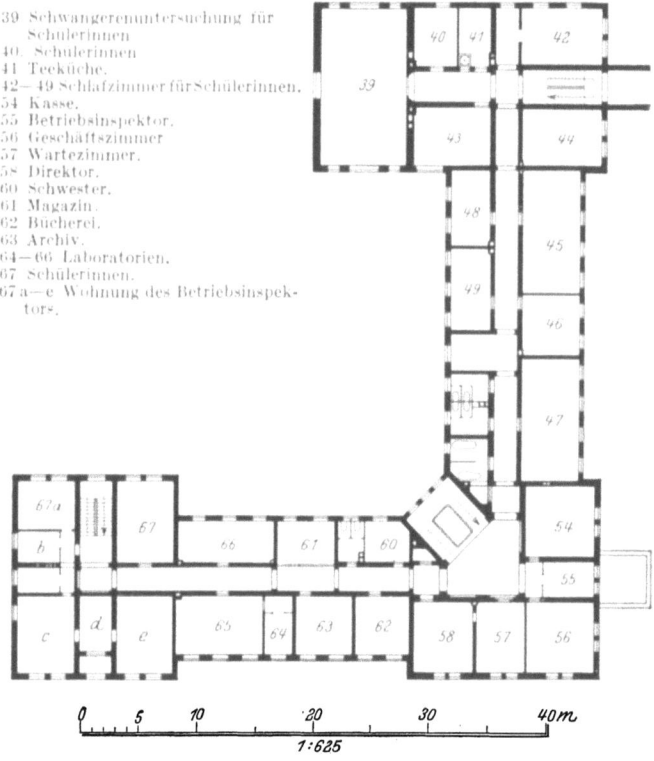

39. Schwangerenuntersuchung für Schülerinnen
40. Schülerinnen
41. Teeküche.
42—49 Schlafzimmer für Schülerinnen.
54. Kasse.
55. Betriebsinspektor.
56. Geschäftszimmer
57. Wartezimmer.
58. Direktor.
60. Schwester.
61. Magazin.
62. Bücherei.
63. Archiv.
64—66. Laboratorien.
67. Schülerinnen.
67 a—e Wohnung des Betriebsinspektors.

Abb. 11. Brandenburgische Landesfrauenklinik in Berlin-Neukölln. Verwaltungsgebäude 1. Obergeschoß.

b) Die klinischen Gebäude.

1. Der Hauptbau. Die Längsachse dieses Gebäudes verläuft in der West-Ostrichtung, dadurch ist erzielt, daß alle, grundsätzlich klein gehaltenen Krankenräume mit je 2—6 Betten nach Süden liegen, während der Korridor seine Fensterfront nach Norden hat. In kurzen, nach Norden gerichteten Flügelbauten befinden sich die technischen Räume, wie Operationssaal, Entbindungssäle usw.

3 Treppen aus Kunststein, von denen die Haupttreppe ein keramisches Geländer hat, vermitteln den Verkehr. Dem gleichen Zwecke dienen zwei elektrisch angetriebene Fahrstühle mit Druckknopfbetätigung und Fein-

Die Brandenburgische Landesfrauenklinik in Berlin-Neukölln.

einstellvorrichtung. Das Ausmaß der Fahrstühle ist derart, daß Platz für ein Krankenbett und Begleitpersonen vorhanden ist. Die massiven Fußböden der Korridore und Zimmer sind mit Linoleum, das auf Zement verlegt ist, bedeckt. Die Wände sind mit leicht getönter verschiedenfarbiger Ölfarbe gestrichen. Die Erwärmung findet durch Warmwasserheizung statt. Überall ist natürliche Lüftung vorhanden, oberhalb der Türen befinden sich hierzu ebenso wie an den gegenüberliegenden Doppelfenstern Kippflügelvorrichtungen. Fließendes warmes und kaltes Wasser ist in

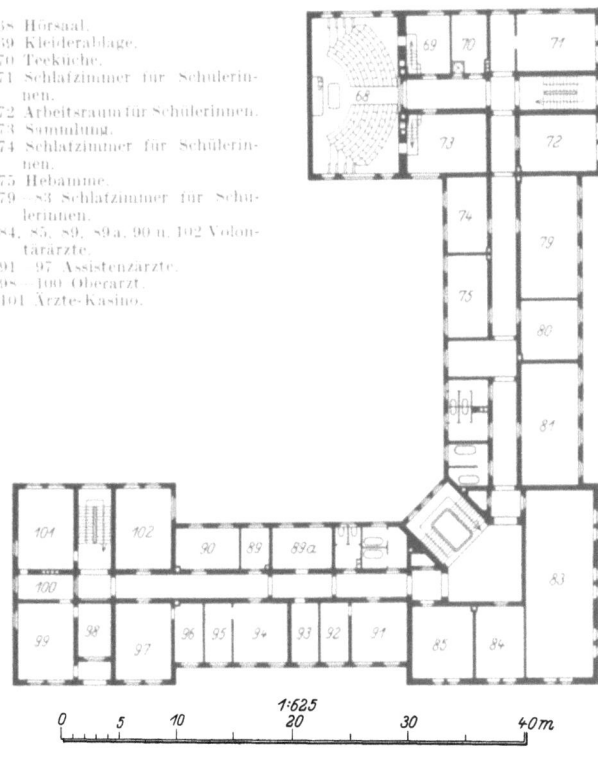

Abb. 12. Brandenburgische Landesfrauenklinik in Berlin.
Verwaltungsgebäude II. Obergeschoß.

allen Räumen, Wandfliesenbelag über den Waschtischen vorhanden. Die Beleuchtung wird durch in Deckenfassungen befindliche hochkerzige elektrische Glühbirnen erzielt, auf den Fluren befinden sich neben der Hauptbeleuchtung schwächere Lampen als Nachtbeleuchtung. Licht und Kraft werden als Drehstrom von $3 \cdot 220$ Volt aus der im Hauptbau liegenden Transformatorenstation bezogen. Das unter Putz verlegte Verteilungsnetz ermöglicht die Stromentnahme für medizinische Apparate aller Art an einer oder mehreren Stellen in den dazu bestimmten Zimmern. Fernsprecher befinden sich an allen Knotenpunkten des Betriebes.

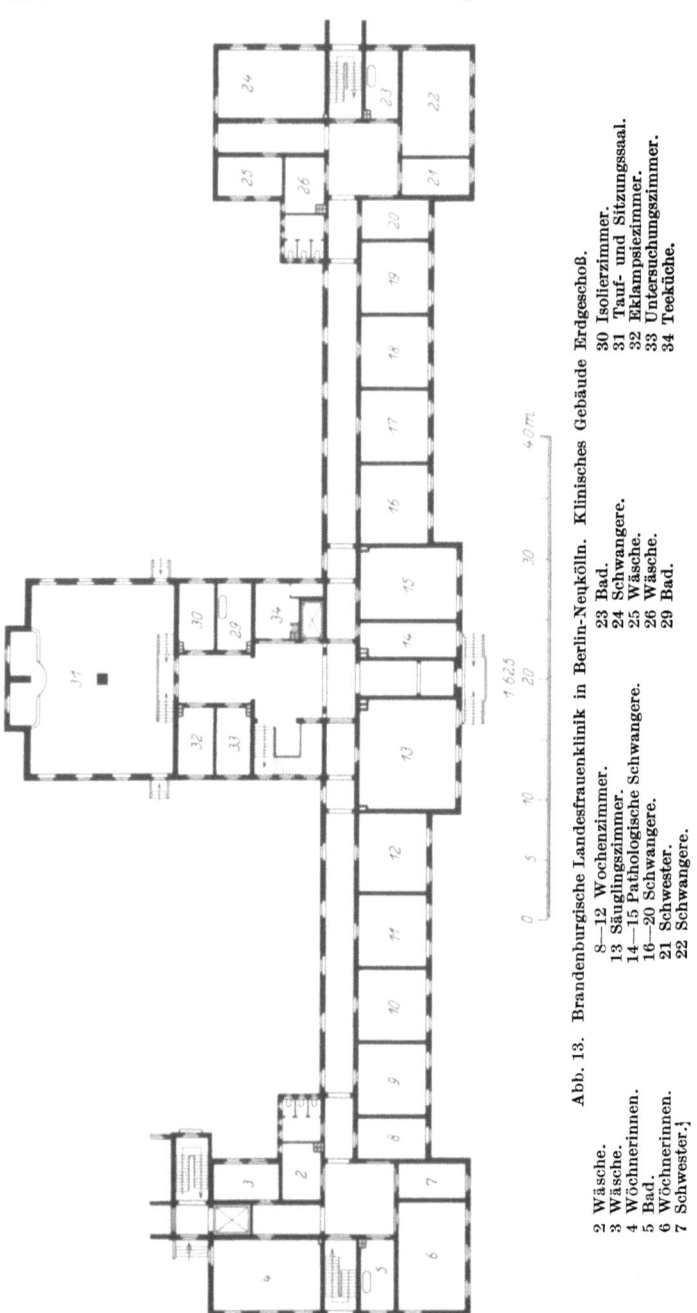

Abb. 13. Brandenburgische Landesfrauenklinik in Berlin-Neukölln. Klinisches Gebäude Erdgeschoß.

2 Wäsche.
3 Wäsche.
4 Wöchnerinnen.
5 Bad.
6 Wöchnerinnen.
7 Schwester.
8—12 Wochenzimmer.
13 Säuglingszimmer.
14—15 Pathologische Schwangere.
16—20 Schwangere.
21 Schwester.
22 Schwangere.
23 Bad.
24 Schwangere.
25 Wäsche.
26 Bad.
29 Bad.
30 Isolierzimmer.
31 Tauf- und Sitzungssaal.
32 Eklampsiezimmer.
33 Untersuchungszimmer.
34 Teeküche.

Die Brandenburgische Landesfrauenklinik in Berlin-Neukölln.

Der für die Warmwasserheizung und Warmwasserbereitung erforderliche Dampf wird von Dampfleitungen, die vom Kesselhaus nach den einzelnen Gebäuden gehen, entnommen und von Verteilerzentralen in die einzelnen Stockwerke geführt, während das Kondenswasser in im Erdreich liegenden Kupferleitungen zum Kesselhaus zurückfließt. Die Erwärmung der Warmwasserheizung erfolgt durch Ferndampf in Gegenstromapparaten. Die Verteilung findet im Dachboden statt. In den Operations-, Entbindungs- und Nebenräumen befinden sich für die Übergangszeiten Zusatzheizkörper, die mit dem auch im Sommer zur Verfügung stehenden Dampf der Warmwasserversorgung geheizt werden. Für die Warmwasserbereitung dienen Boiler, deren Erwärmung durch Dampfschlangen im Boiler erfolgen. Das gesamte Verteilungsnetz sowie die Zirkulationsleitung der Warmwasserbereitung besteht wegen der korrodierenden Wirkung des Leitungswassers aus Kupfer und ist auf Putz verlegt. Sämtliche Rohrleitungen der Heizung dagegen liegen unter Putz.

Erdgeschoß. Im Erdgeschoß befindet sich eine *Wochenstation* mit 60 Betten und eine weitere Abteilung für Schwangere. An Nebenräumen finden sich hier wie überall: Bäder mit säurefest eisenemaillierten Wannen, Fußboden- und Wandfliesenbelag, Teeküche mit Geschirrschrank, Abwaschvorrichtung, Ausguß und Wärmeschrank, Kammer für reine Wäsche mit Schränken und Regalen, für gebrauchte Wäsche mit Sicherungen gegen Entwendung, und Besenkammern mit Reinigungsutensilien.

In den Aborträumen wurden freistehende Fayenceflachspülklosetts mit hufeisenförmigem, vorn offenen Sitz in besonderer hygienischer Konstruktion aufgestellt. Der Spülkasten aus lackiertem Eisenbeton ist mit Glasschwimmer und vernickeltem Krankenhausstangenzug mit Birnengriff versehen. In den Klosettvorräumen sind außer den üblichen Handwaschbecken Fäkalienausgußbecken aus Feuerton mit entsprechenden Spülvorrichtungen zum Reinigen der Stechbecken, Wäschespülbecken und Ausgußbecken mit Kalt- und Warmwasser angeordnet.

Jedes Wochenzimmer enthält 2—6 Betten, zu jedem Bett gehört ein Nachttisch, ein Schrank und ein Stuhl sowie ein Kinderbett. Ferneres Inventar sind ein Tisch, einige Liegestühle für aufstehende Wöchnerinnen, Waschtisch mit Mischbatterie, Klingelleitung. In einer Anzahl von Zimmern befinden sich Steckdosen für Lichtbogen usw.

Jede Wochenstation besitzt ein großes Säuglingszimmer. Ein solches Säuglingszimmer mit Fliesenfußboden und Kachelwänden enthält 10 Anschlußwannen für Säuglinge. In der Mitte des Raumes befindet sich ein großer, weiß emaillierter Eisentisch zu 10 Abteilungen mit Auflagen von Roßhaarmatratzen und Leinentüchern zur Besorgung der Kinder. Waschbecken mit Mischbatterie, ein großes viereckiges Ausgußbecken mit Anschluß, ein Wäschewagen, Schränke für Medikamente und für Wäsche, mehrere Frühgeburtsbetten mit elektrischer Heizung, eine Kinderwaage bilden das weitere Inventar.

Für die im Hause befindlichen Schwangeren und die zu entlassenden Wöchnerinnen ist ein Untersuchungszimmer mit allem Zubehör vorhanden. Auf jeder Station wohnt eine Schwester.

In dem nach Norden gelegenen Mittelflügel befindet sich ein großer Sitzungs- und Taufsaal (300 Personen fassend). In diesem Saal finden die klinischen Feiern (Weihnachtsfeier, Müttertage usw.), Hebammenversammlungen sowie dreimal wöchentlich Taufhandlungen statt. Ein Harmonium, ein Taufbecken, 300 Stühle bilden das Inventar. Der Raum ist künstlerisch gestaltet, besitzt ein religiöses Gemälde in Form eines Triptychon.

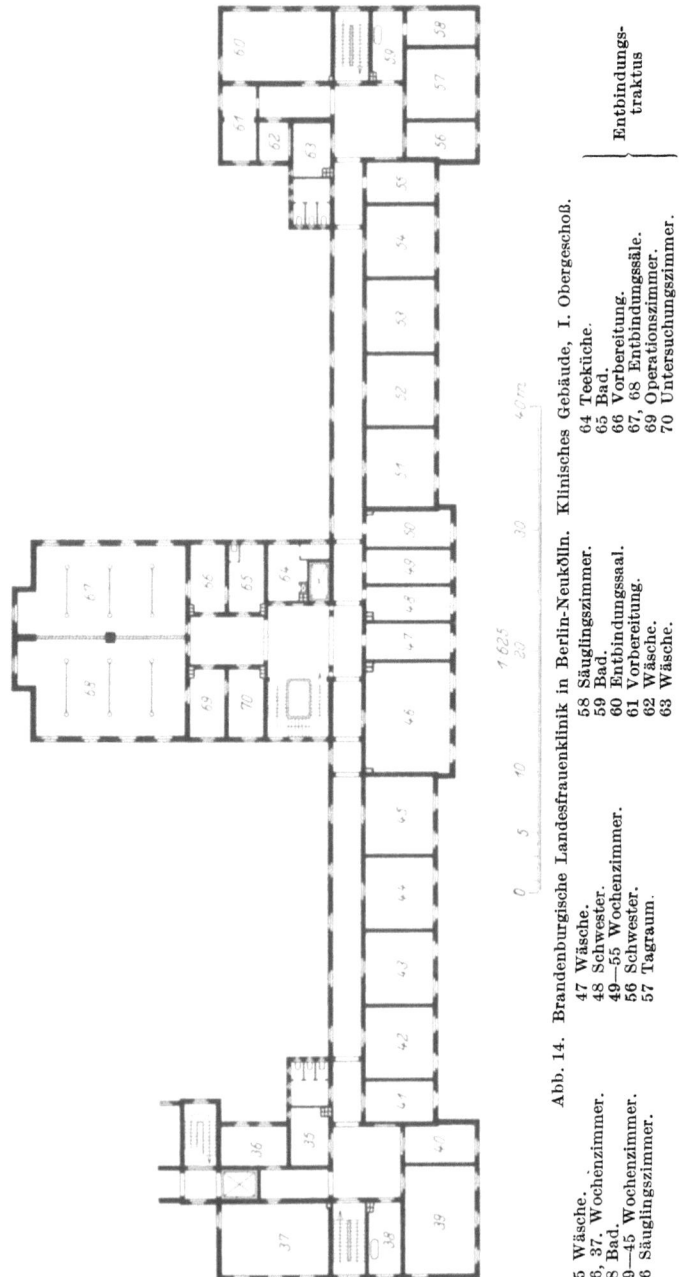

Abb. 14. Brandenburgische Landesfrauenklinik in Berlin-Neukölln. Klinisches Gebäude, I. Obergeschoß.

35 Wäsche.
36, 37. Wochenzimmer.
38 Bad.
39—45 Wochenzimmer.
46 Säuglingszimmer.
47 Wäsche.
48 Schwester.
49—55 Wochenzimmer.
56 Schwester.
57 Tagraum.
58 Säuglingszimmer.
59 Bad.
60 Entbindungssaal.
61 Vorbereitung.
62 Wäsche.
63 Wäsche.
64 Teeküche.
65 Bad.
66 Vorbereitung.
67, 68 Entbindungssäle.
69 Operationszimmer.
70 Untersuchungszimmer.

} Entbindungstraktus

Die Schwangerenabteilung enthält Räume für normale und pathologische Schwangere, für letztere auch kleine Sonderzimmer. Für Eklampsien ist ein dunkelgrün gestrichener Raum mit Abblendungsvorrichtungen der natürlichen und künstlichen Beleuchtung vorhanden.

I. Stock. Der erste Stock enthält eine weitere *Wochenstation* von 43 Betten mit derselben Einteilung und Einrichtung wie im Erdgeschoß. Der nach Norden gelegene Mittelflügel dieses Stockes enthält die große *Entbindungsabteilung*. Dieselbe ist in sich geschlossen und besitzt zunächst einen Vorraum, in welchem Wartebänke, Wandhaken für Mäntel und Gummischürzen sowie Fahrbahnen untergebracht sind. Vom Vorraum gehen aus:

1. Ein *Untersuchungszimmer* zur Untersuchung der in das Haus aufgenommenen Schwangeren und der zu entlassenden Wöchnerinnen. Dieser Raum enthält ebenso wie im Erdgeschoß einen Untersuchungsstuhl, einen Glas-Eisen-Schrank zur Aufbewahrung der für den Entbindungsbetrieb notwendigen Medikamente, einen Tisch zur Harnuntersuchung mit erforderlichen Utensilien, einen Schreibtisch zur Führung der Krankenblätter, einen Anschlußwaschtisch, einen Rundspüler als Fäkalienausguß, einen Doppelständer für Desinfektionslösungen, ein Wandflaschengestell für Vorratsflaschen von Desinfektionslösungen.

2. Ein mit Fußboden- und Wandfliesen versehener *Baderaum* mit Badewanne, einer besonderen Standbrause und Schlauchbrause zur Körperreinigung der Gebärenden, einem großen Spültrog aus Feuerton zum Vorspülen durchbluteter Entbindungswäsche und Gummiunterlagen, einem Besenschrank, einem abgeschlossenen Klosett für Gebärende, einem Ständer zur Aufbewahrung sauberer Stechbecken.

3. Ein Raum zur *Vorbereitung* der Gebärenden. Derselbe enthält zwei durch einen Schirm getrennte Betten, ein fahrbares Desinfektionsgestell, einen Vorratsschrank, einen Anschlußwaschtisch, einen fahrbaren Tisch mit Behältern für Darmrohre, Vorbereitungsscheren und Irrigatoren.

4. und 5. Zwei große, dem Unterricht dienende, nebeneinander gelegene *Entbindungssäle* mit je 4 Betten, die durch je drei 1,70 Meter hohe Kachelzwischenwände zwar nicht akustisch, aber optisch voneinander getrennt sind. Der Fußboden ist mit Fliesen belegt, in ihm befindet sich eine Fußbodenentwässerung mit eingebauter Wasserspülung. Die Wände sind in halber Höhe mit Fliesen belegt, darüber mit Emailfarbe gestrichen. Die großen Fenster sind mit Milchglas versehen. Die künstliche Beleuchtung erfolgt durch hochkerzige Birnen in Deckenfassungen, außerdem durch fahrbare Reflektoren. In der Zwischenwand zwischen beiden Entbindungssälen befindet sich ein von beiden Entbindungssälen benutzbarer eingebauter Instrumentenschrank. Längs dieser Zwischenwand sind in jedem Saal 10 Waschbecken mit durch den Ellenbogen zu betätigenden Mischbatterien für warmes und kaltes Wasser vorhanden. Oberhalb der Waschtische sind Glaskonsolen zum Aufstellen von Handbürsten, Nagelreinigern, Nagelscheren, Seife angebracht. In jedem Saal befinden sich ferner ein Rundspüler als Fäkalienausguß, ein großes Feuertonbecken zur Reinigung gebrauchter Instrumente, zwei angeschlossene Kinderwannen, ein Eisentisch mit Polsterauflage für die Neugeborenen, mehrere Kinderbetten und eine Kinderwaage. Ein Wandbrett dient zur Aufnahme unmittelbar notwendiger Medikamente, mehrere Schränke für die Entbindungs- und Neugeborenenwäsche, ein eiserner Schreibtisch zur Führung der Geburtsgeschichten. Ein Wandflaschengestell für Desinfektionslösungen, ein Apparat zur Vornahme von Infusionen, verschiedene Ständer zur Aufnahme von Trommeln für sterile, bei der Entbindung notwendige Gegenstände und Verbandstoffe, mehrere fahrbare

Doppelständer für Desinfektionslösungen, ein fahrbarer Instrumententisch sind vorhanden; eine Tafel auf Staffelei dient zur vorläufigen Notierung der Geburtsvorgänge bzw. zur zeichnerischen Darstellung geburtshilflicher Situationen. Die 8 Entbindungsbetten zeichnen sich durch besondere Größe aus und sind auseinanderfahrbar, so daß eine Steißrückenlagerung der Gebärenden ohne Umlagerung auf ein sogenanntes Querbett erfolgen kann. Vorrichtungen zur Sicherung der Gebärenden bei Eklampsien, zur Vornahme einer Belastung bei Metreuryse, sowie zur Herstellung einer Beckenhochlagerung sind an den Betten anzubringen. Die mehrteiligen Matratzen sind mit wasserdichtem Stoff bekleidet. Neben jedem Bett befindet sich ein Nachttisch aus Glas-Eisen; mehrere eiserne Stühle und Drehschemel vervollständigen das Inventar.

6. Ein kleines *Operationszimmer* mit Fußboden- und Wandfliesenbelag zur Vornahme komplizierterer Entbindungsoperationen, wie Perforationen, Kranioklasie, hohe Zange usw. enthält einen Operationsstuhl, Drehschemel, Deckenbeleuchtung und fahrbaren Reflektor, ferner einen Instrumentenkocher für Dampf und Gas.

Im ersten Stock befindet sich ferner die *Privatabteilung* mit Einzelzimmern erster Klasse und zwei bis dreibettigen Zimmern zweiter Klasse nebst kleinem Entbindungssaal, Vorbereitungs- und Untersuchungszimmer mit allem Zubehör. Alle Nebenräume, wie Tagesraum, Bad, Wäscheräume, Kinderzimmer usw., sind vorhanden. Die Einrichtung ist entsprechend derjenigen der allgemeinen Wochenstationen bei etwas gesteigertem Komfort und geringerer Bettenzahl in den Zimmern.

II. Stock. Im zweiten Stock befindet sich eine *gynäkologische Abteilung* von 45 Betten mit entsprechenden Nebenräumen. Im nach Norden gelegenen Mittelflügel liegt für sich abgeschlossen die *Operationsabteilung*, bestehend aus Bad, Narkosenzimmer, Raum zur Desinfektion, Raum zur Sterilisation und großem aseptischen Operationssaal. Sämtliche Räume haben Fliesenfußboden und Fliesenwände, die Decken sind mit Emailfarbe gestrichen. Im *Narkosenraum* befinden sich Apparate für Äther-Sauerstoff-Narkose (ROTH-DRÄGER) Stickoxydul-Sauerstoff-Narkose, Äther-Narkose nach OMBRÉDANNE-COLLIN, Gummibeutel mit Kohlensäure, Apparate zur Avertinnarkose und zur Lumbalanästhesie. Im *Desinfektionsraum* sind Waschbecken mit Mischbatterien, Desinfektionsständer für Alkohol und Sublimat, Wandflaschengestelle für Desinfektionslösungen, Glas-Eisen-Tisch zur Desinfektion der Patientinnen, Kasten mit sterilen Bürsten, Trommel für Operationsmäntel sowie Kopfkappen für Ärzte und Kopftücher für Schwestern, Trommel für Zwirnhandschuhe, Gummihandschuhe in Einzelpaketen, Büchsen mit Vasoform, Irrigatorständer zur Scheidenspülung, fahrbarer Reflektor, Wäschewagen für gebrauchte Wäsche, Verbandeimer, kleine Glas-Eisen-Tische, Eisenstühle, Spiegel, Rundspüler vorhanden.

Die *Sterilisationsanlage*, die hier für das ganze Haus mit Ausnahme der septischen Station betätigt wird, ist größtenteils in die Wand eingebaut. Zwei große Autoklaven dienen zur Dampfsterilisation. Der Dampf entstammt den Hochdruckkesseln und wird zum Gebrauch auf 1,2 Atmosphären gedrosselt. Die Sterilisationsdauer beträgt 25 Minuten. Instrumentenkocher mit Dampfbetrieb, elektrischer Konstanthalter auf Körperwärme für Infusionslösungen, elektrischer Trockensterilisator bis 180°, Apparat zur Herstellung von destilliertem Wasser vervollständigen die Apparatur. Ferner sind ein großer Instrumentenschrank mit komplettem Instrumentarium, Tische für Vorbereitung der Verbandstoffe, Schränke für Operationswäsche, ein Eisentisch zum Aufbewahren der Verbandtrommeln, ein weiterer zur Vorbereitung des Nahtmaterials, Eisenstühle, ein Schrank

Die Brandenburgische Landesfrauenklinik in Berlin-Neukölln. 231

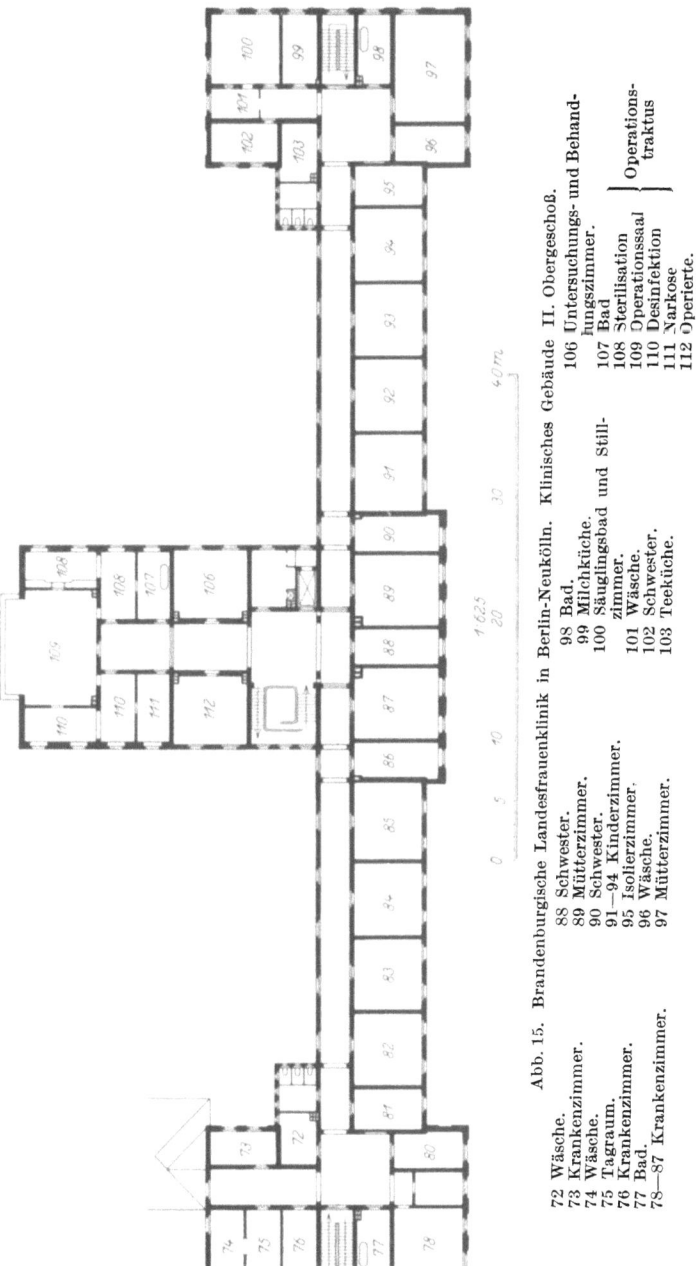

Abb. 15. Brandenburgische Landesfrauenklinik in Berlin-Neukölln. Klinisches Gebäude II. Obergeschoß.

72 Wäsche.
73 Krankenzimmer.
74 Wäsche.
75 Tagraum.
76 Krankenzimmer.
77 Bad.
78—87 Krankenzimmer.
88 Schwester.
89 Mütterzimmer.
90 Schwester.
91—94 Kinderzimmer.
95 Isolierzimmer.
96 Wäsche.
97 Mütterzimmer.
98 Bad.
99 Milchküche.
100 Säuglingsbad und Stillzimmer.
101 Wäsche.
102 Schwester.
103 Teeküche.
106 Untersuchungs- und Behandlungszimmer.
107 Bad.
108 Sterilisation.
109 Operationssaal   } Operationstraktus
110 Desinfektion
111 Narkose
112 Operierte.

für Flüssigkeiten, Petroleumlampen mit Reflektor für Notfälle, ein Ständer zum Trocknen für Handschuhe und Bürsten, eine Abwaschvorrichtung aus Feuerton für Instrumente und ein Fernsprecher vorhanden. Der Instrumentenschrank, der Instrumentenkocher, der Konstanthalter sind sowohl vom Sterilisierraum wie vom Operationssaal zu bedienen.

Der *Operationssaal* ist an Fußboden und Wänden mit weißgelblichen Fliesen belegt, zwei Türen sind dunkelgrün gehalten zum Ausruhen des Auges, die Fußbodenentwässerung ist mit eingebauter Wasserspülung versehen, ein Schlauchhahn dient zum Abspritzen der Wände. Die Erhellung des Raumes erfolgt durch ein großes nach Norden gelegenes aus Glas-Eisen konstruiertes Erkerfenster, eine Glasdecke dient zur Aufnahme darüber befindlicher Kugelspiegellampen, die von einer Akkumulatorenbatterie versorgt werden. Von der Decke hängt eine große Operationslampe von ZEISS (Phantophos), die an den Starkstrom angeschlossen ist. Diese beiden, von verschiedenen Zentren gespeisten Beleuchtungseinrichtungen sind so gekoppelt, daß beim Versagen der einen Beleuchtung die andere sich automatisch einschaltet. Die künstliche Raumerhellung wird von in die Wand und in die Decke eingebauten Beleuchtungskörpern bewirkt, drei fahrbare elektrische Reflektoren dienen besonderen Zwecken. Ferner sind vorhanden: ein Operationstisch, nach allen Richtungen verstellbar, sowohl für abdominale wie vaginale Operationen geeignet, ein halbrunder Instrumententisch aus Glas-Eisen, zwei kleine verstellbare und fahrbare Instrumententische, Ständer für Verbandtrommeln mit Vorrichtung zum Offenhalten der Trommeln durch Fußbetätigung, Catgut-Tisch nach BRAUN-Melsungen zur sterilen Entnahme des Nahtmaterials, Nebenapparate für den Operationstisch, großer Tisch für Reserveverbandtrommeln, Fahrständer für Desinfektionsflüssigkeiten, Ständer zur Kochsalzinfusion, Tisch zur Aufbewahrung des Nahtmaterials, Drehschemel, Verbandeimer, Wäschewagen, mit Gummistoff bekleidete Roßhaarkissen verschiedener Größe für den Operationstisch, Trommeln für sämtliche Verbandstoffe, Wandflaschengestell für Desinfektionslösungen. Destilliertes Wasser wird unmittelbar einem Auslaß entnommen. Zwei große fahrbare, 2stufig angelegte eiserne halbrunde Tribünen ermöglichen die Anwesenheit von Zuschauern, die von diesen Plätzen die Operation gut verfolgen können und doch dem Betriebe entrückt sind.

Heizkörper sind für Winter- und Sommerheizung vorhanden.

Neben der Operationsabteilung liegt das große *Behandlungs- und Untersuchungszimmer* der Station. Dasselbe enthält 1 Schreibtisch zur Aufnahme der Krankengeschichten, 1 Untersuchungsstuhl, 1 fahrbaren Desinfektionsständer, 1 Instrumententisch, 1 fahrbaren Verbandtisch, 1 Pantostat zur Zystoskopie und Vibrationsmassage, 1 Reflektor, ferner 1 Tisch zur Harnuntersuchung, 1 Instrumentenkocher, 1 Instrumentenschrank, 1 Schrank für Medikamente, 1 Wäschewagen, 1 Wandflaschengestell für Desinfektionslösungen, mehrere Handwaschbecken mit Mischbatterien, 1 großes Ausgußbecken aus Feuerton.

Gegenüber diesem Raum liegt ein Zimmer für Frischoperierte mit Kontakten für Lichtbügel, Reflektoren usw.

Die Stationsräume, Krankenzimmer und Nebenräume sind im übrigen entsprechend eingerichtet wie die Zimmer der Wochenstationen.

Im zweiten Stock befindet sich abgeschlossen ferner eine *Mütter- und Säuglingsabteilung.* Diese ist aus fürsorgerischen Gründen eingerichtet worden, um Wöchnerinnen, die nach Abhaltung des Wochenbettes nicht wissen, wohin sie sich wenden sollen, die Möglichkeit zu geben, mit ihrem

Die Brandenburgische Landesfrauenklinik in Berlin-Neukölln. 233

Kinde vereint zu bleiben, sowie unter ärztlicher Aufsicht das Spätwochenbett mit der ersten Zeit der Stilltätigkeit durchmachen zu können. Ferner dient die Abteilung den Anforderungen des Unterrichts bei der Ausbildung der Hebammenschülerinnen.

Die Abteilung gewährt Raum für 25 Kinder und 24 Mütter. In zwei größeren Schlafräumen sind die Mütter untergebracht, 4 Räume zu je 6 Kinderbetten dienen der Unterbringung der Kinder. Ein kleineres Kinderzimmer mit 2 Betten ermöglicht die Absonderung infektionsverdächtiger Kinder. Ein größerer, mit Fußboden- und Wandfliesen versehener Raum

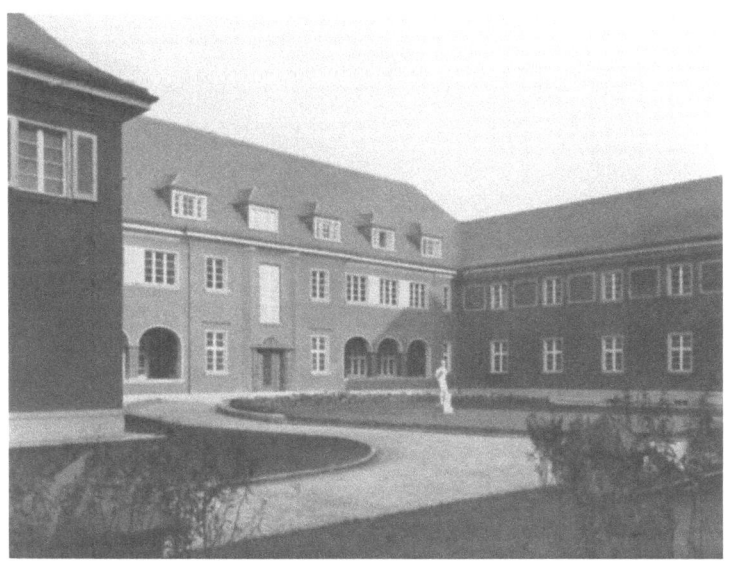

Abb. 16. Innenhof des Anbaues.

dient als Kinderbad und gleichzeitig als Stillzimmer der Mütter. Ein kleinerer Raum als Milchküche enthält folgende Apparate: 1 Spülapparat zum Reinigen von Milchflaschen, 1 Sterilisator zum Sterilisieren der Milch, 1 Eisschrank zur Aufbewahrung der Tagesportionen, 1 Tisch zur Vorbereitung der Milchmischungen. Die künstliche Ernährung kommt bei Zwiemilchernährung und beim Abstillen in Betracht. Außer diesen Einrichtungen hat die Station die erforderlichen Nebenräume, wie Schwesternzimmer, Wäscheräume, Teeküche, Mütterbad, Klosetts usw.

Im ausgebauten Mittelflügel des *Dachgeschosses* befinden sich Schwesternwohnungen nebst allem Zubehör.

2. Der Anbau. Ein *Anbau* des klinischen Hauptbaues enthält im Erdgeschoß die *septische* (Isolier-) *Abteilung* mit 50 Betten. Der Bau zeigt eine Hufeisenform, dessen einer, längerer Flügel an den Hauptbau anschließt. Die Station ist für Aufnahmen von außerhalb unmittelbar von der Straße zu erreichen. Um eine ausreichende Trennung dieses Baues von den aseptischen Abteilungen des Hauptbaues zu gewährleisten, ist ein ungehinderter Übergang zwischen dem Hauptbau und dem Anbau vermieden. Um aber Kranke aus den aseptischen Abteilungen, die entweder während der Geburt oder im Wochenbett oder nach Operationen auf die septische Abteilung verlegt werden müssen, ohne weiteres überführen zu können, ist zwischen den Hauptbau und den Anbau ein von beiden Seiten benutzbarer Fahrstuhl eingeschaltet.

Die allgemeinen hygienischen Grundsätze kommen im Anbau in gleicher Weise zum Ausdruck wie im Hauptbau, jedoch ist die Zimmerhöhe im allgemeinen niedriger gehalten.

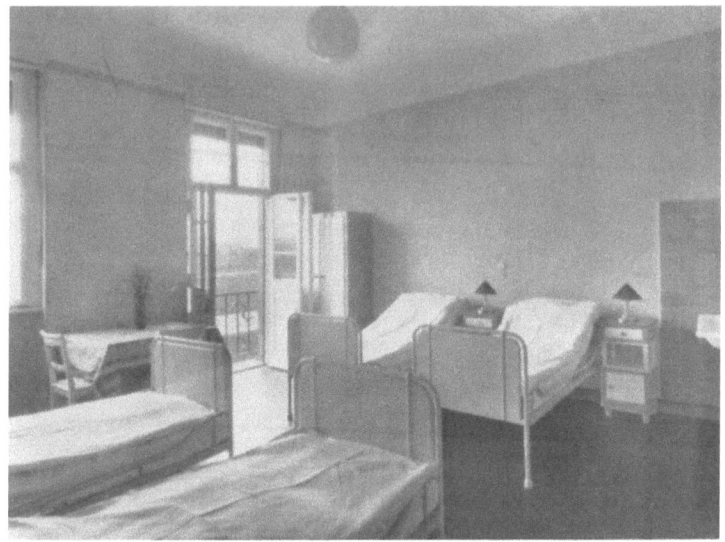

Abb. 17. Vierbettenzimmer im Anbau.

Die Gliederung der septischen Station ist derart, daß der nach Norden gerichtete Querflügel des Hufeisens die technischen Räume, wie Operationssaal, Entbindungssaal usw., enthält, während die Kranken in den Seitenflügeln untergebracht sind, von denen der eine Flügel mit Westzimmern für geburtshilfliche, der andere mit Ostzimmern für gynäkologische Fälle eingerichtet ist.

Die Krankenräume entsprechen im allgemeinen denen des Hauptbaues, nur sind entsprechend der Eigenart der in dieser Station befindlichen, vielfach schwer erkrankten oder auch sterbenden Patientinnen eine größere Anzahl von Einzelzimmern vorhanden.

An Stelle der Klingelsignale ist eine optische Signalleitung angebracht. Die Lichtsignalanlage mit Zimmer-, Richtungs- und Gruppenlampen gestattet von jedem Bett den Herberuf der Schwester. Die nur in unmittelbarer Nähe der Rufstelle liegende Abstellvorrichtung schließt Rückstellung des gegebenen Signals ohne Betreten des rufenden Zimmers aus. In einer Reihe von Zimmern sind zur wirksameren Belüftung Balkontüren angebracht.

Der in der Mitte gelegene Haupteingang hat neben sich auf der einen Seite das Zimmer der Stationsschwester, neben welchem ein großer Tagesraum für die Kranken nebst nach Süden gelegener Liegehalle mit Liegestühlen angeordnet ist. Auf der anderen Seite liegt eine Teeküche, neben

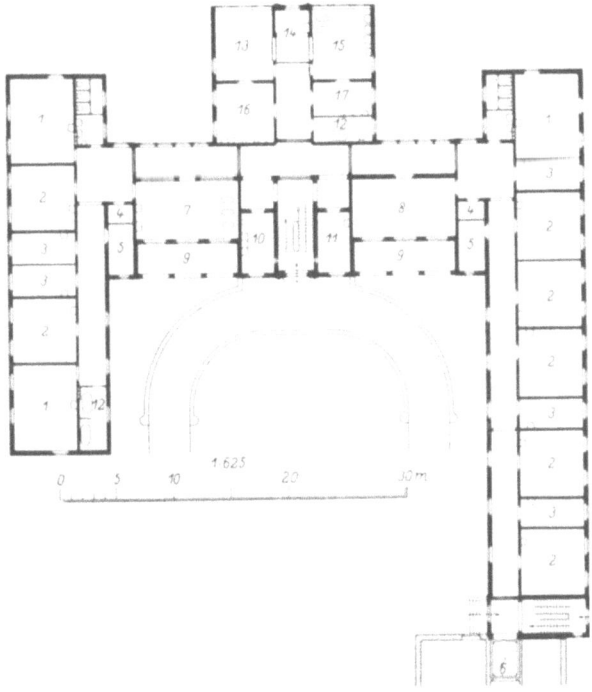

Abb. 18. Erdgeschoß.

1—3 Krankenzimmer.
4 Besen.
5 Wäsche.
6 Aufzug.
7 Säuglingszimmer.
8 Tagesraum.
9 Liegehalle.
10 Teeküche.
11 Schwester.
12 Bad.
13 Operationszimmer.
14 Sterilisierraum.
15 Entbindungszimmer.
16 Untersuchungszimmer.
17 Vorbereitungszimmer.

der ein Säuglingszimmer, gegen den Flur durch eine Glaswand abgeschlossen, mit Badeeinrichtung und ebenfalls davor befindlicher Liegehalle vorhanden ist. Während auf den aseptischen Wochenstationen die normalen Säuglinge in den Wochenzimmern liegen, sind sie auf der septischen Abteilung grundsätzlich von der Mutter getrennt. Die Nebenräume sind die üblichen. Auf den Korridoren sind elektrisch regulierte Uhren vorhanden, deren Hauptuhr sich im Verwaltungsgebäude neben dem Geschäftszimmer befindet. Die gesamten Schwachstromanlagen werden von zwei wechselseitig benutzbaren Akkumulatorenbatterien zu 36 Volt Spannung mit Strom versorgt. Die Aufladung erfolgt durch einen Drehstrom-Gleichstrom-Motorumformer aus dem Starkstromnetz.

Der nach Norden gelegene Mittelflügel, durch eine Glastür gegen die Station abgeschlossen, enthält auf der einen Seite ein Untersuchungs- und

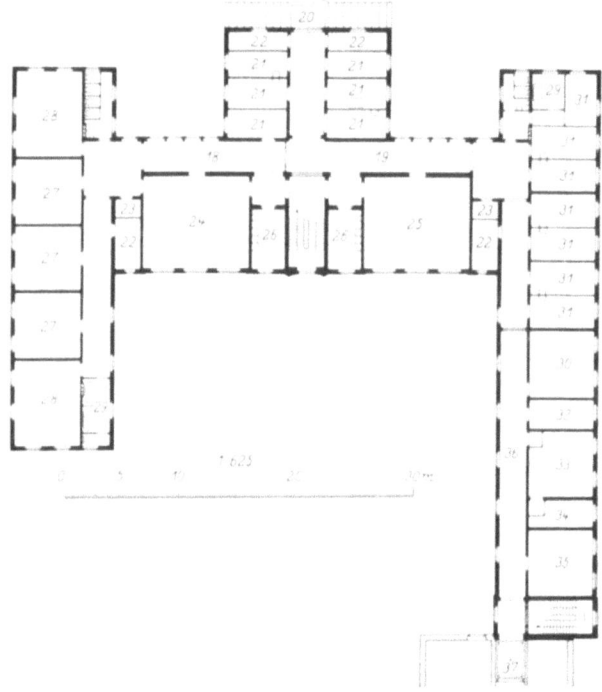

Abb. 19. Obergeschoß.

18 Hebammen der Fortbildungslehrgänge.
19 Schwesternabteilung.
20 Balkon.
21 Schwesternzimmer.
22 Wäsche.
23 Besen.
24 Tagesraum für die Hebammen.
25 Wohnzimmer für die Schwestern.
26 Teeküche.
27 Hebammen.
28 Hebammen.
29 Bad.
30 Röntgentherapie.
31 Schwesternzimmer.
32 Schaltraum.
33 Röntgendiagnose.
34 Dunkelkammer.
35 Lichtbehandlung.
36 Röntgenabteilung.
37 Aufzug.

Behandlungszimmer, das neben der sonst üblichen Einrichtung einen in die Wand eingebauten strahlendichten Schrank zur Aufbewahrung des Radiums enthält. Neben dem Untersuchungszimmer befindet sich ein hellgrün gekachelter Operationssaal für septische Eingriffe mit kompletter Einrichtung. Die Beleuchtung wird durch Kugelspiegellampen bewirkt.

Auf der anderen Seite befindet sich ein Bad mit einer gesonderten Standbrauseeinrichtung, einem Klosett für Gebärende sowie einer großen Feuerton-

Die Brandenburgische Landesfrauenklinik in Berlin-Neukölln. 237

wanne zum Vorspülen der septischen Wäschestücke in einer Desinfektionslösung. Ferner ist ein Vorbereitungszimmer für die Gebärenden und ein mit hellgrünen Wandfliesen versehenes Entbindungszimmer mit zwei Entbindungsbetten und allem Zubehör vorhanden. Operations- und Entbindungssaal haben große Nordfenster in Eisenkonstruktion.

In der Mitte zwischen Operations- und Entbindungssaal befindet sich eine nur für diese Station zu betätigende Sterilisationsanlage mit Autoklaven und allen erforderlichen Apparaten, in den Wänden zwei eingebaute Instrumentenschränke. Der Instrumentenkocher ist für Dampf und Gasbetrieb eingerichtet.

Auf der ganzen Station ist reichlicher Gebrauch von Fliesenfußböden und -wänden gemacht, zum Beispiel auch in den Klosetts und ihren Zwischenwänden, um eine gründlichere Reinigungsmöglichkeit zu haben.

Die Röntgeneinrichtung. Im ersten Stock des Anbaues befindet sich die Röntgenabteilung mit einem Universal-Pandorosapparat. Es ist ein Apparat mit Glühventilgleichrichtung, der für Diagnostik bis zu 250 Milliampère bei 125 Kilovolt Scheibenleistung und für Therapie bis 250 Kilovolt leistet. Ein wesentlicher Vorteil gegenüber dem früheren schwächeren Apparat besteht auch darin, daß er vollständig geräuschlos arbeitet. Wände und Fußböden der Röntgenräume sind durch Bleiplatteneinlagen in Mauer und Decken gegen die umliegenden Räume gedichtet. Der Schaltraum befindet sich in der Mitte, daneben auf der einen Seite ein Raum für Tiefentherapie, auf der anderen Seite einer für Diagnostik. Der Apparateraum befindet sich darüber im zweiten Obergeschoß und ist möglichst schalldicht isoliert.

Der Raum für Tiefentherapie ist so eingerichtet, daß mit zwei Hochspannungsleitungen gearbeitet werden kann. Zur Verwendung kommen Media-Metallix-Strahlenschutzröhren von den Müllerwerken und Glühkathoden Coolidgeröhren von SIEMENS. Die Leitungen führen zu einem Wintzschen Stativ und zu einem Warnekros-Dessauertisch. Die Messung der Röntgenstrahlen geschieht mit einem Eichstandgerät von KÜSTNER.

Zur Diagnostik dient ein Universalstativ für Durchleuchtungen und Aufnahmen, Nah- und Fernaufnahmen. Die Röhren sind Doppelfokus-Diagnostikröhren. Eine zweite Leitung führt zu einem Lagerungstisch mit Buckyrollblende speziell für Beckenaufnahmen, die mit einer Hochleistungsdiagnostikröhre vorgenommen werden.

Neben dem Raum für Diagnostik befindet sich eine Dunkelkammer, ferner ein Raum für Lichtbehandlung (Höhensonne, Lichtbad, Diathermie, usw.).

Die übrigen Räume dieses Stockwerkes dienen teils zu Wohnungen für nicht auf den Stationen wohnende angestellte Schwestern und Hebammen, die im ganzen Hause grundsätzlich Einzelzimmer, ferner hier einen großen gemeinsamen Wohnraum mit danebenliegender Teeküche usw. haben; teils zu mehrbettigen Zimmern für die zu dreiwöchigen Fortbildungslehrgängen einberufenen Hebammen der Praxis, ebenfalls mit großem Wohnraum.

Das zweite Obergeschoß enthält weitere Wohnräume für Schwestern und Hebammen sowie Nachtwachenzimmer.

c) Das *Maschinen- und Kesselhaus* enthält vier große Hochdruckdampfkessel mit je 80 qm Heizfläche, ferner die Dampfwäscherei mit allen erforderlichen maschinellen Anlagen. Eine Permutitanlage dient zur Enthärtung des Wassers. Eine durch eine Dampfmaschine angetriebene Dynamomaschine ermöglicht eine Notbeleuchtung des Hauses bei länger dauernder

Unterbrechung des Straßennetzes. Ferner sind eine Desinfektionsanlage und Leichenräume vorhanden. Im Obergeschoß befindet sich neben Wäschereiräumen, Nähstuben und Plättstuben die Verheiratetenwohnung des Maschinenmeisters.

Die *Keller* der Gesamtanlage sind begehbar und enthalten: 3 Zentralstationen für Heizung und Warmwasserbereitung (Boiler), Dampfverteiler,

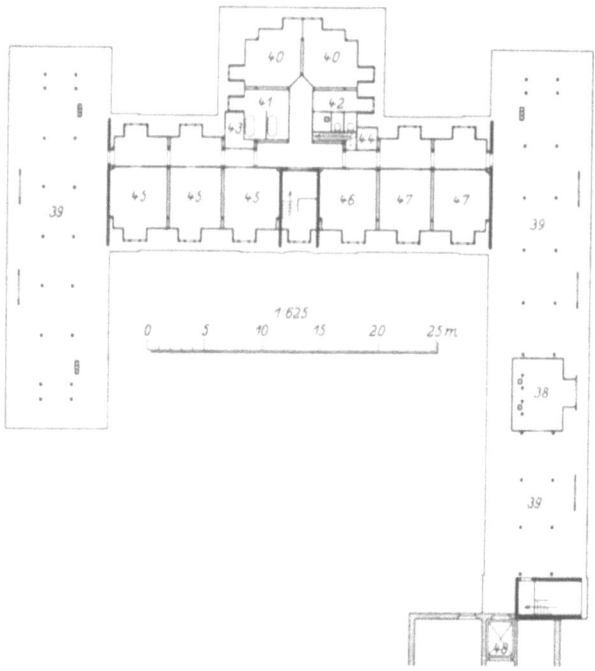

Abb. 20. Dachgeschoß.

38 Induktoren.
39 Bodenraum.
40 Schwesternzimmer.
41 Bad.
42 Abort.
43 Besen.
44 Teeküche.
45 Hebammen.
46 Wochenpflegerinnen.
47 Nachtwachen-Zimmer.
48 Aufzug.

Transformatorenanlagen, Antriebsmaschinen für die Personenaufzüge, Akkumulatorenbatterien mit Ladevorrichtung, Fernsprechanlage für automatischen Betrieb, Werkstätten und Vorratsräume. In den Kellerfluren verlaufen die Hauptrohre für Warm- und Kaltwasserleitung, Hoch- und Niederdruckdampf, Kondenswasser, Abwasser und Gas. Wasser, Gas und Elektrizität liefern die städtischen Werke.

Im Anstaltsgelände befindet sich ein kleiner Bau, der Räume für den Gärtner und Tierställe enthält.

Das *Direktorwohnhaus* ist im Landhausstil erbaut und steht durch einen geschlossenen Übergang mit der Klinik in unmittelbarer Verbindung. Im Untergeschoß ist die Wohnung eines verheirateten Maschinisten angeordnet

Die drei beschriebenen Kliniken mit einer Geburtenfrequenz von 3000 bis 4000 Fällen pro Jahr gehören zu den größten und neuesten geburtshilflichen Kliniken Deutschlands, die dem Unterricht dienen. Entsprechend den allgemeingültigen theoretischen Forderungen für eine moderne Frauenklinik besitzen dieselben in der Durchführung der grundsätzlichen Einrichtungen gewisse Ähnlichkeiten, auf der anderen Seite ist es bemerkenswert, wie die Individualität der Erbauer das Problem selbständig abge-

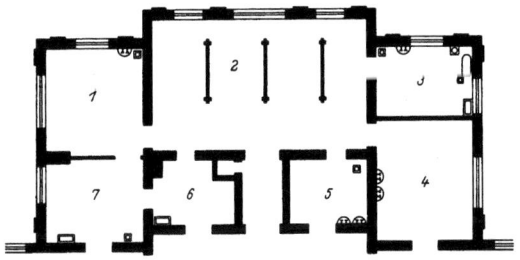

Abb. 21. Maternitad in Buenos-Aires.
1 Operation.
2 Entbindungssaal.
3 Neugeborene.
4 Wehenzimmer.
5 Ärzte.
6 Instrumente.
7 Sterilisation.

wandelt hat. Es ist selbstverständlich, daß jedes der mitgeteilten Objekte an irgendeiner Stelle Einrichtungen besitzt, die bei einer Neuplanung abgeändert werden könnten, im allgemeinen aber gibt jede der angeführten Kliniken den klassischen Typus des jetzt Erreichbaren an.

Eine Sonderbemerkung ist über die Einrichtung der *Entbindungssäle* in Anstalten mit ähnlicher wie der erwähnten Geburtenfrequenz zu machen. Während man früher in solchen Anstalten einfach große Säle baute, in denen Entbindungsbett neben Entbindungsbett stand, ist man von derartigen Einrichtungen aus Gründen der Humanität zurückgekommen. Man verwendet jetzt entweder große Säle mit Zwischenwänden oder Schirmen zur optischen Trennung zwischen den Betten, also eine Art Boxenanordnung, wie z. B. in der Brandenburgischen Landesfrauenklinik und in der Maternidad in Buenos Aires (deren praktische Anordnung aus dem beigefügten Teilausschnitt des Grundplanes ersichtlich ist) oder man baut wie in Leipzig mehrere kleine 1—2-bettige Entbindungssäle nebeneinander. Wenn auch diese letztere Einrichtung an sich die vollendetere zu sein scheint, so ist dagegen anzuführen, daß dabei die Anlagekosten beträchtlichere sind, die Übersichtlichkeit für den Arzt stark erschwert und eine erhebliche Vermehrung des Hebammenpersonals erforderlich wird. Für nicht empfehlenswert wegen noch stärkerer Erschwerung des ärztlichen und pflegerischen Dienstes muß ich es ansehen, wenn solche Entbindungssäle nicht *neben*einander, sondern in mehreren Stockwerken übereinander angeordnet sind.

Aus denselben humanitären Gründen vermeidet man selbst in Entbindungsanstalten mit großem Betrieb die Anlage von Sälen mit 20—30 Betten für Wöchnerinnen, und wählt kleinere 4—6 Betten-Zimmer trotz der dadurch bedingten Mehrkosten im Bau und Betrieb. Das Ideal, jeder Wöchnerin ein Einzelzimmer zu geben, scheitert im allgemeinen an den Kosten und an der Schwierigkeit der Pflege. Zum Ersatz ist man z. B. in Amerika in einer Reihe von Krankenhäusern dazu übergegangen, die Betten in den Zimmern durch feste oder bewegliche Zwischenwände voneinander zu trennen.

Es besteht noch keine einheitliche Auffassung darüber, ob man das Neugeborene im Zimmer der Wöchnerin belassen oder grundsätzlich von ihr trennen und die Kinder in besonderen Säuglingszimmern vereinigen soll. In Leipzig ist das letztere System gewählt; in Berlin-Neukölln werden die gesunden Neugeborenen bei der gesunden Wöchnerin im Zimmer belassen, während grundsätzlich das nichtnormale Neugeborene, z. B. die Frühgeburt, von der Mutter getrennt wird. Die gleiche Einrichtung der grundsätzlichen Trennung besteht bei kranken, z. B. bei allen auf der septischen Station befindlichen Wöchnerinnen.

Hervorheben möchte ich noch, daß es sich im allgemeinen nicht empfiehlt, die Zentralküche und die Wäscherei, wie es nicht selten geschieht, in das Untergeschoß des Hauses zu legen, da die Belästigung durch Dampf und Gerüche unvermeidbar ist. Aus diesem Grunde scheint mir die Lage der sonst musterhaften Einrichtungen dieser Art in Leipzig nicht empfehlenswert. Am besten verlegt man Küche und Wäscherei in ein Sondergebäude, sonst käme gegebenenfalls eine Unterbringung dieser Betriebe im obersten Stock in Betracht, wodurch die Belästigungen größtenteils ausgeschaltet werden können.

Während Bau und Betrieb der drei beschriebenen, als vorbildlich zu bezeichnenden Kliniken mit erheblichen Kosten verknüpft sind, ist es selbstverständlich, daß Anstalten ohne Aufgaben unterrichtlicher Natur in vieler Beziehung einfacher und dementsprechend billiger gehalten werden können. Wenn man die für den Unterricht erforderlichen Einrichtungen abzieht, bleiben allerdings die sonst grundsätzlich erhobenen Forderungen mutatis mutandis selbst für kleinere Anstalten bestehen, so daß lediglich durch entsprechende Verkleinerung der mitgeteilten Objekte den jeweiligen Bedürfnissen Rechnung getragen werden kann.

Zu untersuchen ist ferner, ob neben den geschilderten vollständigen Frauenkliniken auch reine Entbindungsanstalten ihre Berechtigung haben. Die Frage ist ohne weiteres zu bejahen, wenn die Entbindungsanstalt im Anschluß an eine größere Krankenhausanlage besteht, andernfalls ist wegen der vielfachen Verzahnungen mit der Gynäkologie ein reinliches Herausschälen der Geburtshilfe schwierig, ja fast unmöglich. Es ist daran zu erinnern, daß die großen chirurgisch-geburtshilflichen Maßnahmen, wie abdominaler Kaiserschnitt, Kolpo-Hysterotomie, Beckenspaltung, Operationen wegen einer Gravidität mit Genitaltumoren, einer Extrauteringravidität, einer Uterusruptur und anderer geburtshilflicher Komplikationen an sich das Vorhandensein eines Operationssaales mit allen technischen Einrichtungen verlangen. Fehlen diese Einrichtungen, so ist die Entbindungsanstalt gewissermaßen ein Torso. Die Behandlung der Fehl- und Frühgeburten mit ihren Komplikationen, bei denen vielfach Verletzungen eine Rolle spielen, fügt sich organischer in eine gynäkologische als in eine geburtshilfliche Abteilung. Die Fälle der stets notwendigen Isolierabteilung für infizierte Fälle verlangen nicht selten die Vornahme kleinerer und größerer chirurgischer Eingriffe. Ich führe als Beispiele die Venenunterbindung bei Pyämie, die Behandlung parametraner Abszesse und anderes an.

Auf Grund dieser Notwendigkeiten erscheint es logisch, eine vollständige Frauenklinik mit geburtshilflicher, gynäkologischer und septischer Abteilung als ein abgerundetes organisches Gebilde zu bezeichnen, während die reine Entbindungsanstalt für viele Möglichkeiten nicht ausreicht und auf die Mithilfe anderer Kliniken angewiesen ist.

Um zu zeigen, daß man auch mit verhältnismäßig geringen Mitteln eine zweckmäßige Anlage für kleineren Betrieb schaffen kann, erwähne ich die Entbindungsanstalt des Hauptvorstandes des *Vaterländischen Frauenvereins* zu Berlin. Die allgemeine Einrichtung dieses in einfachen, aber vollständig ausreichenden Verhältnissen gehaltenen Hauses ist derart, daß im Erdgeschoß Küche und Wäscherei untergebracht sind, im ersten Stock 2 Entbindungszimmer, 1 Operationssaal, ferner eine Wochenstation angeordnet sind, wobei ein gesondert liegendes Zimmer als Isolierzimmer dient. Im zweiten Stock befinden sich kleinere Zimmer für Wöchnerinnen und Räume für Schwangere (siehe Abb. 22).

Wie oben mitgeteilt, verlangt DE LEE für eine Entbindungsanstalt ein völlig für sich bestehendes Gebäude mit eigenen Einrichtungen jeder Art und geht auf Grund seiner Erfahrungen auch dann nicht von dieser Forderung ab, wenn die Entbindungsanstalt einen Teil eines allgemeinen Krankenhauses bildet. Wenn auch zuzugeben ist, daß diese Forderung ein erstrebenswertes

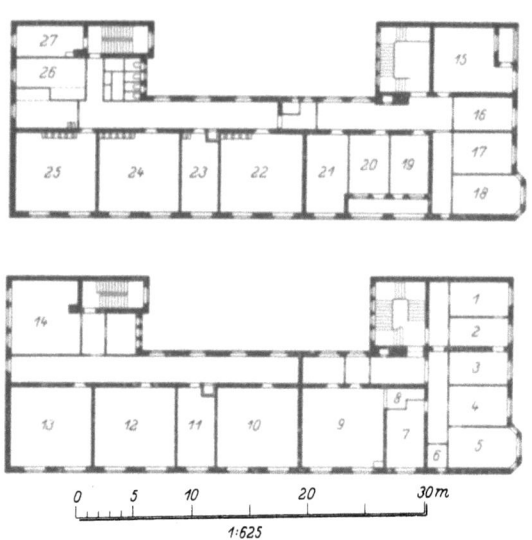

Abb. 22. Entbindungsanstalt des Vaterländischen Frauenvereins in Berlin.

1 Arzt.
2 Vorbereitung.
3 Entbindungszimmer.
4 Entbindungszimmer.
5 Operationssaal.
6 Laboratorium.
7 Teeküche.
8 Sterilisierraum.
9 Säuglingszimmer.
10 Wochenzimmer.
11 Schwester.
12 Wochenzimmer.
13 Wochenzimmer.
14 Isolierzimmer.
15 Wochenzimmer.
16 Bad.
17—21 Wochenzimmer.
22 Schwangerenzimmer.
23 Schwesternzimmer.
24, 25 Schwangerenzimmer.
26, 27 Schwesternzimmer.

Ideal darstellt, so muß auf der anderen Seite anerkannt werden, daß unter gewissen Vorsichtsmaßnahmen eine geburtshilfliche Station eines allgemeinen Krankenhauses auch ohne eigenes Gebäude ihre Berechtigung besitzt. WILLIAMS, der Leiter der gynäkologischen Abteilung des John Hopkins-Hospitales in Baltimore wendet sich gegen die Forderungen seines Landsmannes DE LEE. Er gibt an, daß bei einem Krankenhausbau ein gesonderter Korridor für die geburtshilfliche Abteilung genüge, und daß bei guter Schulung des Personals Infektionsübertragungen vermieden werden können. Die zahlreichen, in Deutschland befindlichen geburtshilflichen Stationen ohne eigenes Gebäude innerhalb all-

Grundsätzliche Einzelheiten. 243

gemeiner Krankenhäuser beweisen praktisch, daß die Anschauungen WILLIAMS zutreffend sind.

Als ein Beispiel für eine derartige Anlage führe ich die Einrichtung des *St. Josef-Krankenhauses* in Berlin-Neu-Tempelhof an, das vor etwa $1/2$ Jahr in Betrieb genommen ist. Das große, 600 Betten enthaltende Krankenhaus ist so gegliedert, daß im Erdgeschoß Aufnahme und Verwaltung untergebracht sind, im ersten Stock sich die innere Station, im zweiten Stock die geburtshilflich-gynäkologische Station, im dritten Stock die chirurgische Station befinden.

Dieses mit allen modernen Einrichtungen versehene Krankenhaus hat für sämtliche Abteilungen gemeinsame wissenschaftliche Betriebe, wie Röntgen-Einrichtung, Laboratorien usw., sowie wirtschaftliche Anlagen, wie Küche, Wäscherei usw. Die geburtshilflich-gynäkologische Abteilung ist so gegliedert, daß ein Mittelflügel die Operations- bzw. Entbindungssäle mit Nebenräumen, ein Seitenflügel eine aseptische, ein anderer Seitenflügel eine septische Abteilung enthält. Die im übrigen nach neuesten Erfahrungen entsprechende Einrichtung gibt nur in einem Punkt zu einer grundsätzlichen Ausstellung Veranlassung. Im Mittelflügel befindet sich zentral die Sterilisationsanlage, neben der auf einer Seite der aseptische, auf der anderen Seite der septische Operationssaal liegt. Trotz der vorhandenen Sicherungsmaßnahmen gegen Übertragungen würde ich es für besser halten, den septischen Operationssaal nicht in den aseptischen Betrieb einzufügen, sondern in den septischen Flügel zu verlegen.

Wenn die Zweckmäßigkeit einer geburtshilflichen Abteilung ohne eigenes Gebäude innerhalb eines allgemeinen Krankenhauses durchaus anzuerkennen ist, so muß doch die Forderung einer in sich geschlossenen Station, die etwa in einem besonderen Flügel oder Stockwerk untergebracht ist, aufrechterhalten werden. Es kann nicht als empfehlenswert angesehen werden, lediglich Sonderzimmer für geburtshilfliche Zwecke inmitten anderer Krankenabteilungen anzulegen, da dann die Übertragungsgefahr im Sinne DE LEEs beträchtlich ist. Trotzdem werden solche Einrichtungen in kleineren Krankenhäusern, besonders auf dem Lande sich nicht umgehen lassen, können aber dann nicht als Entbindungsanstalten gewertet werden, sondern sind nur als geburtshilfliche Notbetten zu bezeichnen.

Die weitere Erörterung hat sich mit der Beantwortung der Frage zu befassen, ob trotz des rapiden Geburtenrückganges in Deutschland Entbindungsanstalten in größerer Anzahl als notwendig anzusehen sind. Die Praxis hat ergeben, daß in den letzten Jahren mehr und mehr die Anstalten zur Entbindung aufgesucht werden. Wenn auch noch vor 2 Jahren (1927) die Statistik ergeben hat, daß in Deutschland nur 11% sämtlicher Entbindungen in Anstalten, also 89% im Hause verliefen, so verschiebt sich dieses Verhältnis nach Ausweis der Statistik dauernd zugunsten der Anstalten. Besonders in' großen Städten findet schon jetzt ein erheblicher Teil (in Deutschland bis zu 50%) der Entbindungen

16*

in den Anstalten statt. In New York und Chicago erreichte die Ziffer der Anstaltsgeburten bereits 60%. Fragt man nach der inneren Notwendigkeit dieser Entwicklung, so liegt zunächst auf der Hand, daß pathologische Geburten am besten in einer Anstalt untergebracht sind, während für die normale Geburt wenigstens eine medizinische Notwendigkeit hierfür nicht besteht. Das Abwandern der normalen Geburten in die Kliniken ist dagegen vielfach sozial begründet: ungenügende Wohnungsverhältnisse, ungenügende pflegerische Versorgung im Hause, bei Selbstzahlern die nicht unerheblichen Kosten einer Hausgeburt führen viele Frauen auch zur normalen Entbindung in die Klinik. Aus diesen Gründen ist die Vermehrung von öffentlichen Entbindungsanstalten schon jetzt vielfach erfolgt und wird sich noch fernerhin als notwendig erweisen. Die Regierung des Freistaates Sachsen z. B. hat bereits in einer Reihe größerer Städte staatliche Frauenkliniken errichtet und beabsichtigt, das ganze Land mit einem Netz von Entbindungsanstalten zu überziehen. Neben den Staats- und Provinzialbehörden sind überall auch kommunale und Kreisverwaltungen, charitative und konfessionelle Verbände neuerdings zu dem Bau größerer und kleinerer Entbindungsanstalten übergegangen, dazu kommt noch eine Anzahl von privaten Fachkliniken. Folgende Zahlen erhärten meine Ausführungen:

Statistisches

a) aus dem Deutschen Reich:

Die Gesamtziffer der 1923 Geborenen betrug 1340154
davon Anstaltsgeburten 80665
Die Gesamtziffer der 1924 Geborenen betrug 1313625
davon Anstaltsgeburten 92949
Die Gesamtziffer der 1926 Geborenen betrug 1269419
davon Anstaltsgeburten 123105
Die Gesamtziffer der 1927 Geborenen betrug 1200029
davon Anstaltsgeburten 128861

	Allgemeine Krankenhäuser		Entbindungsanstalten	
	Zahl der Anstalten	Zahl der Betten	Zahl der Anstalten	Zahl der Betten
1923	3745	324974	166	6647
1924	3713	325391	163	6846
1926	3763	345273	196	7798
1927	3802	358329	212	8183

	Auf 10000 Einwohner kamen *Betten* Allgemeine Krankenhäuser	Bei Entbindungsanstalten auf 10000 *Geburten* Entbindungsbetten
1923	52,6	50,7
1924	52,4	52,7

b) In Berlin gab es:

1926 Gesamtgeburten	... 45073	davon in Anstalten	....	24065
1927 „	... 42873	„ „ „	.....	23660
1928 „	... 45128	„ „ „	.....	25090

Von den der *nordamerikanischen* Medizinalverwaltung[1] unterstehenden 553 Krankenhäusern mit 149221 Betten hatten 525 eine geburtshilfliche Abteilung. Spezialfrauenkliniken gab es 1928 164 mit insgesamt 5912 Betten.

Bezüglich der *Organisation des Betriebes* in Frauenkliniken sind folgende Besonderheiten hervorzuheben:

Die allgemeinen Aufgaben der Anstalt bestehen stets:

1. in der ärztlichen und pflegerischen Versorgung Schwangerer und Gebärender (bzw. Frauenkranker),

2. in der Fürsorge für bedürftige Schwangere und Wöchnerinnen,

3. in der Fürsorge für das Neugeborene,

(4. gegebenenfalls in der Ausbildung von Ärzten, Studierenden und Hebammen sowie in wissenschaftlicher Arbeit.)

ad 1. Die voraufgegangenen Erörterungen über den Bau und die Einrichtungen zeigen, welche technischen Ansprüche an eine Entbindungsanstalt gestellt werden müssen, um die Entbindung unter Benutzung aller Errungenschaften der Neuzeit leiten zu können. Außer dem technischen Apparat muß aber auch ein entsprechendes *ärztliches* und *pflegerisches* Personal vorhanden sein. Der Leiter einer Entbindungsanstalt soll ein erfahrener Facharzt für Geburtshilfe und Gynäkologie sein, je nach Größe der Anstalt und nach den Anforderungen, die an seine praktische und Lehrtätigkeit gestellt werden müssen, sind die Ansprüche bezüglich seiner Vorbildung zu bemessen. Der Leiter einer großen geburtshilflichen Klinik muß aber nicht nur ein anerkannter Vertreter seines Faches sein, sondern auch menschliche und organisatorische Fähigkeiten von besonderem Ausmaß in sich vereinen. Selbst kleinere Entbindungsanstalten bedürfen zu ihrer Leitung unter allen Umständen eines Facharztes; es ist nicht angängig, die Leitung einer geburtshilflichen Abteilung etwa dem Vertreter eines anderen Gebietes, z. B. einem Chirurgen im Nebenamt zu übertragen. Die Geburtshilfe besteht nicht nur in der technischen Ausführung von operativen Eingriffen, sondern vor allem in der Fähigkeit, die geburtshilfliche Sachlage richtig bewerten und dementsprechend die Indikationsstellung beherrschen zu können. Die

---

[1] The modern Hospital, März 1927; The journal of the American Medical-Association, März 1929.

Kenntnis dieser Dinge läßt sich nur auf Grund einer eingehenden geburtshilflichen Spezialausbildung und einer eigenen großen praktischen Erfahrung erzielen. Es genügt daher zur Qualifizierung auch keine in der Hauptsache gynäkologische Vorbildung, bei der nur nebenher etwas Geburtshilfe betrieben worden ist.

Da die Gesamtverantwortung bezüglich der Indikationsstellung und der operativen Eingriffe im wesentlichen auf den Schultern des Anstaltsleiters ruhen muß, bedarf er wenigstens in größeren Anstalten eines fachkundigen Stellvertreters (Oberarzt, Sekundärarzt usw.), der bei Abwesenheit oder Verhinderung des Leiters automatisch die Verantwortung übernimmt. Es muß verlangt werden, daß in großen geburtshilflichen Kliniken stets ein verantwortlicher Arzt anwesend oder mindestens sofort erreichbar ist. Aus diesem Grunde ist es auch erforderlich und bei der Mehrzahl der großen Kliniken durchgeführt, daß der Anstaltsleiter seine Dienstwohnung in oder bei der Klinik hat.

Je nach Größe der Anstalt schwankt die Zahl der Assistenten, diese werden im allgemeinen in mindestens 4jährigem Turnus zu Fachärzten ausgebildet. Es kann ihnen unter Verantwortung des Leiters bzw. seines Vertreters, entsprechend ihrer schon erreichten Ausbildung und ihrer persönlichen Befähigung, die Ausführung geburtshilflicher Operationen übertragen werden. Bei großen Kliniken mit starker Geburtenfrequenz muß der ärztliche Dienst auf dem Entbindungssaal als Wechseldienst eingerichtet werden. Der diensthabende Assistenzarzt ist stets im Hause, in einigen Kliniken, besonders in Amerika, bezieht er während seines Kreißsaaldienstes ein Wohnzimmer dicht neben dem Kreißsaal.

Der Stationsdienst auf den Wochenstationen unterscheidet sich nicht von dem Dienst auf anderen Krankenabteilungen.

Jede in das Haus eintretende Schwangere oder Gebärende muß möglichst sofort untersucht werden, besonders um etwaige Regelwidrigkeiten frühzeitig erkennen zu können; der Untersuchungsbefund ist in einem Krankenblatt niederzulegen. Zu der Aufnahmeuntersuchung gehört neben dem vollständigen geburtshilflichen Status auch eine Blutentnahme zur eventuellen Feststellung einer Lues. In dieser Beziehung besitzen die Entbindungsanstalten eine besondere Waffe im Kampfe gegen die Verbreitung der Geschlechtskrankheiten. Die entsprechenden Reaktionen werden am besten in der Klinik selbst, sonst in den besonders dazu eingerichteten Instituten angestellt.

Der *pflegerische Dienst* auf dem Entbindungssaal wird von Hebammen vorgenommen. Größere Kliniken haben hierzu angestellte Hebammen, deren Zahl durch die Geburtenfrequenz bestimmt wird. Bei dauerndem Kreißsaalbetrieb muß für diese Hebammen ein Achtstundendienst durchgeführt werden. Bei geringerer Geburtenfrequenz in kleineren Anstalten wird nach Lage der Dinge verfahren. Sehr kleine Abteilungen begnügen sich unter Umständen mit der fallweisen Herbeirufung einer Hebamme aus der Stadt.

Der pflegerische Dienst auf den Wochenstationen wird ebenfalls von Hebammen versehen, die sich unter Umständen nach einer gewissen Zeit mit den Kreißsaalhebammen abwechseln können. Krankenpflegerinnen ohne Hebammenexamen bzw. Wärterinnen kommen erst in zweiter Linie in Betracht und unterstehen den Anweisungen der Hebammen.

Der Dienst auf den gynäkologischen Stationen kann von geprüften Krankenpflegerinnen mit oder ohne Hebammenexamen versehen werden. Zum Operationsbetrieb gehören Operationsschwestern, unter Umständen auch Narkosenschwestern. Bei größeren Anstalten muß darauf geachtet werden, daß stets eine genügende Anzahl von Ärzten der aseptischen Abteilungen im Hause ist, um unverzüglich einen großen Eingriff, z. B. den Kaiserschnitt, vornehmen zu können. Im übrigen unterscheidet sich der Dienst auf dem Operationssaal grundsätzlich nicht von dem in einer chirurgischen Klinik.

Die septische Station erfordert, wie bereits oben mitgeteilt, eine möglichst umfangreiche Isolierung von den anderen Abteilungen. Sie bedarf deshalb außer der baulichen Absonderung und einer vollständigen Einrichtung auch eines eigenen ärztlichen und pflegerischen Personals. Da auf dieser Abteilung sowohl Geburtsfälle wie Operationen vorkommen, muß auch das Pflegepersonal diesen Ansprüchen genügen können, so daß Hebammen, Operationsschwestern usw. erforderlich sind.

Besitzt die Anstalt eine Röntgeneinrichtung, größere Laboratorien und ähnliches, so muß auch dafür das entsprechende Fachpersonal vorhanden sein.

Aus allen diesen Gründen muß das ärztliche und Pflegepersonal in einer geburtshilflichen Klinik verhältnismäßig sehr groß sein, und läßt sich nicht ohne weiteres mit der an anderen Kliniken notwendigen Zahl vergleichen. Dementsprechend ist auch bei der Bauplanung zu verfahren.

Die wirtschaftliche Versorgung einer Entbindungsanstalt ist im wesentlichen ebenso zu handhaben wie die anderer Krankenanstalten. Das notwendige Personal richtet sich nach der Größe und Beanspruchung der Anstalt. Es ist wünschenswert, daß mindestens ein verantwortlicher Verwaltungsbeamter im Hause wohnt.

Bemerken möchte ich noch, daß in der Brandenburgischen Landesfrauenklinik grundsätzlich nur das ärztliche und Pflegepersonal im Hause wohnt, während die mit Achtstundentag arbeitenden, tariflich Angestellten weder im Hause wohnen noch verpflegt werden. In Leipzig dagegen wohnt das gesamte Personal im Hause.

Der Betrieb der *Geschäftszimmer* ist in den Entbindungsanstalten ebenfalls besonders zu beachten, da die Aufgaben des Büropersonals gegenüber anderen Krankenhäusern gesteigerte sind. Geburtsmeldungen, standesamtliche Meldungen, der Schriftverkehr wegen der Wochenhilfe und des Stillgeldes, evtl. die Ausstellung von Taufscheinen bedeuten bei dem nach Lage der Dinge schnellen Wechsel der Patientinnen ein Plus an Arbeit und Verantwortlichkeit.

Der *Wäschebestand* einer geburtshilflichen Klinik muß ein besonders großer sein, bedingt vor allem durch die Wäsche für die Gebärenden und Neugeborenen. Aus denselben Gründen ist der Betrieb in der Wäscherei ein umfangreicher und der Wäscheverbrauch ein großer. Die von der septischen Abteilung anfallende Wäsche muß schon auf der septischen Abteilung vorbereitet werden, bevor sie in die allgemeine Wäscherei wandert, um Keimübertragungen zu vermeiden. Zu diesem Zweck kann die septische Wäsche auf der Station in eine mit Desinfektionslösung gefüllte, nur zu diesem Zweck bestimmte Wanne gelegt werden, in der sie 6—8 Stunden liegen bleibt, worauf sie gespült und im nassen Zustande in die Wäscherei abgeliefert wird. Es gibt ferner Vorrichtungen, in denen die infektiöse Wäsche an Ort und Stelle durch Dampf keimfrei gemacht wird, bevor sie in das Waschhaus gelangt.

Auch stark durchblutete Wäsche der aseptischen Entbindungssäle wird zweckmäßig an Ort und Stelle in einer dafür bestimmten Wanne durchgespült und erst dann in die Wäscherei gebracht.

Das Personal des *Maschinenhauses* ist infolge des häufigen nächtlichen Bedarfes an Sterilisationsdampf und heißem Wasser stärker belastet als in anderen Krankenhäusern, es ist daher eine entsprechende Vermehrung des sonst üblichen Personals erforderlich.

ad 2. Die *Fürsorgearbeit* in einer geburtshilflichen Klinik besteht neben den gewöhnlichen Aufgaben der Krankenhausfürsorge in der Betreuung von mittellosen Schwangeren und Wöchnerinnen. Zu diesem Zweck muß einer größeren Entbindungsanstalt zunächst eine Schwangerenfürsorge angegliedert sein, in der regelmäßige Sprechstunden abgehalten werden. In diesen erhalten die Schwangeren ärztlichen, wirtschaftlichen und juristischen Rat, zur Mitwirkung gehören daher ein Arzt, eine Hebamme und eine Fürsorgerin.

Bei der *ärztlichen* Untersuchung ist besonders die frühzeitige Erkennung pathologischer Zustände von Wichtigkeit, daher gehört zu ihr die Aufnahme eines vollständigen geburtshilflichen Befundes einschließlich der Beckenmessung, eine Blut- und eine Urinuntersuchung. Auf Grund der Ergebnisse dieser Untersuchung erfolgt eine Raterteilung für ein zweckmäßiges Verhalten der Schwangeren. Die *wirtschaftliche* Beratung führt zur rechtzeitigen Hilfeleistung bei wirtschaftlicher Not, vielfach können Lebensmittel- und Wäscheanweisungen bei dieser Gelegenheit erteilt werden. Die *juristische* Beratung erstreckt sich besonders auf die Mitteilung derjenigen gesetzlichen Einrichtungen, die zugunsten der Schwangeren bestehen, z. B. der betreffenden Paragraphen der Reichsversicherungsordnung, des Reichsgesetzes über die Beschäftigung vor und nach der Niederkunft, der Vormundschaftsregelung, der Kassenansprüche, des Stillgeldes sowie sonstiger Fürsorgeeinrichtungen.

In Amerika werden gelegentlich der Schwangerenfürsorge kurze Krankenblätter angelegt, die der Schwangeren in die Hand gegeben werden, um bei evtl. späterer Inanspruchnahme eines anderen Arztes zur Entbindung diesem eine Richtschnur übermitteln zu können.

Die größeren geburtshilflichen Kliniken haben die Einrichtung der sogenannten *Hausschwangeren*, bekanntlich solcher hilfsbedürftiger Frauen und Mädchen, die einige Wochen vor der Entbindung aufgenommen werden, den Rest ihrer Schwangerschaft, die Entbindung und das Wochenbett in der Klinik durchmachen, ohne daß ihnen persönlich dadurch Kosten erwachsen. Die Hausschwangeren werden je nach ihren Kräften und ihrer Vorbildung unter ärztlicher Überwachung im Hause beschäftigt und haben sich gegebenenfalls den Anforderungen, die durch den Unterricht an sie gestellt werden, zu unterziehen. Für die Hausschwangere tritt eine weitere Fürsorge ein, die den Verkehr mit der Familie der Betreffenden, der Heimatsbehörde, dem städtischen Wohlfahrtsamt, Kreisverband und anderen Stellen (z. B. Krankenkassen) aufnimmt, um dafür zu sorgen, daß sie nach Abhaltung des Wochenbettes mit ihrem Kinde sachgemäß untergebracht wird. Da in großen Kliniken mit starker Inanspruchnahme die Dauer des Aufenthaltes der Entbundenen auf der Wochenstation nur kurz bemessen ist, bestehen Einrichtungen, die für die weitere Aufnahme von Mutter und Kind in Anspruch genommen werden können. Entweder besitzt die Klinik selbst eine Mütter- und Säugngsabteilung für ältere Wöchnerinnen mit ihren Kindern, oder die Fürsorge vermittelt die Unterbringung von Mutter und Kind in besonderen Mütter- und Säuglingsheimen, falls sie nicht in die Familie zurückkehren können. Im Bedarfsfalle können auch Zuweisungen von Geld und Bekleidungsstücken, besonders für das Neugeborene, erfolgen. Gestellung von Hauspflegerinnen, Stellenvermittlung, Adoptionen und ähnliches erfolgt gleichfalls durch die Fürsorge.

ad 3. Die *Fürsorge* für das *Neugeborene* sieht ihre wesentliche Aufgabe darin, Mutter und Kind wenigstens in den ersten Monaten zusammenzuhalten. Ist dies im Ausnahmefall aus äußeren Gründen nicht möglich, so wird das Kind durch die Fürsorge in entsprechende Säuglingsheime verlegt.

In der Brandenburgischen Landesfrauenklinik z. B. arbeiten zu diesen Zwecken zwei Fürsorgerinnen mit Hilfspersonal. In der Klinik selbst befindet sich eine Mütter- und Säuglingsabteilung für 25 Mütter und Kinder. Darüber hinaus aber besteht ein organischer Zusammenhang mit einem gegenüber der Klinik gelegenen städtischen Mütter- und Säuglingsheim, zu dessen laufenden Kosten die Verwaltung der Klinik anteilmäßig beiträgt. Das unter Leitung eines Pädiaters von Ruf stehende Heim nimmt im Bedarfsfalle die aus der Landesfrauenklinik zur Entlassung kommenden Wöchnerinnen nebst Kindern, unter Umständen die Kinder allein auf und behält sie vorzugsweise $1/4$ Jahr, mindestens aber 6 Wochen. Die Abgrenzung zwischen Geburtshelfer und Kinderarzt ist demnach eine solche, daß das Neugeborene etwa bis zum 10. Tage unter Obhut des ersteren steht, während es dann dem Kinderarzt überantwortet wird.

ad 4. Trotzdem hier nicht in eine Erörterung der Organisation eines medizinischen Unterrichts eingetreten werden kann, sollen einige ganz allgemeine Gesichtspunkte hervorgehoben werden.

Die dem *Unterricht* dienenden Entbindungsanstalten bedürfen, wie oben ausgeführt, bestimmter Sondereinrichtungen zur Durchführung desselben. Der geburtshilfliche Unterricht besteht nur zum geringsten Teil in theoretischen Vorlesungen und Übungen am geburtshilflichen Phantom, vielmehr in der Hauptsache in der praktischen Untersuchung von Schwangeren und Gebärenden und in der Ausführung notwendiger Eingriffe bei denselben. Die Kliniken, welche mit diesen Aufgaben betraut sind, müssen sich infolge der Verantwortung, welche später die selbständig Geburtshilfe treibenden Ärzte und Hebammen übernehmen, diesem Zweig ihrer Tätigkeit nicht nur mit besonderer Hingabe unterziehen, sondern auf der anderen Seite durch die sorgfältigsten Einrichtungen und Vorschriften dafür sorgen, daß durch die im Interesse des Unterrichts vorgenommenen Untersuchungen usw. der Schwangeren und Gebärenden keinerlei Schaden erwächst. Dazu gehört auch eine eingehende Auslese des anzustellenden ärztlichen und Pflegepersonals, welches nicht nur Kenntnisse, sondern auch persönliche und pädagogische Fähigkeiten in besonderem Ausmaß besitzen muß.

Größere Entbindungsanstalten können sich ein besonderes Verdienst dadurch erwerben, daß sie möglichst vielen jungen Ärzten Gelegenheit geben, sich die Grundlagen der Geburtshilfe durch praktische Arbeit anzueignen. Eine Reihe von Universitäts-Frauenkliniken hat zu solchem Zweck ein mehrmonatliches Internat für Studierende geschaffen (Hauspraktikanten). Da jedoch diese Einrichtung nur fakultativ ist, bisher auch kein Zwang für die Medizinalpraktikanten besteht, während ihres praktischen Jahres geburtshilflich tätig zu sein, sind die praktisch geburtshilflichen Fähigkeiten der jungen Ärzte häufig unzureichend. Es ist deshalb vielfach verlangt worden, die Erlaubnis zur Ausübung einer geburtshilflichen Praxis von dem Nachweis einer voraufgegangenen, mindestens vierteljährigen Sonderausbildung abhängig zu machen. Bevor eine derartige Bestimmung eingeführt wird, sollten größere Entbindungsanstalten so weit wie möglich jeden an sie herantretenden Wunsch nach einer solchen Ausbildung durch kurzfristige (viertel- bis halbjährige) Annahme junger Ärzte unterstützen. Die Unterbringungsmöglichkeit ist beim Bau zu berücksichtigen.

Die wissenschaftliche Arbeit gehört zu den Hauptgebieten vor allem der Universitätsfrauenkliniken, dies bedeutet aber nicht, daß in anderen Entbindungsanstalten, besonders denjenigen, die sich mit dem Unterricht befassen, auf wissenschaftliche Betätigung verzichtet werden soll. SELLHEIM schreibt mit Recht: Zum medizinischen Unterricht muß sich automatisch die wissenschaftliche Forschung gesellen. Wer der Meinung ist, unterrichten zu können, ohne wissenschaftlich zu arbeiten, wird bald etwas lehren, was bereits überholt ist, und wer wissenschaftlich arbeitet, ohne zu unterrichten, kommt in Gefahr, sich immer mehr von praktischen Zielen zu entfernen. Unterrichten und Forschen gehören untrennbar zusammen, das eine gibt dem anderen Anregung und Richtung.

Bei der dauernden Weiterentwicklung der Technik besteht

die Gefahr, daß jede Klinik in absehbarer Zeit veraltet. STOECKEL schreibt, daß jede neue Klinik eigentlich schon nicht mehr ganz neuzeitlich ist, wenn sie eingeweiht wird, da seit ihrer Planung bereits 4—5 Jahre vergangen sind. Es sind daher besondere Maßnahmen erforderlich, um dafür zu sorgen, daß sie auf der Höhe bleibt. Die Vorbedingung dazu ist, daß die Behörden und der Leiter die Fertigstellung einer Klinik nicht mit dem Gefühl der Erleichterung und der Beruhigung begleiten, daß nunmehr in den nächsten 10 Jahren weder Geld noch Mühe aufgewendet zu werden brauchen. Wenn eine Klinik hygienisch einwandfrei, sauber, ordentlich und vorbildlich bleiben soll, muß sie dauernd pfleglich behandelt werden, was natürlich dauernde Kosten verursacht. Es ist vor allem Sache der Leitung, sich um Fortschritte und Verbesserungen der Technik zu kümmern und sich in dieser Beziehung stets auf dem Laufenden zu erhalten. Je größer die Klinik ist, um so mehr Organisationstätigkeit und Disziplin gehören dazu, um den Betrieb auf der Höhe zu erhalten. Wertvolle Neuerfindungen müssen berücksichtigt und eingefügt, Schäden müssen rechtzeitig erkannt und beseitigt werden. Dazu gehört, daß der Leiter der Klinik den Blick nicht nur nach innen richtet, sondern einen lebhaften Anteil an dem kleinen und großen Geschehen seines Faches nimmt. Zur Organisationstätigkeit gehört ferner nicht nur eine ständige Überwachung des Betriebes bis ins einzelne, sondern auch die Fähigkeit, Menschen der verschiedensten Art zu gemeinsamer Arbeit zusammenzufassen und am richtigen Platze anzustellen. Nur dann, wenn eine Klinik im Bau und Betrieb ständige Verbesserungen erfährt, gelingt es, dieselbe vor dem Veraltern zu schützen und auf der Höhe der Zeit zu erhalten.

Die vorstehenden Erörterungen zeigen in ihrer Gesamtheit, daß Bau, Organisation und Betrieb einer Entbindungsanstalt nach jeder Richtung besondere Ansprüche stellen. Hieraus ergibt sich als logische Konsequenz, daß nicht nur die Errichtung einer solchen Anstalt, sondern auch ihr laufender Betrieb mit erheblichen Kosten verknüpft ist, in höherem Maße als bei Kliniken anderer Art. Hervorzuheben ist dabei jedoch, daß gerade die Entbindungsanstalten Stätten von außerordentlicher sozialer Bedeutung sind, da sie mehr als andere Einrichtungen zum Aufbau des Volkes und zur Gesunderhaltung der Familie berufen sind, denn sie fassen das Problem des Volkswohles an ausschlaggebender Stelle, sozusagen an der Wurzel an.

Literatur.

BUMM: Über die Entwicklung der Frauenspitäler und die moderne Frauenklinik. Wiesbaden 1897, Bergmann. — DÖDERLEIN: Die neue Universitäts-Frauenklinik zu München. Mschr. Geburtsh. **45.** Berlin 1917, S. Karger. — DE LEE, Chicago: Was muß man von einer modernen Entbindungsanstalt fordern? The modern Hospital, März **1927.** — GROBER: Die Auswahl des Platzes für Krankenanstalten in „Das deutsche Krankenhaus". Jena 1911, Gustav Fischer. — GRÜNEWALDT: Kleine Gebärasyle oder große Gebäranstalten? Volkmanns klinische Vorträge. Leipzig 1877, Breitkopf & Härtel. — KLEINWÄCHTER: Handbuch der Geburtshilfe (von MÜLLER). Stuttgart 1888, Ferdinand Enke. — KRAMER: Der Neubau der Universitäts-Frauenklinik in Leipzig. Z. Geburtsh. **94.** Stuttgart 1928, Ferdinand Enke. — PETRICK. Zur Frage der Umgestaltung des Krankenhausbaues, Zeitschrift für das gesamte Krankenhauswesen **1929,** Heft 8. — PLOSS-BARTELS-REITZENSTEIN: Das Weib in der Natur- und Völkerkunde, 11. Aufl. Berlin 1927, Neufeld & Henius. — SELLHEIM: Über einige beim Neubau und Umbau der Universitätsfrauenklinik Tübingen durchgeführte Grundsätze. Mschr. Geburtsh. **43,** Berlin 1916, S. Karger. — SIEBOLD: Die Einrichtung der Entbindungsanstalt an der Kgl. Universität in Berlin. Berlin 1829, Enslin. — STOECKEL: Über die neue Leipziger Frauenklinik und über das Bauen von Frauenkliniken überhaupt. Z. Geburtsh. **93.** Stuttgart 1928, Ferdinand Enke.—WILLE: 200 Jahre Entbindungsanstalt der Charité, Z. Geburtsh. **91.** Stuttgart 1927, Ferd. Enke. — WILLIAMS: Ist eine bauliche Isolierung für eine Entbindungsanstalt notwendig? The modern Hospital, April **1927.** — WIRTH und LANG, Z. Krkhauswes. **1929,** Heft 4.

Ambulatorien und Polikliniken.
Von W. Mobitz, Freiburg i. B.

Poliklinik heißt wörtlich ,,Stadtklinik". Man verstand darunter die meist mit Universitäts-Unterrichtsanstalten verbundenen, unter einem besonderen Lehrer und in einem besonderen Gebäude untergebrachten Einrichtungen zur Behandlung zugehender unbemittelter Erkrankter, und zwar falls sie ausgehfähig waren, an Ort und Stelle, falls bettlägerig, von dort aus in ihrer Wohnung. Mit den Fortschritten des Krankenhauswesens ist diese Einrichtung fast überall aufgegeben worden oder besteht nur noch für Fächer wie die geburtshilfliche Klinik oder in ganz kleinen Umfängen. Unter ,,Poliklinik" im engeren Sinne oder ,,Ambulatorium" versteht man Einrichtungen zur Behandlung Erkrankter, welche die Behandlungsstätten selbst aufsuchen können und sie nach erfolgter Behandlung wieder verlassen. Diese Einrichtungen können vollkommen selbständig sein, ohne jeden Zusammenhang mit einer geschlossenen Krankenanstalt, sie können unter Privatleitung stehen; in der Tat haben seit Jahrzehnten namentlich Fachärzte solche Polikliniken errichtet und betrieben, deren Bedeutung mit der Ausdehnung der Krankenkassenversicherung erheblich zurückging. Von solchen Anstalten ohne jeden Zusammenhang mit dem Krankenhauswesen, die aber namentlich für Sonderfächer eine Ergänzung und Entlastung des Krankenhauswesens bedeuten können, soll hier nicht die Rede sein.

Ferner gibt es Polikliniken oder Ambulatorien in *unmittelbarem Zusammenhang* und in *unmittelbarer* Zusammenarbeit mit Krankenhäusern. Auch hier ist zu unterscheiden zwischen Unterrichtsanstalten an Universitätskliniken und an allgemeinen öffentlichen und privaten Krankenhäusern. Die Verbindung von geschlossener Krankenanstalt und Ambulatorium lediglich zur Behandlung zugehender ausgehfähiger Erkrankter oder zur Nachbehandlung Entlassener, welche nicht mehr in der geschlossenen Anstalt zu wohnen brauchen, ist an den öffentlichen Krankenhäusern Englands und Amerikas außerordentlich weit ausgebildet und bedeutet dort einen überaus wichtigen Teil der Anstaltsbehandlung. Bei uns ist dank der Krankenkassenversicherung der Bedarf für derartige Anstalten ein geringerer, weil nach Eintritt des Zeitpunktes der Entlassung die Überweisung an die Ärzte und Ein-

Ambulatorien und Polikliniken. 255

richtungen der Krankenkassen erfolgen kann, und weil der gleiche Grund für die Beurteilung der Notwendigkeit der Krankenhausbehandlung entscheidend ins Gewicht fällt.

Die Polikliniken oder Ambulatorien der Krankenhäuser, an denen Unterricht erteilt wird, sind meistens personell und in ihren Einrichtungen sowie räumlich mit den geschlossenen Anstalten verbunden; nur an einigen Universitätskliniken von Großstädten, bei denen der poliklinische Zugang ein sehr erheblicher ist, sind diese Einrichtungen von der stationären Klinik abgesondert. Sie stehen dann häufig unter einem besonderen Leiter und verfügen über eigene Gebäude. Die Zahl derartiger Universitäts-Polikliniken ist nicht groß. Jedenfalls aber arbeiten auch diese bei Überweisungen mit der geschlossenen Abteilung zusammen. In öffentlichen Krankenhäusern Deutschlands ist die Angliederung von poliklinischen Abteilungen nur in einem geringen Umfange und in sehr verschiedenen Formen durchgeführt. Der Gutachter-Ausschuß für das öffentliche Krankenhauswesen hat über Polikliniken an öffentlichen Krankenhäusern eine Umfrage veranstaltet, deren Ergebnis in dem Werk „Das deutsche Krankenhaus 1925" veröffentlicht ist und zu folgenden Feststellungen geführt hat:

„Die Frage ist von 144 Verwaltungen behandelt worden. Von diesen 144 Antworten lauten 82 ja, 27 nein, und der Rest enthält unbestimmte Angaben, wie in ‚beschränktem Maße‘, ‚nur in Ausnahmefällen‘, ‚nur 2mal wöchentlich‘.

Die Krankenhäuser, in denen eine ambulante Behandlung *nicht* stattfindet, verteilen sich auf folgende Gruppen:

11 allgemeine und Bezirkskrankenhäuser . . . . unter 150 Betten
4 allgemeine und Bezirkskrankenhäuser mit einem Bestand von . . . . 151— 500 „
2 allgemeine und Bezirkskrankenhäuser mit einem Bestand von . . . . 500—1000 „
1 allgemeines und Bezirkskrankenhaus mit einem Bestand von . . . . 1000—2000 „
1 Heilanstalt mit . . . . über 500 „
3 Spezialkrankenhäuser mit 5 Heil- und Pflegeanstalten . . . . über 151—500 „
Demgegenüber haben mit ja geantwortet:
44 allgemeine und Bezirkskrankenhäuser mit einem Bestand von . . . . unter 150 „
12 allgemeine und Bezirkskrankenhäuser mit einem Bestand von . . . . 150— 500 „

9 allgemeine und Bezirkskrankenhäuser mit einem Bestand von	500—1000 ,,
3 allgemeine und Bezirkskrankenhäuser mit einem Bestand von	1000—2000 ,,
1 allgemeines und Bezirkskrankenhaus mit einem Bestand von	über 2000 ,,
7 Spezialkrankenhäuser mit einem Bestand von................	unter 150 ,,
4 Spezialkrankenhäuser mit einem Bestand von 2 Heil- und Pflegeanstalten	150— 500 ,,

Aus dieser Übersicht geht hervor, daß die Zahl der Häuser, die Ambulanzen eingerichtet haben, nicht ganz klein ist.

Von den 119 aufgeführten Ambulanzen befassen sich 35 lediglich mit Röntgen- und Lichttherapie, ferner mit Medikomechanik und ähnlichen therapeutischen Maßnahmen. Weitere 25 behandeln nur Notfälle, einige von diesen üben auch kleine Chirurgie aus. Aus 7 Antworten geht hervor, daß nur im Krankenhause stationär behandelte Patienten ambulant nachbehandelt werden. Die restlichen Ambulanzen verteilen sich auf die verschiedensten Spezialitäten.

Ein großer Teil der Krankenhäuser gibt noch an, daß lediglich Kassen- und Armenkranke in ihren Ambulanzen behandelt werden, und ein Teil von diesen behandelt nur die von anderen Ärzten überwiesenen.

Der Aufgabenkreis einer an ein größeres Krankenhaus angegliederten *Ambulanz* wird im allgemeinen spezialärztliche Untersuchung und in besonderen Fällen auch Behandlung umfassen.

Erstens kommt ärztliche *Versorgung unbemittelter Patienten* in Frage, für welche Versicherungsträger aus äußeren Gründen nicht oder nur in ungenügender Weise eintreten können. Der Kreis dieser Personen ist unter den augenblicklichen Verhältnissen wohl nur sehr klein. Überwiegend sind dies ortsfremde, auf der Wanderschaft befindliche Leute ohne örtliche Kassenzugehörigkeit, deren Versorgung gegen Entgelt für die Ortsbehörden schwierig sein kann.

Als Aufgabe einer Ambulanz ergibt sich weiter eingehende spezialistische Untersuchung, die von dem behandelnden Arzt aus Zeitmangel oder Mangel an Apparatur nicht durchgeführt werden kann. Derartige Kranke werden mit dem Untersuchungsergebnis dem zuweisenden Arzt zur weiteren Behandlung wieder überwiesen werden. Wenn dieses Prinzip streng beachtet wird, pflegt von den Ärzten durch Zuweisung von Patienten die Ambu-

Ambulatorien und Polikliniken. 257

lanz in geeigneten Fällen gern in Anspruch genommen zu werden. Finden sich *Kassenangehörige* ohne Vermittlung eines Arztes zur Untersuchung ein, so soll nach Feststellung der Diagnose und des Behandlungsplanes eine Überführung in die Behandlung des Kassenarztes angestrebt werden, sofern nicht eine stationäre Krankenhausbehandlung als notwendig erkannt wird. Das Gros dieser Patienten pflegt sich auf Grund irgendwelcher persönlicher Beziehungen vorzustellen. Ein Bekannter oder Verwandter hat in dem Krankenhaus Hilfe gefunden und geraten, es in Anspruch zu nehmen. Sehr häufig wird ferner von Kliniken eines anderen Spezialgebietes eingehende Untersuchung nicht unbedingt bettlägeriger Patienten erbeten, die mit einem entsprechenden Bericht in ihr Krankenhaus wieder zurückgehen. In besonderen Fällen kommt auch bei Kassenzugehörigkeit die *Durchführung einer Therapie* in Frage. Zunächst, wenn der Kassenarzt darum ersucht. Nicht allzu selten geschieht dies bei Injektionsbehandlung bei schlechten Venen. Ferner kann bei in unmittelbarer Nachbarschaft wohnenden Patienten eine Therapie in der Ambulanz, z. B. Insulinbehandlung eines Diabetikers, von ihnen erbeten werden, weil sie mit geringerem Zeitverlust durchführbar ist als eine andersartige Versorgung. Eine solche Behandlung soll jedoch nicht ohne Fühlungnahme mit dem Kassenarzt erfolgen. Ferner kann eine Ambulanz eine Behandlung vermitteln, die auch durch den frei praktizierenden Spezialarzt nicht durchgeführt werden kann, wie *Röntgenbestrahlung* mit besonders komplizierter und kostspieliger Apparatur, *Radiumbehandlung* u. dgl. In Rücksicht auf die Ärzteschaft soll grundsätzlich eine Behandlung von Kassenangehörigen nicht ohne Entgelt stattfinden. Die Erfahrung lehrt, daß von seiten der Kassen keine Schwierigkeiten zu befürchten sind. Die eingehenden Gelder fließen zweckmäßig in eine eigene Kasse, aus welcher die Ausgaben für den laufenden Betrieb, Ergänzung der Instrumente usw. zu decken sind. Zu empfehlen ist ferner, von jedem Patienten eine kleine Gebühr bei Ausgabe der Nummernkarte für die erste Konsultation zu erheben.

In nicht allzu großen Betrieben wird zweitens die *Ambulanz als Aufnahmeinstanz* die Verteilung der in das Krankenhaus stationär eingewiesenen Patienten auf die einzelnen Stationen zu übernehmen haben. Hier tritt außerhalb der Sprechstunden der Ambulanz der diensthabende Arzt ein, der in den Räumen und mit den Mitteln der Ambulanz einen nicht klaren Fall voruntersuchen kann.

Ferner kann erste Hilfe bei Unglücksfällen zweckmäßig in den Räumen der Ambulanz geleistet werden. Es erübrigt sich dann für den betreffenden Stadtbezirk eine eigene *ärztliche Unfallstelle*.

Die Räume der Ambulanz können weiterhin zu anderen Zeiten von der *Beratungsstelle* für *Lungenkranke, Geschlechtskranke*, für *Eheberatung* u. dgl. benutzt werden. Entsprechende Fälle sind von der eigentlichen Ambulanz an diese Stellen zu verweisen, um eine Einheitlichkeit der Versorgung zu gewährleisten.

Als *Vorteile für die Allgemeinheit*, die sich aus der Tätigkeit einer gut geleiteten Ambulanz ergeben, seien nur erwähnt die frühzeitige Erkennung von Erkrankungen, die einer besonderen Behandlung bedürfen, bei Universitätskliniken die Möglichkeit von *Einweisung* für den Unterricht wichtiger Fälle, eventuell für die hierfür meist vorhandenen Freibetten, sowie eine umfassendere Schulung der jüngeren, zur Ausbildung in den Anstalten tätigen Ärzte, die Einblick in ein Wirkungsgebiet erhalten, das demjenigen des frei praktizierenden Arztes nahesteht.

Einer besonders eingehenden Besprechung bedarf die *Personalfrage*. Auch in den größten Betrieben dürfte in der Regel nicht die Möglichkeit gegeben sein, besoldete Ärzte lediglich für die Ambulanz anzustellen. Der verantwortliche Leiter der Ambulanz muß andererseits ein in seinem Fache langjährig ausgebildeter Arzt sein. Sind unter dem ärztlichen Direktor einer Klinik, dessen umfangreiche Tätigkeit eine eingehende persönliche Teilnahme an den Obliegenheiten einer Ambulanz in der Regel unmöglich machen wird, mehrere Oberärzte vorhanden, so übernimmt einer von ihnen, am besten in jährlichem Turnus, die verantwortliche Leitung der Ambulanz. Unter anderen Verhältnissen wird ein älterer erfahrener Assistent hiermit betraut, keinesfalls ein nicht etatmäßiger Volontär. (Nur bei entsprechendem Vertrauen der Ärzteschaft zu der ärztlichen Erfahrung und dem persönlichen Takt des Ambulatoriumsleiters ist ein ersprießliches Arbeiten möglich.) Die als Hilfsärzte tätigen jüngeren Ärzte der Ambulanz gehören zweckmäßig stets derselben Klinik an. Dienen die Räume der Ambulanz mehreren verschiedenen Fachkliniken zu verschiedenen Tagesstunden, so ist es selbstverständlich, daß mit dem Wechsel des Leiters und der Hilfsärzte auch das Wärterpersonal und die Schwestern wechseln. Eine Ausnahme kann vielleicht für eine ständige Schreibhilfe gemacht werden, deren Anstellung bei größerem Betrieb stets zu empfehlen ist, und die teilweise oder ganz aus der Ambulanzkasse besoldet werden kann. Die Hilfsärzte, in der Regel Volontäre oder Medizinalpraktikanten, sind in regelmäßigem, am besten monatlichem Turnus von den einzelnen Stationen des Krankenhauses zu stellen. Ihre Zahl richtet sich nach der Krankenfrequenz. Durch den Direktor der Klinik ist der Leiter der Ambulanz bei Bedarf berechtigt, ärztliches Hilfspersonal von den Stationen anzufordern.

Als Unterpersonal wird auch bei umfangreichem Betriebe ein Wärter und eine Schwester genügen. Dem ersteren obliegt die Instandhaltung und Säuberung der verwendeten Gefäße und Instrumente. Zu diesem Dienst wird zweckmäßigerweise ein Laboratoriumswärter oder Vorlesungsdiener verwendet, der während der Sprechstunden in der Ambulanz anwesend sein muß. Der Dienst des auf den Krankenstationen verwendeten Unterpersonals läßt in der Regel eine Nebenbeschäftigung in der Ambulanz nicht zu. Die Schwester kann, für den Fall, daß eine eingearbeitete Schreibhilfe vorhanden ist, auch eine jüngere Hilfsschwester sein. Die Reinigung der Räume nach beendigter Sprechstunde kann unschwer von anderem Unterpersonal des Krankenhauses übernommen werden. Durchführung von Beheizung und Beleuchtung wird kaum irgendwelche Schwierigkeiten bereiten und die Ambulanzkasse nicht beanspruchen. Nennenswerte *Betriebskosten* erwachsen bei einer derartigen Organisation auch nicht für eine sehr frequentierte Ambulanz, sofern die Ambulanzkasse selbständig gehalten wird.

An *Räumlichkeiten* sind außer einem *Wartezimmer*, eventuell sonst wenig begangener, gut geheizter, nicht zugiger, geräumiger und heller Gang, eines oder mehrere *Untersuchungszimmer* notwendig. In der Großstadt kann auch ein großer Raum durch Vorhänge mehrfach untergeteilt werden. In jeder Abteilung steht dann ein Untersuchungssofa und ein Stuhl zur Kleiderablage. Für genügende Beleuchtung ist Sorge zu tragen. Ist aus Raummangel eine örtliche Trennung der beiden Geschlechter nicht möglich, so sind verschiedene Sprechstunden anzusagen. Bei kleinem Untersuchungsraum, in welchem sich der Arzt dauernd aufhält, ist Abtrennung einer Ecke in Größe einer Telephonkabine zur Entkleidung des Kranken und zum Urinlassen anzuraten. Notwendig für manche Fachkliniken ist ein kleines Dunkelzimmer zur Spiegeluntersuchung.

Bei der nun folgenden Beschreibung der *Einrichtungsgegenstände*, der Instrumente und Reagentien sind die Verhältnisse zugrunde gelegt, wie sie sich für die Ambulanz einer inneren Klinik ergeben.

Außer den bereits erwähnten Untersuchungssofas, die am besten mit abwaschbarem Wachstuch überzogen sind, ist ein gynäkologischer Untersuchungstisch wünschenswert. Weiterhin soll ein Schreibtisch mit abschließbaren Fächern und bei größerem

Betrieb eine Schreibmaschine vorhanden sein. Die verwendeten Briefbogen, Rezeptformulare usw. tragen den Aufdruck der Ambulanz der Klinik. Ein besonderer Stempel der Ambulanz erleichtert den schriftlichen Verkehr mit Kassen und Behörden. Eine genügend große *Registratur* nimmt die Krankengeschichten der Ambulanz auf, die am besten in der Reihenfolge des Zugangs der Patienten numeriert in Übereinstimmung mit der Kartennummer jahreweise getrennt aufbewahrt werden. Ein Buch enthält die Namen der Patienten mit der Kartennummer, bei größerem Betrieb monateweise nach den Buchstaben des Alphabets geordnet. Die Verwertung ärztlicher Erfahrungen erleichtert ein weiteres Register, in welchem die Kranken jahreweise nach der Diagnose geordnet sind. Die Krankengeschichten sollen, trotzdem sie naturgemäß kürzer gefaßt sind als in der Klinik, auf Doppelbogen niedergeschrieben werden, in welche Überweisungsschreiben, Berichte von anderen Fachkliniken, Durchschläge der geschriebenen Briefe leicht eingelegt werden können.

Waschgelegenheit für das diensttuende Personal muß leicht erreichbar vorhanden sein, ferner ein großes gesondertes Spülbecken mit Kalt- und Warmwasser. Neben ihm steht ein größerer, mit einer Glasplatte belegter Tisch mit einem oder mehreren Gasbrennern zur Durchführung der chemischen Untersuchungen. Eine elektrische Zentrifuge ist nicht zu entbehren. Das zu verwendende Mikroskop wird zweckmäßig einem Laboratorium entliehen, wohin es nach Beendigung der Sprechstunde wieder verbracht wird. Reagentien werden gebraucht zur Untersuchung des Harnes auf Eiweiß, Zucker, Azeton usw., Urobilin, Urobilinogen, Indikan, Gallenfarbstoff, Diazo, zur Untersuchung des Stuhles auf Blut, zur Fixierung und Färbung von Blutausstrichen, Sputum usw. Eine oder mehrere Blutzählkammern sind unter Verschluß zu halten. Ein Polarisationsapparat zur Harnzuckerbestimmung ist erwünscht.

Ein kleiner Kochsterilisator für Spritzen, Kanülen, Katheter soll vorhanden sein.

Eine Personenwaage ist unentbehrlich, ferner eine Anzahl von Fieberthermometern, Spritzen, Kanülen, Kathetern.

Die Ergänzung der Reagentien kann ohne Schwierigkeit von der Apotheke des Krankenhauses ohne gesonderte Verrechnung übernommen werden. Neubeschaffung von Instrumenten muß durch die Ambulanzkasse erfolgen. *Medikamente* sollen nicht unentgeltlich abgegeben werden, es sei denn, daß sie kostenlos von den Fabriken zur Verfügung gestellt werden. Die zu injizierenden Medikamente besorgen die Patienten sich selbst auf ausgestellte

Rezepte in einer Apotheke der Stadt. Besondere Stiftungen zur Beschaffung von Heilmitteln für Unbemittelte werden in der Regel nicht vorhanden sein. Ein *Röntgenapparat* zur Durchleuchtung in einem Nebenraum kann diagnostisch gute Dienste leisten. Er ist jedoch nicht unbedingt erforderlich. Keinesfalls sollen Röntgenaufnahmen von der Ambulanz selbsttätig gemacht werden. Hierzu sind die Patienten nach vorheriger Klärung der Kostenfrage dem Röntgeninstitut der Klinik zu überweisen. Auch kompliziertere Spiegeluntersuchungen, wie Mastdarm, Blasen-, Speiseröhrenspiegelung werden im allgemeinen auf der betreffenden Abteilung der Klinik durchgeführt, der die Patienten von der Ambulanz aus zugeschickt werden können, ohne daß eine stationäre Aufnahme in die Klinik notwendig wird. In gleicher Weise ist bei der Benutzung von Bestrahlungseinrichtungen und Bädern zu verfahren. Weiterhin kann die Aufnahme von Elektrokardiogrammen vermittelt werden. Die *instrumentellen Behandlungsmethoden* sollen nur zu den üblichen Kassenpreisen durchgeführt werden. In Rücksicht auf eine einheitliche Untersuchung sind von der Ambulanz die Einrichtungen des gleichen Krankenhauses zu benutzen, da enger persönlicher Kontakt der verschiedenen Untersucher unumgänglich ist. Für besondere Untersuchungen werden die angeschlossenen Fachkliniken herangezogen. Erst nach Abschluß aller Untersuchungen geht der Kranke an den überweisenden Arzt in der Stadt wieder zurück.

Kompliziertere chemische und serologische Verfahren, wie Blutzuckerbestimmung, Reststickstoff, Harnsäure im Blut, Wassermannsche Untersuchung, bakteriologische Verfahren sind nur in dem *Zentrallaboratorium* der Klinik durchzuführen. Auch der frei praktizierende Facharzt wird im allgemeinen die Einrichtungen hierfür nicht besitzen, so daß sich die Ärzteschaft mit Vorteil der Ambulanz zur Vermittlung derartiger Untersuchungen bedienen kann. Höhensonnenbestrahlung sowie elektrische Behandlung von Nervenleiden u. dgl. kann in beschränktem Maße in der Ambulanz selbst durchgeführt werden.

Dient die Ambulanz gleichzeitig auch als Aufnahmeraum oder Unfallversorgungsstelle, so ist zweckmäßig in ihr ein verschlossenes *Schränkchen* mit den üblichen Gegengiften für Vergiftungen vorhanden. Ein Schlüssel liegt beim Pförtner. Für Vollständigkeit und Brauchbarkeit des Inhaltes ist der Oberapotheker der Anstalt direkt verantwortlich. Vorschriften für Verwendung der Mittel sind im Innern des Schränkchens in leicht übersehbarer Form anzubringen.

Die Frage, ob bei sog. *Bettennot* des Krankenhauses durch Einrichtung einer Ambulanz die Stationen wesentlich entlastet werden können, ist nicht ganz einfach zu beantworten. Die Zahl derjenigen Kranken, die eher entlassen werden, da dem Stationsarzt die Fortführung der Therapie durch die Ambulanz angezeigt erscheint, ist nach praktischer Erfahrung viel geringer, als man glauben sollte. Auch dem Krankenhaus liegt daran, in engem, harmonischem Konnex mit den frei praktizierenden Ärzten zu bleiben. Soweit irgend angängig, werden derartige Fälle daher dem Hausarzt wieder zugewiesen werden. Manchmal werden sie von diesem allerdings dann der Ambulanz zugeleitet, wenn es sich um zeitraubendere und kompliziertere Behandlungsverfahren handelt. Größer scheint die Einsparung an Verpflegungstagen durch den Umstand zu sein, daß spezialistische diagnostische Tätigkeit ambulant geleistet werden kann. Es unterliegt keinem Zweifel, daß ein gewisser Teil der dem Krankenhaus zur Diagnosenstellung zugewiesenen Patienten in der Ambulanz genügend eingehend untersucht werden kann, und daß die Krankenhausaufnahme mancher Leichtkranker hierdurch vermieden wird. Die Frage, ob eine Knappheit an Betten vorliegt, ist im einzelnen Fall sehr schwierig zu beantworten. Statistiken über jährliche Zunahme der Belegung, Abnahme der durchschnittlichen Verpflegungszeit für den einzelnen Kranken u. dgl. brauchen nicht immer das Wesentliche zu treffen.

Es ist nicht zu leugnen und eine natürliche Folge des wirtschaftlichen Kampfes, daß die *örtlichen ärztlichen Organisationen* behördlich subventionierten Ambulatorien gegenüber eine mißtrauische und ablehnende *Stellung* einnehmen können. Die Erfahrung lehrt jedoch, daß bei gutgeleiteten Ambulanzen sich bald ein Einvernehmen herauszubilden pflegt. Der Vorteil der öffentlichen Institute — geringere Unkosten, eingehendere Untersuchungsmöglichkeit — wird praktisch überkompensiert durch die immer mehr zunehmende Kassenzugehörigkeit der Gesamtbevölkerung, die der Ärzteorganisation die Möglichkeit gibt, sich vertraglich durch Vereinbarung mit den Kassen gegen die Konkurrenz unerwünschter Ambulatorien zu schützen. Eine Ambulanz wird also nur dann lebensfähig sein, wenn sie in gutem Einvernehmen mit der Ärzteschaft und unter Berücksichtigung ihrer Interessen ihre Tätigkeit ausübt. Auch liegt einer mit der Universitätsklinik verbundenen Ambulanz, die ja in der Regel einer Spezialklinik angegliedert ist, nicht in erster Linie viel an wahllosem Zustrom möglichst zahlreicher Patienten, sondern sie wünscht sich für ihre Tätigkeit die diagnostisch und eventuell therapeutisch schwierigeren Fälle, seltenere Abweichungen und

Erkrankungen zu Lehrzwecken, ein Gesichtspunkt, der besonders eindringlich den Zwang reibungsloser Zusammenarbeit mit der Ärzteschaft zeigt. Es ist wohl auch in der jetzigen Zeit des scharfen wirtschaftlichen Kampfes nicht zu idealistisch gedacht, wenn als eine Triebfeder guter Zusammenarbeit das Bedürfnis bei der überwiegend großen Zahl frei praktizierender Ärzte vorausgesetzt wird, sich in verhältnismäßig einfacher Weise über unklare diagnostische Fälle ihrer Praxis, theoretische Fragen usw., informieren zu können. Auf Grund guten Einvernehmens mit der Ärzteschaft wird es für eine Ambulanz stets möglich sein, vertragliche *Abkommen mit den Kassen* über die Honorierung vor allem ihrer therapeutischen Maßnahmen zu treffen.

Schließlich sei darauf hingewiesen, daß bei Auftreten von *Epidemien* bestehende Ambulanzen ohne irgendwelche rein organisatorische Kosten in den Dienst der *Abwehr* gestellt werden können. Es können Impfungen durchgeführt, Seren abgegeben werden. Material zur bakteriologischen Untersuchung wird unter der Garantie sachgemäßer Entnahme und Verpackung den Untersuchungsämtern zugeführt werden können, die selbst nicht über Räumlichkeiten und genügend Hilfspersonal zur Gewinnung dieser Proben verfügen. Bei günstigeren wirtschaftlichen Verhältnissen werden auch in Deutschland, wie in Amerika, prophylaktische Impfungen gegen zahlreiche Infektionskrankheiten, vorbeugende Untersuchung gewisser Bevölkerungsgruppen auf Gewerbekrankheiten, Massenuntersuchungen zur Auffindung beginnender behandlungsbedürftiger Krankheiten einen immer größeren Umfang gewinnen. Mit den *sozialhygienischen Aufgaben* der gesamten Ärzteschaft wird sich auch das Wirkungsgebiet ambulant arbeitender öffentlicher Betriebe vergrößern.

Sachverzeichnis.

Ambulatorien 254.
— Einrichtung 259.
— Epidemienabwehr 263.
— erste Hilfe 257.

Entbindungsanstalten 181.
— im Altertum 182.
— Anlage 196.
— Aufgaben 245.
— Badeanlagen 204.
— Blocksystem 192, 193.
— Entwicklung 181.
— Frauenklinik (Landes-), Berlin-Neukölln 220 ff.
— Frauenklinik d. Leipziger Universität 213 ff.
— — d. München.Universität 210 ff.
— Fürsorgearbeit 248, 250.
— Gebärsaal 199, 200, 239.
— Geburtenstatistik 244.
— Geschäftszimmerbetrieb 248.
— Größe 191.
— Hausschwangere 249.
— Hochbauten 195.
— Hörsaal 207.
— Isolierabteilungen 202, 203, 241.
— im 18. Jahrhundert 183.
— im Mittelalter 182.
— Neugeborenenfürsorge 250.
— Operationssaal 241.
— Pavillonsystem 192.
— Personal 245 ff.
— Poliklinik, gynäkologische 209.
— St. Josefskrankenhaus, Berlin-Tempelhof 243.
— Säuglingszimmer 240.
— Sterilisationsanlagen 205.
— Unterricht 206, 250.
— des Vaterländischen Frauenvereins, Berlin 241.
— Verwaltung 206.
— Wochenzimmer 200.
— Wöchnerinnen, Baracken erkrankter 203.
— Wohnräume für Personal 197, 206.

Gebäranstalten s. Entbindungsanstalten 197.

Heilanstalt für Geisteskranke 1 ff.
— Anstaltsbetriebe 33.
— Anstaltsplätze, Zahl 1.
— Ärzte, Pfleger, Personal 34 ff.
— Aufnahmebezirk 1.
— Aufnahmehaus 10.
— Bazillenträger, Haus für 25, 26.
— Beschäftigung im Freien 20.
— — in Werkstätten 21.
— Beschäftigungsbehandlung. Psychotherapie bei 20.
— Bewahrungshäuser 25,
— Familienpflege 31.
— Fürsorge, offene 30 ff.
— Gärten für Kranke 12
— Gelsenkirchner System 32.
— Halbruhige, Häuser für 11.
— Hilfsvereine für Geisteskranke 32.
— Infektionshaus 10, 11.
— Krankenräume, Ausstattung 19.
— Lazarettgebäude 10.
— Nebentagsräume 12.
— offene Häuser 11.
— Pfleger, -innenhaus 8.
— Pflegerlose Abteilungen 32.
— Schutzvorrichtungen 15 ff.
— Spezialhäuser 25 ff.
— Staffelpsychiatrie der Anstalt Wittenau, 29, 30.
— Tuberkulöse, Haus für 25, 27.
— Unterhaltungshaus 7.
— Verwaltungsgebäude 3.
— Werkräume 12.

Irrenanstalten s. Heilanstalt für Geisteskranke.

Kinderkrankenhäuser 80 ff.
— Aufnahmestation 96.
— Barackenbauten 95.
— als Beobachtungsstation 87.
— Boxen 102.
— Einrichtung, innere 119.

Kinderkrankenhäuser.
— Entbindungsanstalt 85.
— Gymnastikraum 115.
— Hochhäuser 93.
— Höhensonnenzimmer 114.
— Hospitalismus 122.
— Infektionsbauten 96.
— Infektionsstation 118.
— Kinderklinik, Neubau der Basler (Lageplan) 100.
— — Tübingen 93, Dresden 94, Düsseldorf 95.
— Kinderschwestern 122.
— Kindertrakt im Zentralkrankenhaus 84.
— Kinderübernahmestelle 88.
— Korridorsysteme 95.
— Küche, Milchküche 110.
— Laboratorium 115.
— Pavillonsysteme 95.
— Poliklinik 86.
— …e, diagnostisch-therapeu- 114ff.
— …linien für den Neubau 124.
— Röntgenzimmer 114.
— Säuglingsfürsorge 86.
— Säuglingsheim 86.
— Säuglingsschwestern 122.
— Schwestern, Säuglings- u. Kinder- 122ff.
— Station für ältere, nicht infektiöse Kinder 118.
— System, Isolier- 98.
— — starres und elastisches 105.
— Veranden und Balkone 118.
— Wäscherei 112.

Krüppelheime 40ff.
— Bau und Einrichtung 48.
— Bedarfsfrage 42.
— Berufsausbildung und Beschulung 42, 66.
— Berufsschulunterricht 74.
— — Handwerkerhaus in Volmarstein 74.
— Fürsorge 76.
— Kleinkinderstation 51.
— Knochen- u. Gelenktuberkulosestation 52.
— — St. Josefsstift, Sendenhorst 52.
— — Dosquetfenster 53.
— — Liegeterrassen 54.
— — Terrassenbauten 54.

Krüppelheime.
— Krüppelberatungs- und Versorgungsstelle 44.
— Lagerung von Krüppeln 64.
— Lehrwerkstätten 67.
— orthopädische Kliniken 42, 49.
— orthopädische und Bandagenwerkstatt 65.
— Operationsabteilung im 56.
— Oscar-Helene-Heim 45.
— Säuglingsabteilung 50.
— Schule 58.
— — Aufgabe 47.
— — Schulbänke (Arthrodesenstuhl) 60.
— Spiel- und Sportplätze 75.
— Treppen 60.
— — schiefe Ebene 61.
— Tuberkulosestation 58.
— Turnräume 57.
— — Plätscherbecken 57.
— Vollkrüppelheime 42.
— Werkstättenbüro 71.

Lungenheilanstalten s. Tuberkulosekrankenhäuser.

Polikliniken s. Ambulatorien 254.

Tuberkulosekrankenhäuser 132.
— Apotheke 157.
— Arbeitstherapie 157, 173.
— Aufgaben 132.
— Bau 160.
— Bauvorschläge von Dosquet 149.
— Beschäftigungstherapie s. Arbeitstherapie.
— Bestrahlung, künstliche 157.
— Bewirtschaftung 158.
— Dortmund 165.
— Dosquetfenster 151.
— Dosquetsaal 152.
— Fürsorge, soziale 160.
— Geschichte 132.
— Gliederung der Abteilungen 142.
— Heidehaus bei Hannover 166, 173, 177, 178.
— Herrenprotzsch 165.
— Hohenkrug 161, 178.
— Kehlkopfstation 146.
— Kieferhospital 196.
— Kinderabteilung für Tuberkulöse 153.
— Klimafrage 139.
— Knochentuberkulose-Station 149.

Tuberkulosekrankenhäuser.
— Korridorsystem 144.
— Laboratorien 157.
— Leichtkrankenabteilungen 147.
— Liegehallen 151.
— Lüftung der Krankensäle 149.
— Lungenheilanstalten 132.
— Mayburg-Sanatorium, Liegeraum 174.
— — Einzelzimmer 175.
— — Lichtbehandlung 175.
— Operationsabteilung 148, 154, 156.

Tuberkulosekrankenhäuser.
— Röntgenabteilung 157.
— Schwerkrankenabteilungen 148.
— Schwertuberkulöse, Anstaltsversorgung 135.
— — in Siechenhäusern 137.
— Sputumdesinfektion 157.
— Terraineinzäunung 174.
— Treuenbrietzen 161, 172.
— Tuberkuloseabteilungen an kleinen Anstalten 136.
— Waldhaus Charlottenburg 167, 173, 179.

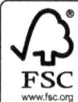

MIX
Papier aus verantwortungsvollen Quellen
Paper from responsible sources
FSC® C105338

If you have any concerns about our products,
you can contact us on
ProductSafety@springernature.com

In case Publisher is established outside the EU,
the EU authorized representative is:
**Springer Nature Customer Service Center GmbH
Europaplatz 3, 69115 Heidelberg, Germany**

Printed by Libri Plureos GmbH
in Hamburg, Germany